修復筋膜✕強化穩定度

MELT

Reconnect. Rebalance. Rehydration. Release

神經力量訓練全書

獻給

Leon Chaitow

你教導我跳出框架思考的重要性

運動表現的基礎：
無痛且順暢的動作

　　很多人以為運動員的身體絕對比一般人強健，事實上，由於需要大量訓練或參與劇烈的競賽，他們的身體在許多時期比一般人還要虛弱，不只容易感冒，也比一般人更容易產生疼痛與傷害。我們都同意，想要提高運動表現的前提是擁有健康的身體，但這個簡單的道理很容易被運動員忽略。就我所知，很多跑者和鐵人都習慣「忍痛」訓練，這個疼痛不只出現在訓練當下，也出現在平常休息時。

　　對耐力運動的愛好者來說，在長期高反覆的跑步、騎車或游泳之後，大都累積了不少慢性疼痛，或是長期運動的緊繃感。它們都不算是運動傷害，但隱隱作痛的感覺時常揮之不去，雖不影響訓練，但我們都心理有數，這種緊繃與慢性疼痛的確影響了運動表現。

　　因為這種長期的緊繃感和慢性疼痛很隱微，而且因為規律訓練的運動員所表現出來的競技水準遠遠大於一般人，在這種自覺高人一等或高亢的訓練氛圍中，微不足道的緊繃感或疼痛又何足掛齒呢？因此運動員們大多

會直接無視它的存在。然而，長期忽視慢性疼痛如同溫水煮青蛙，身體也逐漸被帶到不可逆的傷害臨界點。

因為很多傷害是不可逆的，雖然可以恢復，卻無法百分之百回到原始的狀態，所以我們更應認真傾聽作者在書中的質問：「為何要等到傷害發生後才處理呢？」提早處理慢性疼痛與緊繃感絕對有助於運動表現的發展。

那又該如何消解緊繃感與慢性疼痛？很少人會特別把這個問題跟成績連結在一起，大部分的運動員們還是習慣把目光放在最大肌力、爆發力、功率、配速、成績與 PB 上，只要疼痛沒有嚴重到影響運動的程度，「有什麼關係呢，忍一下就好，不用特別處理」，這也是普遍人的想法與作為。

但試想一下：如果我們能在做完 1 小時的重訓，或連續慢跑 2 小時，或長途騎乘 3 小時之後仍沒有任何局部緊繃或疼痛的感覺，在平常生活也沒有任何下背痛、肩頸痠、足底筋膜痛、膝窩疼等不適感，我們在賽場上的表現是否能更好？

答案是肯定的。本書正是把目光放在這些問題上，作者蘇‧希茲曼費心鑽研、建構理論並設計自主的訓練方法，創立了「MELT Method®」這項以消解疼痛為目標的技術。

這是希茲曼的第二本書。第一本《風靡全美的 MELT 零疼痛自療法》（MELT Method）所提出的 4R —— 重新平衡、重新連結、再水合與釋放 —— 是用自主按摩以消除長期慢性疼痛的技術；而本書《修復筋膜、強化穩定度 MELT 神經力量訓練全書》（MELT Performance）則是在無痛的基礎上把目標轉向「運動表現」，並且要解決的問題是「如何讓動作變得更有效率？」

本書提出的方法有二，分別是「重新整合」與「重新設定」。它們能恢復體內的深層穩定機制，使身體力量的神經路徑可以正確地啟動。書中提到一個顯著的例子：某位運動員原本每次臥推時，肩膀都會痛。在作者的引導下進行「MELT 手部及足部治療」及「肩膀穩定技術」之後再做一次臥推。一百五十公斤的槓鈴一樣被舉起了，但運動員的本體感覺更輕，甚至把原本的 1RM 重量連續舉起了三次。此種運動表現的效果是立即且

明顯的，作者說她當然無法在短短的十幾分鐘內讓他變強壯，她只是幫助運動員的關節變得「更穩定」。因為穩定，所以更好施力。

　　就像在柏油路面上比在沙灘上跑步更好施力一樣。因此「穩定性」是基礎，它也是希茲曼在新著中不斷強調的能力。她所謂的穩定性並非像單腳站保持不動時由我們的意識去控制，而是指人體移動過程中自發性（不用自己控制）的穩定能力。想要避免受傷，我們的關節必須在進行重複性動作之前要「夠穩定」。有足夠的穩定性，身體才能回應動作的需求，關節的健康、協調性、技術與運動表現才會跟著進步。

　　訓練的原則可以用書中一句話概括：「把身體擺到最好的姿勢，讓它們能感受到。」她的論點跟我個人研究多年的「Pose Method®」核心概念不謀而合：「關鍵姿勢愈穩定，移動愈有效率！」希茲曼在說明「重新整合」的概念時提到：「不要想著哪些部位在動。而是要思考在你運動之前還有運動的時候，什麼部位是保持『不動的』。」Pose Method®從技術動作學習的觀點設計了許多訓練動作來強化身體在移動過程中「維持姿勢」的能力；MELT Method®則是從「筋膜／結締組織」與「關節穩定性」的觀點來訓練身體重新啟動穩定機制。兩種方法論的切入點不同，但殊途同歸，也讓我學到維持姿勢的另一種進路。

　　亞里斯多德在兩千多年前就曾歸納出移動的基本原則：「當身體的某部分正在移動，另一部分則必定處於靜止狀態；而那個移動的部分必先『支撐』它本身之後才能開始移動。」例如跑者的左腳落地時，左腳是支撐部位，因此左腳無法移動，它必須等到「離開支撐」後才能開始移動。而且在左腳支撐時的主要移動部位是右腳、頭部和軀幹，離左腳掌愈遠，移動速度愈快。想要提高上述機制的移動效率，就要先提高左腳掌、左腳踝、左膝、左髖這一連串支撐鍊的穩定度。假若左髖在落地時向外偏移了（這是絕大多數跑者常見的不穩定動作模式），右腿的擺動與軀幹向前的速度與效率都會受到影響。

　　因此想要提高移動效率的關鍵是在支撐部位「保持穩定」，而這種穩

定即是作者一再強調的神經系統關節穩定度（neurological joint stability），它無法透過高反覆、高強度與大量的訓練來改善，說實在的，一般教練和運動員根本不知道它的重要性，更別提如何改善了，這也正是本書的價值所在。希茲曼設計了多種改善關節穩定度的訓練動作，並直指核心的訓練原則：「專注於保持不動的身體部位，而非做出動作的身體部位。」這個「維持姿勢—保持不動」的概念是目前追求運動表現的訓練專家中很少人提及的，它非常重要。如同中華文化武術中的傳統練功方式——站樁。保持不動的目的不是處罰，而是重新配置穩定度所需的神經通道，使身體開發出更穩定的支撐鍊。

《修復筋膜、強化穩定度 MELT 神經力量訓練全書》是國內目前少數幾本能把筋膜、神經、關節、肌肉、穩定度與情緒等概念串起來的著作，理論很完整，而且不只有理論，還有詳細的訓練動作圖解與針對不同運動項目所設計的建議課表（〈Part 4：以神經力量創造運動表現的藍圖〉）。希茲曼已在世界各地的專業運動員和健身愛好者身上證實她的方法能有效「消除長期慢性疼痛」與「提升運動表現」，她所研發的這套方法的確值得學習。

—— 運動作家暨跑步教練　徐國峰

不管你是不是運動愛好者,你一定都有過這種經驗:身上有時會有地方「怪怪的」,卻又說不出哪裡怪,好像是「痠」,好像是「痛」,好像「緊緊的」,不知道如何是好。於是你上網搜尋,看見這篇文章說可以伸展某個部位,那個網站說可以訓練某塊肌肉。你滑個臉書,馬上就跳出一則滾筒或是筋膜按摩槍的廣告。你找了醫生,看了物理治療師,甚至嘗試各種千奇百怪的「民俗療法」,目標只有一個:希望身體可以無痛無礙,希望可以開心運動,跑得更快,舉得更重,馳騁運動場!

如果你有以上的狀況,而且你屬於這種人:「對自己的身體有耐心,不吝惜花時間跟自己對話」、「喜歡學習事物運作的原理,因為跟直接取得速成的解法相比,學習背後的知識可以提高你的動機」,那這本書非常適合你!

這本書最強大的地方是:它用白話的語言、清晰的指令、簡單的工具和有效的系統,讓你「自己」就能「保養」自己的身體!而你的最終目標是:身體在反覆、細緻的「校準」之後,減少疼痛,提升運動表現!

什麼這本書具有這種潛力呢?

當你覺得身體「怪怪的」,不論是藉由專業人士協助,還是努力滾滾筒、伸展,以及訓練單一肌肉,也許可以暫時緩解症狀,但症狀往往很快就再次出現。為什麼呢?首先,身體是一個「整體」,我們身上的肌肉並不是獨立產生動作的,而是「牽一髮動全身」,所以在局部區域處理身體結構時,也要顧及整體架構。另外,我們需要重新「校準」身體的「動作模式」,也要處理讓肌肉得以產生作用的源頭:「神經」。

作者利用很簡單的工具:滾筒及地板,並經由執行動作前後身體所提

供的回饋，不停「微調」體內的「自動導航器」。此外，利用這兩種工具也能讓你的筋膜在延展時有一個參考點，這能提升你的「身體意識」，同時真正處理到你需要處理、想要處理的身體部位！

這樣為自己身體「校準」的工夫也許需要花上比較多的時間（尤其如果你不習慣使用「身體意識」，也就是你不太知道你身體的某個部位「在哪裡」時），它卻是一種比較可行、具永續性、經濟性，而且有道理的做法。作者相信「自我照護就是最好的照護」，所以她全心全意地讓你藉由這本書就能「自己」執行這些「自我照護」。第一次讀，你可能會覺得講解動作的指令非常詳細，詳細到有點囉嗦，但其實跟著做三次左右，就能慢慢掌握執行細節了。更棒的是，執行動作時，怎樣的感覺是「對」的，怎樣的感覺「不對」，都寫得很清楚！此外，如果你做不到某個動作，表示你的身體還沒準備好，作者也會很仔細地建議你應該先回頭執行哪些動作。

有人說，譯者其實是書的第二作者。在完成這本書的翻譯，終於交出稿件後，我不禁深深認同這句話。為了讓原作者彷彿以中文對讀者說話，譯者需要在忠實保留原本意義及意象的前提下，費心巧妙地抹去中文與英文用詞與語意的落差，某方面來說，的確像是寫了一本書！但另外一方面，個人的想法是，譯者要保持隱身於幕後，不能讓自己的主觀意見喧賓奪主。即使自己不完全認同某些枝微末節之處，翻譯的過程仍需要反覆琢磨，力求稱職傳遞作者本意，甚至與作者取得聯繫，確認自己對內容的理解與作者想法一致。

最後，感謝生命中的變革，讓運動成為我探索自我的方式。感謝國峰教練的引介，讓我有了正式翻譯一整本書的機會。感謝編輯家暐的協助與支持。祝大家都能開心運動，充實生活！

—— 本書譯者
Mona Chen

目次

4　推薦序｜運動表現的基礎：無痛且順暢的動作

8　譯者序

12　前言

15　引言｜跨出體能的範疇
　　　MELT 運動表現訓練法的緣起｜疼痛如何改變我的人生｜
　　　MELT 運動表現訓練法會改變你的人生

Part1：建立神經力量

34　第一章 定義「神經力量」以及重新定義穩定度
　　　重新建立關節穩定度的重要性｜筋膜如何影響你的功能｜定
　　　義神經力量｜穩定度的科學理論｜神經力量的自我檢測與自
　　　我重新檢測｜建立神經力量基礎｜代償怎麼來的？這全都跟
　　　重複性動作有關｜重複性動作：是恩典也是詛咒｜神經力量
　　　會重塑你的路徑

68　第二章 「神經力量」如何幫助你提升運動表現、消除疼痛與
　　　重拾整體健康
　　　用「神經力量」改善運動表現並預防傷害｜疼痛是種感覺，
　　　同時也會受情緒影響｜使用「神經力量」來改善整體健康｜
　　　使用「神經力量」幫助你調節壓力指數、細胞修復及消化功
　　　能｜用神經力量改善壽命和恢復力

94　第三章 「神經力量」和情緒：在精神層面處理不穩定性
　　　為何情緒會造成身體疼痛｜過去如何形塑你的現在｜治療創
　　　傷｜建立堅固的情緒基礎｜強化情緒恢復力

Part2：「神經力量」動作的基礎

122　第四章 溫習MELT療法：MELT療法的4R方程式
　　　失能的神經筋膜連鎖反應｜活著的身體模型｜活著的身體
　　　模型背後的科學｜國際筋膜研究研討會｜自律神經正常／
　　　失能與筋膜系統的關聯｜MELT療法的4R方程式：重新連
　　　結、重新平衡、再水合與釋放｜腹部手術與疤痕的長遠影
　　　響｜讓MELT運動表現訓練法有效的祕訣

154　第五章　MELT「再水合」與「釋放」的連續動作

　　　　休息檢測與休息重新檢測｜運動表現訓練法的手部及足部治療｜運動表現訓練法的手部治療｜運動表現訓練法的足部治療｜重新檢測｜上半身再水合連續動作｜下半身再水合及下背減壓的連續動作｜坐姿施壓的連續動作｜頸部釋放的連續動作

218　第六章　「重新整合」與「重新設定」：「神經力量」的2R

　　　　穩定度機制｜神經力量的開發過程｜「重新整合」的主要原則｜重新設定｜回復主要運動模式｜「重新設定」的主要原則

242　第七章　「神經力量」的動作

　　　　上半身的穩定度動作｜下半身的穩定度動作｜核心挑戰

Part3：提升運動表現的「神經力量」連續動作

288　第八章　神經核心穩定度的連續動作

300　第九章　上半身穩定度的連續動作

318　第十章　下半身穩定度的連續動作

Part4：以神經力量創造運動表現的藍圖

332　第十一章　穩定度的藍圖

　　　　運動表現藍圖｜疼痛及關節損傷藍圖｜生活版藍圖計畫

346　名詞解釋

352　致謝

355　推薦讀物

前言

在當蘇・希茲曼要我為《修復筋膜、強化穩定度 MELT 神經力量訓練全書》寫序的時候，我感到非常榮幸。蘇同時身為作家、思想家，以及運動生理學家的產出力使我敬佩不已，而她持續以結合結締組織及神經系統的創新技術也讓健身產業跟得上時代。神經系統能夠記錄我們如何回應生活中的事件，少有其他組織可以做到。在重複做出回應後，這些反應會被固定在活組織裡。當發生像受傷這樣的事件時，被記錄下來的反應也許在那一刻發揮了關鍵的功能，卻不會讓你有長期的獲益。身體的每個部位就像管弦樂團一樣，都是互相關聯的，當其中一個分部走音時，剩下的分部會趕緊代償（compensate）。這類支持性代償的目標在於盡可能在那一時刻取得最好的平衡，讓身體運作得到最多支持。然而，當受傷復原，但我們仍繼續使用神經代償時，問題便會浮現。這就是蘇的「神經力量」（NeuroStrength）自我照護課程可以幫助你的地方。「神經力量」會辨識出身體中結締組織的連結、功能，以及結構，讓我們可以評估並治療被改變的大腦迴路。可能就是這些迴路導致身體代償，讓我們喪失脊椎及骨

盆穩定度，並失去高效率的運動控制力。如果結締組織網路的任何部位變厚、被纏住或被固定住，就會讓整體的運動變得沉重。雖然剛開始那是一種保護身體（尤其是疼痛部位）的方式，最終卻會導致整個身體的結締組織流動性降低。對上臺簡報和書寫文字而言，最困難的部分就是把複雜的主題變得簡單。這本書做的就是這件事。本書可以提供資訊給新手**以及**有經驗的教練。蘇以平易近人的指引，教我們更客觀地評估強項與弱項，並懂得採取必要行動，以獲得持久的改變。

在蘇的成就中，令我最印象深刻的是思考的方法和品質。當你瀏覽她的部落格、文章、訪談、暢銷書《風靡全美的 MELT 零疼痛自療法》及這本新書時，將會很明顯地發現這些部分全都會匯集起來，構成一個連貫的整體。從減輕疼痛、生物力學以及感覺運動系統，到心理學、肌力訓練及運動時的動作，都流暢地融合在一起。《修復筋膜、強化穩定度 MELT 神經力量訓練全書》讓你可以一次購入全身的訓練課程。這本書清楚易懂，讀起來頗為暢快，這是因為蘇是花了一輩子直接參與熱愛事物的思想家。她探討事物的時候，會竭盡所能地謙虛，盡可能帶著最少的預設立場。她的想法源於觀察，但她的觀察並非源於想法。你在本書中看到的，是對蘇以及她的學生有效的東西，其餘都被捨棄了。她只留下來人性化、有彈性、系統性且非教條式的方法。據信，阿爾伯特・愛因斯坦（Albert Einstein）曾說，「凡事都該力求簡單，但不是要變得更簡單。」

每當我每次碰到這些思想家的時候，總會抓著他們的作品不放，不只是因為我可以學到這個主題，而是因為我也可以學到如何生活、如何思考，以及如何面對生命。如果你跟我一樣，當你讀著這些章節時，你將會感受到一股愈來愈強的渴望，想要讓你的身體，以及你自己變得更好。

有人說，你應該要去尋找，並跟隨那些「什麼都經歷過，也都做過」的人學習。但我相信，跟那些已經經歷過，但**仍然**在做的人學習，會是更好的選擇！在健身產業中，沒有誰在品質和經驗上擁有像蘇那樣的廣度。她試過並改良了所有東西，而且比現在體適能產業中的任何人經歷到更多

「靈光乍現」的一刻。在這個改變如此迅速的產業中，你必須跟上那些**保持**在時代尖端的人——也就是蘇・希茲曼這樣的人。

在《修復筋膜、強化穩定度MELT神經力量訓練全書》中，蘇教我們如何超越那些造成受傷和疼痛的因素，讓我們可以拿出最好的表現。她清楚地指出，最好的健康狀態需要持續不斷地主動照護，而非只是被動地復健。我希望這本書會改變你對健康照護的觀點。以個人及專業上來說，在試著克服生活型態導致的壓力及受傷時，你必須視自己為很厲害的玩家。跟著蘇的這些流程，可以提升我們的生活，並且讓所有人都可以更快得到高品質的成果。

——艾瑞克・道爾頓（Erik Dalton, PhD），解放疼痛學院（Freedom From Pain Institute）創辦人，以及《動態的身體：探索外型，擴展功能》（*Dynamic Body: Exploring Form, Expanding Function*）的作者

引言

跨出體能的範疇

你是否渴望過得健康、有活力，卻總是在處理關節疼痛、肌腱與韌帶扭傷或是肌肉疼痛，只能眼睜睜地看著運動目標愈來愈難達成？

你是否是一名渴求巔峰表現的運動員，卻因反覆受傷使你原地踏步？

你是否已準備好要積極規律運動，而且不想擔心受傷或是肌肉關節損傷？

那麼，你很適合使用 MELT 運動表現訓練法。這是一個革命性的新方法，它應用了最先進的科學與研究來提升並達成你的體能目標。對於任何想獲得頂尖表現的人來說，這個方法將幫助你更快達到目標、增進平衡與控制能力，以及「永遠」降低受傷及持續疼痛的機率。

MELT 運動表現訓練法是個能讓你從裡到外改頭換面的重要環節。為了發揮身體維持運動表現及得到最佳成果的能力，我會教你一個重要但常被忽略的關鍵。這個訣竅是神經穩定度 —— 我稱之為「神經力量」（NeuroStrength）。

一般運動訓練似乎可以改善穩定度，但是受傷、治療慢性關節疼痛或

肌肉扭傷，仍然是健康生活最常見的阻礙之一。當我診視那些在運動中受傷的病人時，他們常常會說，「我根本沒做什麼特別的事情啊！」為何你同樣都是練習投球、揮棒、下犬式，或是進行相同的轉圈動作已經好幾年了，但不知怎地，那些動作卻沒來由地突然引發背痛或膝蓋痛？當你已純熟地執行這些動作幾千次了，為何最後的那一次會導致疼痛？

有個罕為人知的問題影響著任何投入時間精力去維持身材、從事運動或是追求最佳表現的人。不管你是不是正在接受訓練的運動員，如果你致力於過得健康有活力──不論是跑步、騎單車、練習反手拍、進行技術訓練，甚至是練習一個瑜伽動作──為了提升表現，你會不斷地練習並重複某些動作。如果你是跟我同一類型的人，當你達到目標時，會更努力地訓練，接著設下更高的目標。

問題在於，動作持續進步所需要的重複性練習有個缺點。不管你是奧運選手，或是只有在週末熱血一下的一般人，八成的骨科傷害都來自於重複性壓力，而不是意外。即便是廣告代言淨值百萬的職業運動員，身邊有最好的治療師、科技產品及補給品，仍然常常受傷，因為持續訓練一項運動會產生動作模式。把動作模式想成你最喜歡的牛仔褲吧！當你穿那件牛仔褲一百次以後，隨著布料失去彈性，牛仔褲會變形且失去原本完美的剪裁。重複性動作會使結締組織局部承受反覆的張力及壓縮，時間一久，會造成整體的不穩定，而使得身體代償。

所以，即使多運動可以減少肥胖相關疾病，運動傷害卻可能抵銷健康生活的好處。不論是哪一年的統計數字，為了保持體能而運動的人，有半數以上面臨壓力性傷害：肌肉扭傷、韌帶扭傷或是肌腱撕裂造成的關節傷害。另外，還有個小祕密：運動員在訓練時比競賽時更容易受傷！

為何會這樣呢？為何高達八成？因為當今「如何」運動的思維──不論是業餘玩家或是資深的專業選手──還未能跟上 MELT 運動表現訓練法的尖端理論。這並不是說教練、訓練員及物理治療師不知道他們在做什麼，他們通常是知道的，只是因為 MELT 運動表現訓練法是一種看待動作

的新方式，因此大部分的專家還不知道它。它的目的是重新訓練你的大腦，以及在體內產生能夠預防傷害的神經穩定度。

此外，心理因素，尤其是壓力，是受傷的重要前哨事件。壓力與心理學在傷害復健中扮演著重要角色，對於運動員及運動愛好者能否回到運動場上有決定性的影響。觀看職業運動員運動時，我能從網球的擊球方式或是棒球的揮棒方式，立刻指出他們的骨盆或肩帶是否失衡或是缺少穩定度。他們強壯、堅毅且專業，但就是少了 MELT 運動表現訓練法可以賦予他們的那種穩定度。在從事跟身體相關的徒手治療幾十年後，我能看出這些失衡，也能看出該位運動員如果沒有修復神經穩定度就繼續運動，會容易受到哪種傷害。問題在於，重複性動作太常見了，所以很少人會認為扭到腳踝是因為髖部不穩定 —— 受傷不只是來自於和運動相關的訓練，而是日常生活中重複的姿勢及動作綜合的結果。

不論你變得多強壯或是訓練得多努力，重複性動作就像一把運動表現的兩面刃。身體會習慣你做的事情以及你如何活動，還會創造出代償模式以節約能量及力氣，直到再也無法代償為止。然後你某天站起來時，你會無法瞭解為何背這麼痠，為何一天結束時會筋疲力盡，以及為何運動時會不停受傷。

重複性動作不只增加受傷的機率，它還會讓你無法達到巔峰狀態。不論你的運動資歷如何，我不是要你停止訓練或運動，而是想跟你分享這個超簡單的方法來處理重複性動作產生的效應，以及給你一輩子受用的競爭優勢。

很多人都說肌肉力量及骨骼排列讓我們得以保持穩定及直立。但這表示只要運動來保持肌肉強壯、飲食正確，並且改善骨質密度，我們就能保持良好體能、健康且能量平衡，是這樣嗎？不！

整個社會都相信，「巔峰表現的關鍵是肌肉力量」。但在訓練時，重複的動作會同時強化功能性的動作技術，**以及**累積的壓力帶來的異常動作模式。這些異常動作造就了身體的局限性，導致代償模式（compensatory pattern）產生。「常見代償模式」（common compensatory pattern）這個詞是高登・辛克醫師（J. Gordon Zink）提出的，用來形容常見的身體失能模式。神經肌筋骨骼單位的概念，以及量測復發的失能模式是我數十年來臨床研究的面向。我可以告訴你，不管你多強壯，**重複性都會造成代償**，帶來關節不穩定，還有影響整體的肌肉動作時序（timing），你甚至不會察覺代償正在發生，而是等到傷害發生才發現。而且即使已經發現了，許多物理治療師也會聚焦在傷處，而非造成那個傷害的不穩定。我將讓你知道這個不穩定在你的身體中，以及它看起來和感覺起來是怎麼一回事，甚至幫你辨識出存在自己體內的代償模式，我們會一起扭轉它。

事實上，不管你是職業運動員、固定上健身房的人，或是只是一天遛好幾次狗而已，運動及力量訓練並不一定會增進穩定度，這是真的。當你體能好且過著健康的生活時，可能會以為身體是穩定的，但漸漸地，你常做的重複性動作會損害關節的排列與穩定度。

身體不穩定時還是可以活動，但不會像我們「理想」中的那樣正確活動。例如，你坐在電腦前面工作一整天，用右手握滑鼠，而且頻繁地把右腳翹到左腳上面，左腳常放在椅子上而非地面。這樣會讓右髖外側承受較多的張力，而左腳掌及大腿被重量壓縮。當你站起來時，骨盆仍然如同坐著時那樣被扭轉，導致下背及骨盆穩定度因此改變。你還是有在走路、活動，但下背總是疼痛。

代償不僅造成動作效率不佳，還會損耗精力。運動員感到疲憊時，他們會逼自己訓練得更辛苦，因為一直有人說，練得愈辛苦會讓他們愈強壯，但其實他們只會更累而已。體力用得愈多，你愈筋疲力竭而且容易受傷，因為你的基礎不穩固，而且你不知如何修復它。我們沒考量到，即使壓力累積，身體也絕不會罷工——身體會藉由代償，讓我們繼續前進。

有個重要的系統在支撐、保護且穩定整個身體，那就是所謂的**結締組織**或**筋膜系統**。體內每個器官、肌肉、肌腱、韌帶、神經、細胞和分子都在這個立體、遍布體內的穩定系統裡面運作著。筋膜無所不在——它是一

個連續的立體系統，由細胞、膠質及纖維組成的網狀顯微組織，它連接所有結構，賦予身體外在形狀。在顯微鏡下，筋膜的膠原蛋白原纖維（覆蓋著液體的空心纖維）看起來就像是會流動的蜘蛛網。然而，日常重複性的姿勢、動作、傷害及疾病，都會讓這個組織看起來像是一張被釘死的蜘蛛網，使結構交界面（例如神經、肌肉和肌腱）必要的滑動變得不順暢。近期的研究指出，膠原蛋白就像超導體，連續貫穿於體內的筋膜讓它得以成為全身機械感應的訊號系統，且在本體感覺中扮演重要角色。來自身體的訊息會以兩種方式傳送到大腦：藉由秒速二～一百公尺的感覺纖維，或是在筋膜中以音速——每秒一千五百公尺——傳遞機械震動，這可遠比神經脈衝的傳遞速度更快。科技讓我們得以量測結締組織在生物電學上的病生理調節。如果你刺激基質的某個區域，結果會像是蜘蛛網一般，效應傳遞到整個網子上，這有時是好事，有時是壞事。筋膜要是無法流暢滑動，活動時就很難避免發炎及刺激，且細胞之間的訊息傳遞會減少。結締組織是被設計來穩定關節及提供肌肉支撐、連結及整合，讓我們能有效率地運動。但重複性的動作及姿勢會對組織產生過多的張力及壓縮，讓它流失支撐性與靈活度。我們愈是重複一個動作或姿勢，這組織的完整性就面臨愈大的挑戰。這是導致肌肉無力、痠痛和疼痛，以及運動表現下降的關鍵原因，而這些結果會造成一堆身體失能及情緒的問題。

換句話說，不管你是高爾夫球揮桿練習了好幾個小時，或是坐在書桌前一整天，**重複性動作會慢慢地讓結締組織適應這個狀態**，當結締組織適應後，細胞會喪失體液流動或含水狀態。含水狀態對於結締組織能否提供充足的穩定度很重要，我把它稱做細胞變形**淤滯壓力**（stuck stress）。[1]這很類似河流中的沉積物，缺水與變形會慢慢累積，久而久之，便會造成無法單以飲食和運動來處理的連鎖失能反應。

淤滯壓力會影響神經穩定度及控制系統，這對於運動表現來說是個大

---

1 編按：在《風靡全美的MELT零疼痛自療法》中譯為「卡住的壓力」。

麻煩。當穩定度降低，代償就開始了。這就是為何運動及飲食正確的人仍然會有關節疼痛、慢性的身體問題以及精力疲乏──即使是那些體能好的人。我們會把這些現象歸咎於老化，但這些問題其實是累積的淤滯壓力造成的，而穩定度就是保持無傷及達到巔峰表現的關鍵。

身為臨床工作者，我常發現因為筋膜不穩定而反覆出現的動作模式──這是不穩定、失衡、姿勢錯位及肌肉時序的元素中常被忽略的一個。整骨療法（osteopathy）的原創者安德魯‧泰勒‧史提爾（Andrew Taylor Still）曾經說過：「筋膜是找尋疾病原因、並將所有疾病列入考量及治療的開端」。所有骨骼、神經和器官都覆蓋在筋膜中發育，一旦你瞭解筋膜是身體中最豐富的支持性物質後，就能很容易理解筋膜與動作的固有連結。

舉例來說，有個棒球投手總是以同一隻腳支撐，往同一方向旋轉，用同一手臂投球。這樣的重複動作會讓筋膜產生適應，投手變得很會投球，但筋膜適應性也導致某些肌肉變得緊繃及過度強壯，其他肌肉則是被拉長和抑制。其中一項投手常見的傷害在於前臂韌帶（尺側副韌帶），需要用俗稱的 Tommy John 手術來治療。投手們不知道的是，當投球技術益發純熟，上下半身的不穩定性及筋膜的適應性會使得手肘容易受到過多扭力，最終導致恐怖的傷害。如此粗厚的韌帶可不會沒來由地斷裂。累積、反覆地投擲會讓組織的支撐性及彈性無法好好作用，導致這名投手受傷且可能再也無法投球了──他也肯定不會投得像手術前那麼好。這造成的心理傷害也常會引發其他的問題。

在我的第一本書《風靡全美的 MELT 零疼痛自療法》裡面，我介紹了一套針對補回結締組織水分及恢復神經系統平衡，以消除淤滯壓力和讓全身更有效率的技術。那本書幫助了成千上萬的人擺脫慢性疼痛，其中涵蓋的基本方法是本書即將介紹的 **MELT 運動表現訓練法**的出發點。**MELT 運動表現訓練法**能進一步幫助你在運動中重新獲得神經穩定度，改善基礎，以及達到無痛的優異表現。

好消息是，如果你知道怎麼做的話，恢復穩定性其實很簡單。這本書

包含了你為了獲得競爭優勢而嚮往已久的所有必要知識，對於任何想要享受無痛、充滿活力生活方式的人來說，這本書也是一個保障方案。

MELT 運動表現訓練法會提升你的神經穩定度，讓你能更聰明而非更辛苦地訓練。雖然那些動作可能看起來很簡單，但你將被自己那少少的控制力及穩定度，以及在無意識下的許多代償而嚇到。

你將瞭解為何神經穩定度對於運動表現如此重要。要是沒有它，你不過是透過運動加深現有的不穩定度以及代償模式罷了 —— 也就是身體變得更強壯但更不穩定。基本上，你會變得更會處理不穩定度，直到疼痛或傷害拖累你，讓你喪失所有近期得到的成果。

MELT 運動表現訓練法將幫你打破這個循環。它不僅能消除不必要的肌肉代償，也能拯救你的關節，它也將幫助你獲得最佳成果並釋放身體的巔峰表現，讓你達到更高的目標。它將告訴你終身活動的祕訣，讓你不論何時都能繼續做你喜愛的事情。

MELT 運動表現訓練法不是運動，它不會取代你目前的任何習慣，而是讓你在現有的進展之外得到進步。它能直接觸及其他訓練課表、飲食方針或醫療都無法影響的層面。

更棒的是，MELT 運動表現訓練法是個一天只須花上幾分鐘的「保養計畫」。為了不讓你再胡亂猜測哪些動作及順序最能滿足你的需求，我甚至製作了訓練日及競賽日的 MELT 藍圖計畫（見第十一章）。競賽日的時間顯然很有限，所以你只會在早上花十到十五分鐘或者在比賽前一小時幫筋膜補水，還有提升一點支撐性。訓練日的 MELT 藍圖計畫則能增進肩膀及髖部穩定度，也能建立有效率的核心控制力。這些計畫應該排在例行的運動專項訓練之前。如果你在恢復日也照做的話，它也能幫助預防常見的運動傷害。這會占去你十五到三十分鐘的訓練時間，但只需要一週一次就能感覺到成果。

我也為特定關節傷害的基本處理流程、功能修復還有疼痛減輕設計了最佳的 MELT 藍圖計畫 。這些可以在一天的尾聲執行，讓你隔天醒來比

較不會有壓力積聚在關節，可以愉快地開啟一天。最後，即使我們沒有從事任何運動，日常生活的重複性姿勢及動作仍然存在，因此我為那些在不同工作之間移動而搭乘長途巴士或飛機上的人們，製作了生活版藍圖計畫。

不論你是世界級運動明星或是只有在週末熱血一下，MELT 運動表現訓練法還有更厲害的一面。每當我提到「運動員」的時候，指的是你內在的精神或戰士。不論是為了運動或競賽項目所需的肌肉力量、敏捷度或鬥志而規律訓練，或是在種種技巧上技術純熟的人，都可以被稱做運動員。但即使是運動員，在運動之外也是要好好過日子。

在運動產業工作將近三十年後，我體認到運動員的心態常常比他們先天的體育才能更為重要。身為運動員，你不只要為運動調整身體，也要調適你的心態。基礎的運動指導及訓練常忽略用正向的人格特質及生活技能來形塑年輕運動員，但這些對他們的幫助遠遠不只是運動能力。不論你是職業運動員或只是想要保持體態與活力，我想幫助你把這些超重要的情緒技巧加回你的例行公事及生活中。如果我在還是個年輕運動員時，就瞭解現在學會的這些知識，我就能完全發揮自己的潛能，且無須冒著一再受傷的風險。

MELT 運動表現訓練法將幫助你改善平衡、控制力及敏捷度；預防慢性疼痛及傷害；喚醒大腦；改善循環、睡眠及整體的恢復力，並且延長壽命；還有解除那些多年來或許阻礙你發揮真正潛力的情緒及習慣。

如果你想長壽、健康、精力充沛而且沒有疼痛，MELT 運動表現訓練法就是為你而生的。它將在未來幾年改造你的身體及成就。

▶ **MELT** 運動表現訓練法的緣起

　　我承認我是個十足的科學阿宅，喜歡跟其他人分享科學知識。但是人體生物學及生理學很複雜，我的目標是幫助客戶解決慢性疼痛及提升運動表現。為了讓他們瞭解 MELT 是怎麼一回事，我已花了數十年簡化人體內在的運作方式。

　　MELT 運動表現訓練法不同於你嘗試過的任何方法，而且效果非常奧妙，想必你也很好奇它是**怎麼**作用的。好消息是，你不需要知道所有的細節就能得到它的好處。你大可直接進入這本書談及動作和連續動作的第二和第三部分，再回頭體驗我在第一部分中口沫橫飛又鞭辟入裡的科學說明，放輕鬆點！

　　在 **MELT 療法**中，我解釋了通往無痛生活過程中被漏掉的環節——健康、含水的結締組織及平衡的神經系統。我也告訴你結締組織的補水流程，讓你恢復全身的平衡，我稱這套流程為 MELT 的 4R 方程式——重新連結（Reconnect）、重新平衡（Rebalance）、再水合（Rehydration）與釋放（Release）。這是消減淤滯壓力以及讓神經系統重新調整軌道的理想流程，也是去除慢性疼痛的祕訣。在第四章中，你將詳細地瞭解 4R 方程式，因為這些技術是 MELT 運動表現訓練法連續動作的基礎。

　　實際上，我是以相反的順序開發非手觸療法（Hands-Off Bodywork）。神經力量的 2R——重新整合（Reintegrate）及重新設定（Repattern）——出現於 MELT 療法的發展及創作之前。早在創立 MELT 之前，我就已經想辦法模擬我從自然療法、整骨療法及徒手治療師里昂·柴托（Leon Chaitow）習得的優異徒手神經肌肉治療技巧。神經肌肉療法是種高度專項的徒手軟組織療法，專門設計來解除疼痛以及讓受傷的組織回到正常功能。它利用特定、且具針對性的軟組織治療，消除了大部分肌肉疼痛的成因。徒手治

療需要治療師透過觸診，判斷組織的僵硬處（stiffness）、活動度及敏感度。肌肉測試是用來判斷哪條肌肉在啟動或放鬆時可能有問題。身體先藉由評估組織張力來治療，然後徒手啟動被抑制的穩定肌，使患者重新獲得肌肉徵召及啟動的能力，同時放鬆不必要的收縮或是過度啟動的肌肉。接下來，為了改善關節活動度，會再次評估肌肉張力。

在實行這些技術的二十多年之中，我能為那些做傳統伸展及肌力訓練仍無法舒緩疼痛的人緩解不適。我體認到基本動作技巧並不等於整體功能性及動作效率。神經肌肉療法會平衡神經及肌肉骨骼系統，並以自然的方式讓身體回到原本的排列。它能處理姿勢與肌肉失衡、神經壓迫、缺血（身體某個區域的血流減少），以及所謂的激痛點。

雖然神經肌肉療法是我所看過的方法之中，不用手術或藥物就能最有效恢復功能的方式，然而大部分的教練、訓練員及醫生對它並不熟悉。而且如果真的有使用的話，也是在復健時，而非在**預健**（pre-hab）的狀況下──也就是在受傷或感到運動恢復力下降之後才去使用神經肌肉療法。訓練中的運動員會規律地跟教練合作，只有在出了問題時才會去找物理治療師，但為何要等到傷害發生才去處理重複性壓力呢？即使運動隊伍老闆們花了那麼多錢在行銷及經營上，讓你以為他們會丟一點經費到預健中，但事實證明預健真的還不是職業運動的一環。隊伍經營者傾向選擇那些知道如何為比賽「訓練運動員」的頂尖教練，卻很遺憾地忽略了運動訓練的預健層面。

很多人都知道，秉持「沒有痛苦，就沒有收穫」的心態是運動表現的展現，擁有忍受痛苦的心理素質是運動能力的一部分。訓練者不希望自己的運動員埋怨身體疼痛，再說，他們認為運動員本來就應該感到痛苦，因為那是確認運動員已經夠努力的方法。我與職業運動員共事過，所以知道教練們對於預健不太熱衷，因為他們認為那會改變菁英運動員必備的心理特質。心態的確在運動表現中扮演重要因素，但相信我，即使運動員的信念強大到讓他們對痛苦無動於衷，他們還是會受傷。

這就是問題的核心，也是為何 MELT 運動表現訓練法是專屬於你的預健方法。我們的確在很多方面採取主動出擊的方式，但在碰到壓力性傷害時，卻選擇**被動地回應**。我們寧願付出很多心力去**解決**問題，卻不願付出一點點心力試著**避免**問題。

我對於把這些強大的徒手技術轉換成「非手觸」的方式，讓病患可以提升自己的穩定度及運動表現，有著強烈的熱情。MELT 運動表現訓練法是數十年來打磨及非凡成果的累積，我在執業時已反覆見證到。我用徒手肌肉測試及徒手神經肌肉整合技術的基本概念，發展出幾個關鍵技術──「重新整合」及「重新設定」──且開始分享給我的病人。我教他們如何在療程中同時在家執行，以便維持治療後的效果。這些技術真的管用，問題是他們大多在開始感覺不錯的時候就停止了──這也是為何在一段時間後，他們仍會需要回來找我。

我問他們，為何當問題再次發生時，不回頭執行我教他們的「重新整合」及「重新設定」技術。他們回答我，因為他們已經身體舒暢好一陣子，所以就忘記那些動作了。在網際網路及數位通路盛行之前，我就不斷聽到這些答案。現在，我的病人可以在 MELT 隨選視訊系統（MELT On Demand）上觀看影片及練習技術──他們終於獲得不用再來找我的力量了。

令我麻煩和困惑的是，儘管在剛受傷的病人身上能看見很多立即和持久的改變，對那些有慢性疼痛或因手術、藥物或疾病造成的病人來說，這些改變沒有那麼明顯。我常覺得應該還有個隱而未現的大問題尚待解決，因為那些一開始由於慢性問題來找我的病人，通常都比較需要常回來「調整」一下。

為了模擬徒手技術，我開始用些隨機的工具來做實驗，看看是否可以發現隱藏的問題，以及大幅延長效果持續的時間。我的動力來自一個因為肩膀手術後頸部疼痛、慢性偏頭痛及顳顎關節疼痛而來找我的病人。有天她跟我說，「妳乾脆發明一個方法，讓我可以對自己執行妳神奇的雙手對我做的事，我就可以撐久一點再來找妳了」──於是我下定決心要想出辦

法，讓這件事情成真。

　　當我持續在自己身上實驗這些工具，同時教我的客戶如何在療程之間於家中執行，我都看到深刻的改變。客戶回來找我時，身上出現了我從沒看過的變化。而我也發現自己睡得更好，脖子及下背也不再痛到像是要斷掉一般。雖然我那時還不知道，但當我持續研發這些技術時，其實就已經悄悄建立起 MELT 療法的基礎了。

▶ 疼痛如何改變我的人生

　　我一邊從事單車選手、體適能指導員及私人教練的工作，一邊完成大學及研究所學業。我的體脂肪低到只有驚人的十一個百分比。我只有一百七十公分高，那時體重是六十四公斤。因為我的手臂很壯，所以大家習慣叫我大砲或是大卡車！那時我處於體適能事業巔峰，並擁有人人夢寐以求的身材。我驚人地精瘦，體能又好，而且很壯。我得到在 ESPN 2 的節目《熱血健身》(Crunch Fitness) 露臉的機會，同時也是超夯影片《健身訓練戰鬥營》(Boot Camp Training) 的創作者，那些影片至今在網路上仍看得到。當時的我看似是健康與幸福的化身，但我其實很痛苦，我天天感到痠脹、僵硬和疼痛。然而，那時的我不想讓客戶們知道這些狀況，畢竟沒有痛苦就沒有收穫，不是嗎？事實上，我就像很多體適能專家及運動員一樣，以為疼痛和僵硬很正常。

　　在一九九〇年代後期，臨床執業將近五年後，我經歷了前所未有的疼痛。當時的我，已經持續好多年身上都有無數的傷，包括扭傷的韌帶、斷掉的骨頭，甚至輕微的腦震盪。但那次的疼痛不一樣，它不是來自某個突發且可辨識的外傷，而是我有天早上醒來，就覺得腳底非常疼痛，**覺得自**

己一定是踩到玻璃碎片了。疼痛持續了幾週，造成腿後也悶悶地痛，接著是我的下背，然後慢慢往上痛到脖子及下巴。幾個月後，我開始向同儕及前輩求助。我看遍了紐約頂尖的醫師，他們為了搞清楚是怎麼一回事，在我的身上戳來戳去，然後告訴我，我有足底筋膜炎。這疼痛不只是在身體上深深影響我，也開始影響到我更深層的情緒層面（見第三章）。

我幾乎抓狂。我坐在浴室冰冷的瓷磚地板上，手裡拿著美工刀，準備把腳切開。足底筋膜炎後來演變成全身性疼痛和情緒低落，也動搖了我相信神經肌肉療法足以治好一切的信念──因為不管我多努力試著治療自己，疼痛完全沒有好轉。我彷彿眼睜睜地看著整個事業及夢想被身旁的馬桶沖走。

這種毫不留情且揮之不去的疼痛，我現在稱做**突發性慢性疼痛**（sudden chronic pain），意思是，雖然它出現得很快，但實際上是淤滯壓力累積而成的。在那之前，我沒有做什麼特別的事，而是有天起床就得到這種慢性疼痛。這就像你做某個動作或運動時突然出現的疼痛，但你明明已經做過幾千次了，例如：彎腰撿起網球就拉傷了股二頭肌。我沒有遭受造成突發性疼痛的外傷，它真的是無緣無故自己冒出來的。

在我的腳掌疼痛出現的兩年後，我對結締組織的重要性有了新的瞭解，而且對於長壽及恢復力的觀點也完全改變了。藉由加入筋膜療法──一種直接修復結締組織系統內液體流動的治療方式──我真的豁然開朗了。我的心理及身體變得更踏實，動作及穩定度的連結也變得更加清晰。我的知覺和對於身體穩定的想法不同了，對於曾花了十幾年學習的肌肉解剖學及生理學，它們在我心中的重要性，突然遠遠不及這門純粹為了尋找解決自身疼痛而偶然遇見的學問。

多年後，我持續發展幫助客戶找回身體穩定度及平衡的方法，但後來的九一一恐怖攻擊事件發生在我居住的城市。這事件讓我在一個晚上學到什麼是創傷後壓力症候群（post-traumatic stress disorder, PTSD），它挑戰了我對疼痛如何演變成慢性疼痛的想法，同時讓我更瞭解如何改變最初造成

慢性疼痛的神經路徑。即使慢性疼痛是來自情緒創傷，MELT 也能讓調節壓力與復原的神經重回平衡。我發現這些做法非常有效，讓我更想幫助更多元及更具挑戰性的客戶。它也讓我體認到，我個人的過去對於自身的慢性疼痛是多麼強效的催化劑。當我每次把一個人從加速惡化的泥淖中拉出來，讓他重回充滿活力的生活時，仍然讓我感到驚訝不已且心滿意足。

二〇〇四年，我創造了 M.E.L.T. Method 這個詞，這是肌筋膜能量長度技術（Myofasical Energetic Length Technique）的縮寫。然而，到了二〇〇八年，大家比較常說「M.E.L.T」而不提「method」，所以現在我就直接說 MELT 而已。這個詞完美形容 MELT 療法如何讓你把僵硬的身體轉變成更具流動性、柔軟度，且恢復力佳的形式。

我開始在團體班教授基本的 MELT 流程，這也是 MELT 語言開始成形的地方。我開始把那些動作和特定的過程稱做再水合（Rehydrate）技術。我開發出頸部與下背減壓技術，並稱之為釋放（Release）。接著，我精進了我對結締組織與自律神經系統非自主特性關係的理解，最終創造了**重新平衡**（Rebalance）以及**重新連結**（Reconnect）。這是 MELT 的 4R 方程式。

瞭解結締組織對肌肉時序和運動表現的影響多麼強大以後，我豁然開朗。將 4R 方程式加入我原本的神經力量技術中，讓我看到最奧妙的成果是，它大大地改善了重新獲得關節穩定度的整合流程，而且讓效果變得持久許多。

私人執業時，我大量地做筆記還有追蹤客戶的進展。當他們的關節不再疼痛後，他們會在家繼續做 MELT，因為 MELT 讓他們感覺舒服且帶來立即性的改變。一旦他們做完基本的 MELT 流程以後，一個禮拜只需要再做一兩次神經力量流程，便能維持效果並改變運動表現。

這些動作賦予結締組織所需要的水分，也會改變大腦處理動作的方式。我破解了其中的密碼。我發現如果藉由恢復結締組織系統的完整度來改善身體真實的穩定度，**並且**在改善力量或活動度之前，重新整合及重新設定真實的神經功能，你的努力會更加有效且更加持久。在我統整這些

技術時，有項改變讓我嚇了一跳。我從沒看過一群人一拐一拐地來上我的 MELT 課程，下課時卻又穩定強壯地走出教室，況且我根本沒有對他們做徒手治療。「非手觸」的身體治療是真的又強大又有效。

在一對一課程和團體班的成功後，我開始把這些技術跟其他的治療師分享，讓他們即使不在工作室中做按摩、身體治療或是針灸，也能幫助到他們的客戶。現在，全世界設有上千堂 MELT 以及上百堂 MELT 運動表現訓練法課程，由接受過訓練的 MELT 講師來教授。藉著這本書，你可以真正地把穩定度和運動表現提升到另一個層次，且無需害怕在訓練時損壞你的關節。

▶ MELT 運動表現訓練法會改變你的人生

MELT 運動表現訓練法是數十年的精進及傑出結果的累積。這個技術聚焦在特定目標，幫助我的客戶積極參與修復及維持理想的身體功能，即便醫生跟他們說，藥物或是手術是他們唯一的出路。我常說，這就像是在為樂器調音。你必須先重新在結締組織跟大腦之間取得正確的張力、連結、震動及頻率，再導入新的模式。

我已經算不出來有多少人質疑我，說 MELT 不可能會有用，因為實在太簡單又太容易了，但是當他們願意讓步而且嘗試之後，果不其然，他們發現只要幾個禮拜，活動時就會更輕鬆、更有效率，不僅運動效率提升，他們的體力也增加了。

當我慢慢邁向五十歲時，我可以真心地說，比起二十年前這趟旅程剛開始時，我現在不論看起來或感覺起來，都比過去更好。藉由 MELT 運動

表現訓練法，我的身體將通過時間的考驗。至於那個遺傳自我母親，想要征服我腳掌，並且讓我跛腳的拇指外翻呢？在這二十年中沒有惡化，因為我藉由 MELT 拇指外翻治療來照顧它。在我度過五十幾歲以及進入六十幾歲之後的時光，我已經完全計畫好要像我現在一樣，充滿活力、體能優異。

但唯一能實現這些的方法，是支持身體的系統，因為隨著年齡增長，身體原本就會故障且每況愈下。即使大家總是說，「那個也許是拇指外翻的小毛病對妳而言又不礙事，也沒有惡化，為何妳還是要去治療它？」因為，當然啦，這就是為何那個也許是拇指外翻的小毛病至今仍然沒有變成拇指外翻的原因！這也是為何儘管二十六年前，一個醫生跟我說，我的半月板已經磨損得太厲害，除了移除以外我別無選擇，但我後來仍然沒有接受手術。我的膝蓋不曾疼過，且即使我曾因為跑步讓我的膝蓋疼痛或造成其他疼痛，我現在每週還是會跑好幾次，而且沒有疼痛也不害怕受傷。

經由 MELT 運動表現訓練法，你將走入身體的根基，重新注入新的基礎。你會重塑你的神經筋膜系統（神經系統加上結締組織系統），讓你能用身體原本應該運動的方式運動，並以嶄新的方式連結到自己的身體。這本書會告訴你如何正確準備和執行每個動作，讓你可以得到跟來上我的私人課程一樣的效果，讓你省下時間以及金錢，同時讓你有能力可以過上有活力、健康且無痛的生活。

如果你已經是 MELT 的愛好者，MELT 運動表現訓練法會讓 MELT 的效果加乘。你會學到關於結締組織、神經穩定度，還有前瞻性的感覺運動控制概念。從我的觀點來說，即使我們有這麼多前衛又顯著的治療進展可以改善健康，但是經濟架構和大藥廠在大家心中的重要性，仍然凌駕於這些知識之上。要更新醫學和大學教科書、讓手術治療現代化，以及讓醫師接受醫學院以外的教育，感覺是天方夜譚。健康照護似乎已經變成照護疾病的產業。醫生不執行預防業務，而只是治療。但理想的狀況是，你唯一真的需要醫生的狀況，是你想要解決一個你自己無法修正的問題。如果想讓自己無需看醫生，你就要認知到最好的健康照護就是自我照護。這就是

MELT的精髓：自我照護是最好的照護。

　　我持續學習，而且常常是非常大量地學習，但我學習長壽、老化相關知識的好奇心與熱情，以及對快樂與健康的追求，讓我想要知道更多，並且分享我發現的所有東西。在一九○○年初，愛迪生說：「未來的醫生不會開立藥物，而是投入照顧病人的身體、飲食，以及疾病原因與預防。」在我們內心都有一個戰士、一個運動員，等待生命帶給它的下一個挑戰。我希望MELT運動表現訓練法能喚醒你內心的戰士，讓他展現他的力量，讓你達成每個你想要達成的目標。

　　但最重要的是，我希望你知道，你的身體除了充滿肌肉的力量和爆發力之外，你也可以找回身體天生的恢復力，這是你生命的一部分。你可以在愛中擁抱它，賦予它力量，與生俱來的恢復力遠比你的肌肉更深刻、更重要。是時候拿回身體的主動權並且讓身體的功能更好了。我呼籲你認真投入，且對健康採取**主動出擊**的做法，去面對受傷和疾病。我希望你試試這一點點的改變，然後瞭解改變並不會使你痛苦，而是會讓你得到力量。

　　還有，真正的好消息是，這個將融入你生活中的技術，一天只需要幾分鐘，但它會滲透到你生活的每個層面。你將對於動作、運動、運動表現，以及生命本身，開始有不一樣的想法。你將會在未來好幾年中完全改變你的身體和生命。

　　MELT運動表現訓練法將從裡到外改變你的身體、心智還有心靈。在你往後的每一天，都將有MELT可以幫助你！

　　你還在等什麼？讓我們開始吧！

Part 1

建立
神經力量

第一章

定義「神經力量」
以及重新定義穩定度

我在二〇〇三年的IDEA體適能大會第一次發表跟結締組織有關的演講時，有人告訴我：「我不知道這跟體適能有什麼關係。這跟如何讓我變得更結實還有增進體適能一點關係都沒有。」

「結締組織**真的**跟體適能有關，」我這樣回答。「事實上，這比結實或優異的體適能還要重要，因為結締組織跟你整體的恢復力、壽命、現在，還有上了年紀後能否維持良好表現有關。努力讓身體變得結實比坐在書桌前工作一整天還要容易受傷。大部分上健身房的人都在處理疼痛，且常因為壓力性傷害而失去所有近期獲得的成果。所以，結締組織跟體適能百分之百有關係。」

那個人聳聳肩：「我還是不懂，我們又不能活動自己的筋膜。」

這讓那時的我很沮喪，因為我累積了這麼多精采的資訊，卻無法傳遞

給聽眾。然而，我很快就體認到，對體適能專業人員而言，用**微觀角度**談論結締組織完全沒道理，因為他們接受的訓練與此根本沾不上邊。但是專業人員又剛好需要這些資訊，於是我決定把其中的概念轉譯出來，讓更多人可以學習怎麼過得更好。認識我的人知道我不是個體適能大師，但我是個喜愛研究，以及把科學應用到日常生活中的阿宅。我熱中於跟任何想要提升表現、降低受傷風險及減少慢性疼痛和壓力累積的人分享，這些資訊能讓他們免於傷痛，且能在現在及未來過上好日子。

當我改變用詞，便不經意地創造出一個簡化過的語言——我稱之為「活著的身體模型」（Living Body Model）——來說明結締組織和神經系統對於整體健康中各個環節的重要性。

當我首次以團體的形式分享 MELT 的時候，我談了很多與結締組織脫水有關的事情。為了解釋這個組織有多麼獨特，我甚至把牛的筋膜帶到課堂上。但班級裡的其中一個傢伙這樣說：「蘇，我真的搞不清楚什麼是結締組織。」

那時我靈光一現：「你有沒有發現過當你改變姿勢時，例如從坐姿轉變成站姿，有些關節會疼痛？」我問。

「一直都會啊！」他格格笑著說。

「嗯，你把結締組織想成一塊海綿。你有沒有過某天醒來時，全身像一塊放在廚房水槽一整晚的海綿那般僵硬？日常生活會破壞結締組織濕潤、充滿液體的狀態。結締組織的細胞會缺水，變得無法快速適應外界變化。所以你的關節就充滿了淤滯壓力，讓你無法有效率地活動。」

「我**的確**充滿了淤滯壓力。」他同意。

當講到穩定度和控制力時，人們真的會**以為**他們很懂這些議題，但實際上大部分的人是以錯誤的方式獲得穩定度及控制力，因為這兩者全都奠基於我們的**神經筋膜系統**（連結筋膜和神經系統的系統）。首先，這意味它是非自主的，所以糟糕的是，我們完全不知道這一切正在發生。即使是運動員或是那些把每個步驟都做對了的人，仍然會以影響關節穩定度的方式，在

身體中累積壓力。

這個章節的主題是神經穩定度，或者我稱之為**神經力量**。神經力量會除去關節中非必要的張力、壓力及不良排列，且會改善肌肉時序和整體動作控制力——也就是爆發力、敏捷度及力量的真正基礎。

在《風靡全美的 MELT 零疼痛自療法》中，我把重點放在讓你重新跟身體連結，讓你能夠在淤滯壓力和常見的失衡狀況造成身體疼痛之前，就辨識出它們。而 MELT 運動表現訓練法會更進一步探討這些，並且善用神經性穩定系統的威力。你會學到如何重塑穩定度的神經路徑以提升功能。在科學圈中，我們知道「一起激發的神經，會串連在一起」(fire together, wire together)；如果路徑錯誤，我們現在也已經知道可以重塑錯誤的路徑，然後重建它們。

如果你擁有「神經穩定度」，你就不會去思考你擁有它，或是你該如何移動，你只會以你想要的方式來活動。例如，如果有人在另外一個房間叫我過去看看，我就會立刻起身過去。這是健康、正常的反應。但如果有人這樣跟我母親說，她不會馬上離開那張她每天都坐著的椅子，而是說：「你不能過來這裡嗎？」她的大腦正想辦法讓身體不用真正動作就可以完成被指派的工作。她那與生俱來的基本穩定度和控制系統出了問題。

MELT 運動表現訓練法會除去錯誤的動作模式，以及賦予你一個嶄新、強壯而穩定的基礎。

- 第一步：藉由執行 MELT 並且為結締組織補水，打造一個神經系統能更有效率作用而且能維持穩定度的環境。
- 第二步：接著，「重新整合」神經性的關節穩定度及控制力。「重新整合」時的動作安排方式是開啟這些潛力的關鍵。
- 第三步：「重新設定」你的基本動作模式，這樣你每天的動作會更有效、省力且容易完成。

執行 MELT 運動表現訓練法一天只會花上幾分鐘，而且很快地就會改變你的身體。你將可以躍過坐在玄關的貓或是閃避在學騎腳踏車的小孩。無需任何思考，你就可以跳到人行道上，可以閃過移動中的汽車。你將在身體中創造出恢復力。

MELT 運動表現訓練法真的會改變你的命運。我跟很多人一樣，相信吃得正確還有規律運動可以讓我過著有活力又健康的生活。別誤會我了，這些的確是健康生活的關鍵元素，但如果僅需要這樣就能過無痛又有活力人生，那麼從事運動的人就不會有疼痛了。然而實際上當然不是這樣——就像我說過的，為了體能和健康而訓練的人，就是最常在處理疼痛的那群人，這是運動產業中骯髒的小祕密。因為體適能專家及運動愛好者太著迷於訓練肌肉讓身體更緊緻、更有型、更壯碩，卻忘了**關節**比肌肉力量還要重要。我聽過有人去換膝關節和髖關節，卻從未聽過有人去做腿後肌群置換手術。

▶ 重新建立關節穩定度的重要性

大部分人都不知道，儘管努力想要保持健康，他們的不良習慣和代償卻還是會破壞自己的健康。經由 MELT 運動表現訓練法發展出來的「神經力量」不僅會阻止這件事情發生，還能保持身體的柔軟度和恢復力，以及改善關節穩定度、動作控制與肌肉時序。你將能修復穩定度的主要神經路徑，讓身體的穩定機制重新回到正軌。

為什麼 MELT 運動表現訓練法可以做到這些？因為重建關節穩定度是讓潛能及運動表現最大化，同時減少受傷風險的關鍵。職業運動員和他們的教練並不知道，即使肌肉力量很強，他們的神經穩定度常常是很弱的，

這會讓他們以為他們必須更辛苦地訓練才行。運動員都會在訓練中碰到停滯期，而他們的思維模式常會讓他們試著跑得更快、更用力地擊球，或是做更重的硬舉，好讓自己繼續進步。很多想成為偉大運動員的人，都被要求要強迫自己──但正因為太常強迫過頭了，原本可以避免的長期問題於焉發生。

我在神經肌肉療法的執業過程當中，一天到晚看到這種現象。剛開始執業時，我多半是治療在運動當中受傷的運動員，這些人為了回到原本的運動項目而尋求協助。在一開始評估他們的關節排列、動作及傷害狀況時，我常在身體其他區域發現失衡的情形，而那些地方才是他們反覆受傷或是無法完全康復的真正原因。

實際上，運動員並不知道自己的身體是個「代償機器」。他們的身體對反覆的例行性訓練有驚人的適應性，而這往往就是他們一開始會受傷的原因。儘管他們似乎擁有很優秀的敏捷度、肌力以及爆發力，卻常因為失去關節穩定度及控制力而無法好好利用這些特質。

把神經不穩定性的概念灌輸到這些運動員的大腦中是件難事。他們**覺得**自己很強壯，但就神經學來說，他們的大腦跟身體無法有效率地溝通。而他們可以輕易認知到的是，以前很容易達成的那些目標，現在需要更多努力和精力才能完成。

運動員也不知道，正是多年來**代償**所造成的壓力性傷害，使他們以後會容易反覆受傷。別忘了，這些人超級強壯而且柔軟度通常很好，他們對自己的身體瞭若指掌（至少他們這麼認為！）。問題不在於肌肉讓他們疼痛，而是神經機制再也無法提供關節穩定度及活動度了。身體的保護機制是很奧妙的，而代償會維持這個保護機制，這其實與運動員想要獲得的運動表現提升有所衝突。

例如，如果你的腿後側肌群是短縮且緊繃的，直覺上，你會以為最好的做法是去伸展它們。但你可能沒體認到緊繃的腿後側肌群，也許是身體為了支撐骨盆薦髂關節（sacroiliac joint）的保護性手段。縮短腿後肌群會

縮小薦髂關節的旋轉軸，讓我們可以輕鬆走路。在這個情況中，就像是煙霧偵測器發出警報，告訴你烤麵包機著火了，但你的反應卻是把煙霧偵測器的電池拿掉，不讓它發出聲音。現在警報器不響了，但烤麵包機還是燃燒著。伸展腿後側肌群不會改變薦髂關節代償的事實。你僅是把警報器和保護性機制拿掉，所以不但會增加災難性傷害的風險，身體還會遭遇你伸展也解決不了的損傷。

受傷的運動員絕不能再繼續以為處理肌肉可以幫助他們復原，他們要加強的是關節的神經穩定度，這是傳統的運動流程、運動專項訓練，甚至物理治療做不到的。另一個讓人秒懂的比喻是，把身體想成蓋在滾輪上以預防地震損害的大樓。地震發生時，即使是堅固的摩天大樓也會斷裂崩塌，但如果有內建的彈性以及適應性就不會倒下，因為在最糟糕的狀況中，它能藉由搖晃，減少傳遞到建築物中的壓力負荷及衝擊力。有神經穩定度的人體擁有著同樣的流動性，我們應該善用筋膜的彈性與適應性。

▶ 筋膜如何影響你的功能

探討神經性關節穩定度之前，知道結締組織「是什麼」，以及它「可以做什麼」，是非常重要的。我們需要好好關注這個奇妙的組織，才能開啟修復神經穩定度的可能性。

當我們講到解剖學的時候，腦中較容易浮現肌肉和骨骼的樣貌，也許上面還有幾條肌腱或韌帶。大家都想要有結實的手臂及強壯的雙腿，都想要跑得快，而且愛怎麼衝就怎麼衝。但是讓你逼出自己潛能的力量不完全來自於肌肉，而是來自於無所不在、從皮膚貫穿到骨骼中的整套結締組織系統。如果你把它榨乾、不幫它充電，或者不照顧它，你就會變成那些被

病痛、受傷、重複性動作緊逼在後，而導致壓力性傷害的運動員或病人。這些人狼狽地變老，總是感覺糟透了，看起來也了無生氣，沒事就鬧彆扭、不開心，而且永遠贏不了別人。你絕對不想變成這種人，對吧？

筋膜是身體裡主要為液態的立體解剖結構，是源自胚胎時期的支持系統。它縱橫交錯，是張貫穿全身的網路，賦予你穩定度和保護力。雖然**層**（layer）這個字會有點誤導大眾，但層層筋膜之間是具有連續性的。雖然筋膜是連續的，但特定區域可以被定義出來，且被稱之為**筋膜層**（layer）或是**筋膜鞘**（sheath）。

把筋膜的組成想成一顆橘子。剝皮後，會看到外面的白色細絲；再深一點，會看到橘子分成很多瓣；繼續撥開，會看到每粒果肉也都有一層膜包裹著。不管是多小的部位，都屬於同一個系統。

你無須瞭解筋膜的科學才能關注筋膜，但我覺得科學所瞭解的筋膜非常迷人。筋膜是許多細小隔間和纖維構成的組織，這些隔間和纖維又由形成膠原網路的無數微纖維（micro-fibril，內襯著液體的纖維，像是吸管一樣），以及裝著重要液體（例如水以及叫做醣胺聚醣〔glycosaminoglycan〕的膠狀物質）的多重微泡空間所組成。這些驚人的膠原蛋白微纖維會改變及適應——在變長或縮短的時候預測你的動作，有點像被弄彎的吸管。這些結構在各式筋膜細胞持續監控和修正環境時生成，讓肌膜能夠在所有方向中都保持穩定。

最近，筋膜的定義延伸到那些製造及維持細胞外基質（extracellular matrix）的細胞。順帶一提，**細胞外基質**這個名詞不能跟**筋膜**互相替換。細胞外基質指的是細胞以外的所有東西，而筋膜包含了製造、維持還有分解細胞外基質的細胞。筋膜負責連結細胞外基質以及身體中所有叫得出名字的部位。

我在第四章會多談一點研究方面的進展，但現在重要的是，你要瞭解細胞外基質的製造原料無所不在——纖維、膠質和水，並且要瞭解這個結締組織叫做筋膜。

筋膜會適應施加在身上的壓力——這有好也有壞。例如說，筋膜的適

應性能讓組織預期我們想要怎樣移動，幫助我們提升投球的速度與準確度。它也會讓你在辦公桌前工作時，身體保持面向前方。但當你起身四處走走時，即使你不想或是沒有必要，組織適應性仍會使你的頭固定在同樣的位置。雖然基因決定身體會製造哪些蛋白質（這是許多結締組織疾病的關鍵成因），但我們的日常生活以及我們如何使用身體，決定了組織會怎樣適應外界環境。筋膜把力量分散到筋膜所有的組成結構中，以便盡可能地處理我們的動作，而重複性動作既可以促進也可能阻礙這個處理過程。

筋膜也是支撐身體所有層面還有系統的資訊高速公路。筋膜中充滿感覺神經末梢，就像是天線一樣，能接受信號並把資訊傳遞出去。

如同我在《風靡全美的 MELT 零疼痛自療法》裡面寫到的，吉爾・赫德利（Gil Hedly）指導我整合解剖學，在他的教授下，我對筋膜的瞭解徹底改變了。與醫學院和解剖教科書相反，我學到筋膜並不只是沒有活性的包裝原料而已。多次跟吉爾一起解剖大體時，我學到如何撥開層層的筋膜層，這讓我很好奇，有沒有其他人也覺得筋膜對於我們的幸福健康很重要。

吉爾扭轉了我對筋膜一切既有認知。當我搜尋更多的研究文獻，我掉進了分子、神經、細胞還有非細胞科學的未知世界中。我開始瞭解為何神經系統不只是負責指揮所有身體功能的獨立構造。相反地，我們的神經系統——即神經的運作——仰賴著提供它生存環境的筋膜，才能有效率地發揮功能。此外，筋膜連結了身上所有其他細胞，讓它們能彼此溝通，正常作用。

換句話說，筋膜跟神經穩定度有關。我在健身事業巔峰時突然得到的慢性足部疼痛不是受傷造成的。沒有骨科醫師知道如何治療它，因為我不是肌肉或骨骼受傷。我的狀況也讓我瞭解到，筋膜與情緒穩定度有怎樣的關係。為了弄清楚怎麼治療突然發生在自己身上的慢性疼痛，我開始瞭解肌肉、骨骼、神經、血管、器官，甚至情緒之間的連結。

筋膜是身體裡面唯一不依賴神經系統的系統，它可以改變形狀並適應外界，而且不需靠神經的反應或活化來運作。但是筋膜必須是健康、柔軟

的──我稱為充滿水分的──才能適當地發揮作用。當筋膜失去水分時，它會較無法適應變化且較不穩定，進而影響身體的運作。

筋膜是被設計來儲存能量的，它讓你不管做什麼事都可以做得又久又好。如果你因為大部分的時間都坐在桌子前面，而希望身體保持坐姿，筋膜就會適應，讓你可以保持那個姿勢，而且不需花費不必要的能量。理論上這很棒，但人類不是被設計來久坐的。即使現代世界已經很進步，讓我們不管是取得資料還是買午餐都不太需要移動，但是從基因上來說，我們跟穴居的祖先沒什麼兩樣，而且在碰到壓力時，還是會被戰或逃 (fight-or-flight) 的反應驅動。

這就是MELT運動表現訓練法如此重要的原因：它讓你專心照顧筋膜和神經系統，以及致力於改善穩定度，讓你動得更好。神經力量會幫助你瞭解筋膜如何影響神經控制、效率及整體穩定度，這些遠遠超出肌肉力量的範疇。它會幫助你更聰明地訓練，讓你的運動表現更上一層樓，而且無需訓練地更辛苦。

▶ 定義神經力量

神經系統是怎麼運作的？科學家還沒有辦法破解這個祕密，因為大部分的身體功能是自律 (autonomic) 的，是也就是非自主、不受意識控制的。所以當人們說：「我把自己的狀況掌握得很好。」時我會這樣想：「這個嘛，其實大概只有百分之三是你能掌控的，因為剩下百分之九十七的身體功能是在你沒有思考的狀況下完成的。」這就是疼痛的問題所在──它是主觀的，一個人對疼痛的感知會凌駕於客觀現象之上。這兒有個簡單的例子：如果我用同樣的力道在兩個人的手臂上揍一拳，其中一人可能會跌到地上

然後說要告我傷害，另一人可能只是大笑或是還手。兩種反應的背後都有很多**主觀**的思考，且跟那個人當下真正的感覺無關。相反地，其實是被打或捧的經驗還有記憶，讓他們用自己的方式來回應。我知道這聽起來可能有點複雜，但在接下來兩個章節中，你會更能理解這個概念，而且瞭解這些東西跟我們對疼痛的感知、控制、平衡和感覺有怎樣的關聯。

身體能正常作用，有賴於自律反應，從呼吸、消化到在夜晚安穩入眠都需要它。我把負責這些功能的系統稱做身體的「自動導航器」（Autopilot）。想像一下，如果你需要想著怎麼呼吸，或是得要指揮你的心臟如何跳動，你應該會常常暈倒，而且肯定無法好好睡覺。可以確定的是，除了專注於維持生命基本功能以外，你會什麼事都沒辦法做，你將被前所未有的恐懼感籠罩。

許多日常生活的活動是在無意識下進行的。例如，你綁鞋帶或穿越馬路時，你**真的**有在思考你在做什麼嗎？你就只是做而已。模式成習慣，習慣成姿勢，姿勢則變成型態和功能。你的「自動導航器」掌管著這一切，它每天持續代償並適應它所處的環境。

注意，我沒有用**大腦**這個詞。大腦雖然是神經系統的重要組成，但僅僅是其中**一部分**。大腦中也有大部分人不知道的子系統。在大腦的組織中，除了有許多叫得出名字的區域以外，神經元細胞體以及叫做神經膠細胞（glial cell）的非神經元細胞，都在健康及功能中扮演全身性的角色。神經系統遠比我們稱之為大腦的組織還要複雜許多，它是全身性的整合性系統。它有一個主要的任務：讓我們能繼續活著並且可以移動。這可是件不得了的工作。讓科學界困惑的是，神經系統為什麼可以「發神經似地」反抗正常的細胞發展及整體健康。神經系統遠比一臺電腦還要複雜，但現代的科技讓我們能以新的方式瞭解並量測神經系統的各個面向。在過去短短五十年中，我們學到的神經系統相關知識，遠比以前所知的還要多。

如果我們完全瞭解大腦吸收、處理和使用資訊的潛力，就有辦法終結阿茲海默症、帕金森氏症、多發性硬化症、癲癇、老年癡呆症、躁鬱症、

憂鬱症等所有其他大腦和神經系統的疾病。動作控制、運動及神經系統究竟是如何在不需思考的狀況下讓身體完成許多任務，都是具有多重面向的過程，很難簡單定義出來。然而神經系統具有可塑性，是可改變且具適應性的。不管我們年紀多大，神經系統每分每秒都能產生新的神經連結，這也讓「神經力量」成為一種如此強大的訓練方式。

你不需要很多繁複的產品、工具或是時間，才能持續學習並且製造新的神經連結——你只需要瞭解什麼是神經的「重新整合」，以及如何執行和為何需要它。你只需要清楚這三件事，就能知道你現在的健康跟運動習慣中缺少了什麼，你也將能夠執行即將在第二部分中學到的動作（move）及連續動作（sequence），得到傳統訓練方式常無法達到的成果。

▶ 穩定度的科學理論

人體天生就需要維持平衡，科學界稱之為恆定性（homeostasis）。我們的身體在各個方面不斷地適應、改變和解讀內在與外在環境，包括在情緒上、化學上以及結構上，以便維持生存所需要的平衡。例如，當我們跑步時，身體會藉由流汗來降溫；當我們吃東西時，身體分泌酵素來分解我們攝入的養分。

當提到不穩定的身體時，你腦中會出現什麼意象？我打賭你會想像一個拄著拐杖的老人，或是一個瘸子，或是殘障者，抑或是患有腦部疾病的人。這些的確可以是身體不穩定的例子，但他們是在這個光譜的極端。

其實穩定度跟你想像的不一樣。真正的穩定度不是來自於肌肉力量或是動作控制。相反地，重點是**結構力量**（structural strength）。結構力量是結構中各部分承受壓力的能耐，以及把力量從重力轉移到動作，再傳送到

結構內所有部分的能力。如果結構力量發生問題，關節就必須付出代價。它會使人們很多動作做得不好，但是他們通常不知道，從功能性或是結構的層面來說，他們選擇的運動對於關節而言常常是弊大於利。即使是看似完美地執行一項運動或是訓練動作的人，也可能存在神經性不穩定，且正以代償的方式讓動作看起來如此完美。他們也可能變成我所說的，擁有部分的柔軟度或是部分的強壯——這表示身體有某些部分移動得太快，活動度過大，而其他區域的肌肉則是緊縮且移動太少，造成關節壓迫。不管是哪種狀況，不穩定都將接著出現，時間一久，這些人受傷的機率會大幅增加。

當我說「穩定度」的時候，不是在說你的平衡感多好，或是你的站姿看起來有多漂亮。我指的是神經穩定度，以及你如何產生動作模式。你以為的強壯與穩定，可能未必是那麼一回事。

神經穩定度

神經穩定度是指神經系統在你還沒開始動作前，就已經能穩定你的關節。含水的筋膜讓力量不會只以線性的肌肉－肌腱方向來傳遞，因此單一關節不會承受任何動作的所有重量或壓力。大致上來說，當筋膜水分充足且神經系統有效率地運作時，便能**自動**產生穩定度。每個關節都有天生的活動度，這是你的活動度也許跟其他人很不一樣的原因。此外，穩定度指的不是你可以做出多少動作（數量）而是你可以把動作控制得多好（品質與正確性）。

所以每當我使用**穩定度**這個詞，別去想你的肌肉，或是想像站在一個不平的地面然後試著保持平衡的樣子。而是思考看看，你的身體是否能一直很快地做出反應，讓你在每個方向都能保持穩定，以及很有效率地移動。

要擁有穩定度，神經筋膜系統通訊（neurofascial communication）非常重要。神經及結締組織是身體裡面主要提供支撐、連結、穩定度還有控制力的系統。這兩個系統聯合起來的神經筋膜系統——我們的「自動導航

器」——負責讓我們保持相對直立、穩定,且讓身體盡可能有效率地運作。

我這樣跟課堂上的一位新生解釋「自動導航器」還有穩定度:「嗯,」我告訴他,「你身體裡無數的淤滯壓力限制著你的運動,並且讓你感到僵硬和不穩定。你的身體更強壯,但功能更糟了。你就像是個代償機器一般——神經系統雖然已經學會怎樣更妥善地處理穩定度,但你不是真的在提升關節穩定度,因為你的基礎訓練沒有針對這件事努力。這也是你總是背痛和膝蓋痛的原因。你連把水瓶從地上撿起來都在代償,而且你甚至不知道這些正在發生著。這樣懂嗎?」

他點點頭,「但你常提到的那個神經之類的玩意兒是什麼?」

「你說的是神經性穩定度和調節對吧!這個嘛,講到穩定度還有神經性調節時,我們不會真的去思考它是怎樣運作的。我們完全不用去考量穩定度,事實上,我們連移動都不需要思考——我們就只是移動。」

我請他把身體想成是飛機的自動導航器。除了起飛和降落之外,自動導航器基本上包辦了所有讓飛機維持在空中的工作。除非警示燈開始閃爍,警告飛行員有地方不對勁,否則飛行員可以單純享受這趟飛行。我們的身體也是這樣,我們懶得找出不穩定和功能不佳的細微症狀,因為警示燈沒有閃爍。我們的自動導航器在疼痛前會產生一些徵兆,例如在椅子上坐了一段時間後,起身覺得身體僵硬。因為這實在太常見了,讓我們以為這些是正常的,所以一直不去處理這些症狀。我們就像遲鈍的飛行員,等到飛機引擎沒有辦法啟動且飛機螺旋下墜、警報大響時,才開始控制飛機,避免飛機墜落和燒毀。

這兩個非自主且強大的全身性系統,有個常見的問題是,它們讓我們保持穩定的方式,久而久之會影響我們的整體健康。神經系統不是有意這麼做,而是它和結締組織系統本來就是這樣運作的。

如果你吃不好也睡不好,但你還是去跑步,你就是在挑戰神經筋膜系統是否還能有效率地運作。

為了維持效率和完成任務,神經筋膜系統會在它負責的動作中,先放

慢那些不必要的任務。你的身體會出現一些被你忽略，或是沒有注意到的症狀──是的，這些就是疼痛前的訊號。你會在從坐姿站起身的時候發現你的背和肩膀總是有點僵硬或緊繃。你的頭髮和皮膚總是乾燥，肌肉需要更長的時間恢復，所以運動後需要更久的時間才不會痠痛。即使你沒有意識到這些，但這些系統改變了你體內的壓力、修復、代謝和代謝調節，以便讓身體可以繼續為你撐著。我常把這個狀況比喻成在安全或是節能模式下工作的電腦，或是設定成飛航模式以節省電力的手機。

肌肉力量跟結構力量的差別

即使人體有六百多條肌肉，但強壯的肌肉**並不是**關節穩定的保證。你可以像頭公牛一樣強壯，臥推二十倍體重，但這不表示你就不會背痛。事實上，要是在沒有關節穩定度的狀態下做這種重訓動作，**鐵定會**造成疼痛！

我在體適能事業巔峰時，我的肌肉，尤其是背部和肩膀，非常壯碩且線條分明，呈現堅實且明顯的倒三角形，因此常有人問我是不是游泳選手。我很結實、苗條，而且看起來很漂亮，但我煞費苦心練大的肌肉卻摧殘了我的骨骼結構。那時我不知道負責穩定關節的不是肌肉力量，而是倚賴結締組織、骨骼和肌肉合作無間，供給彼此適當的能量、時序，還有動作控制。我需要的不是讓肌肉更強壯──而是加強結構性的穩定（structurally stable）。我需要重新省思什麼是真正的穩定度。

當我體認到**先**處理結締組織，再「重新整合」、「重新設定」神經連結的重要性以後，我的身體便能以原本被設計出來的方式移動，而不是以現代生活型態所形塑出來的方式。無論你的肌肉有多強壯，要是你整天坐著，身體結構會改變，你的肌肉會開啟代償連鎖反應。你的關節會付出代價，身體排列不佳，你會開始感到疼痛。接著，發炎反應增加，你吞下止痛藥並重頭來過，但你的關節還是不放過你。

科學家最近開始使用**生物張力完整性**（biotensegrity）這個名詞。**張力**

完整性（tensegrity，是由**張力**〔tension〕還有**完整性**〔integrity〕組成的複合字）[2] 原本是個建築學名詞，形容結構在三維空間中都是穩定的，且能把力分散到整個結構之中，沒有哪個元素會需要單獨處理張力或是壓縮力。繩索的完整性會把支柱固定在對的地方。在人體中，骨骼是支柱，肌肉利用骨骼讓我們移動。但是膠原蛋白基質，也就是我們的筋膜，把骨骼和肌肉撐住，讓它們漂浮在穩定的環境中，筋膜像是纖細堅固的纜線，能承受力量並維持我們的結構穩定度。然而大部分的運動計畫都沒有去瞭解如何改善膠原蛋白基質以及它的支持性。

▶ 神經力量的自我檢測 與自我重新檢測

　　跟很厲害的運動員共事時，我很早就知道他們有根深柢固的信念系統和心態。先不管現實是怎樣──如果他們**相信**他們的穩定度很高，我便很難說服他們神經性不穩定是他們壓力性傷害的原因。因為我幫他們做測試不太能說服他們，所以他們的自我檢測就變得很必要。試著解釋神經穩定度是什麼，或是解釋姿勢反射如何運作都太複雜了，但讓這些運動員測試自己的神經穩定度、控制力還有準確度卻很容易，且會很快讓他們體認到，我的確知道一些他們不懂的事情。「為什麼我的教練不告訴我這些？」他們多半會這樣問我。我的簡單回答是：「你的教練懂得如何把你訓練成更好的運動員，但可能不知道什麼是神經穩定度。」

　　MELT 運動表現訓練法的其中兩個階段是「自我檢測」與「自我重新檢

2　編按：在《風靡全美的 MELT 零疼痛自療法》中譯為「張拉整體結構」。

測」。自我檢測不穩定性有很多強大的好處。首先，它讓你在訓練時知道身體起始時的基本狀態，也能讓你很快辨識出你的自我照護流程是否有用，並評量你為自己帶來的改變。更進一步來說，它讓你的神經系統對改變更快做出適應，且讓這些改變維持更久，讓你能漸漸改善身體的基本狀態。

　　對我而言，不論是在神經系統的認知上，或是在幫助人們從事及選擇自我照護的方法時，自我檢測不穩定性都是很大的轉折點。常見的狀況是，當一個人有慢性疼痛或是已經試著找尋解決方式卻沒有收穫，就會產生我所謂的**思想病毒**（thought virus）——也就是說，他們覺得沒有什麼可以幫助他們，而且覺得有些很糟糕的事情發生了，不管他們多努力嘗試，都已經無法解決問題。這些想法會在未來來臨之前就形塑了他們的未來，讓人們無法發揮真實的潛能。

簡單測試和評估神經連結與控制力

　　讓我們來測試你的神經穩定度、控制力，以及全身性連結，看看是否有淤滯壓力限制了你的整體功能性。

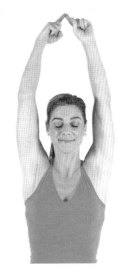

▶ 延伸碰觸測試
赤腳呈直立站姿。把左手舉到頭上，食指指向天空。眼睛閉上，然後把右手舉高，去觸摸左手的指尖。你也可以換手重複這個測試。

　　當你把手舉起來，你是有辦法輕易找到指尖，還是錯過了指尖，又或者碰到的是手指頭的中間？如果你錯過了指尖，你現在就知道什麼是神經性的效率低落了。

手指頭明明長在你身上，為何你在舉手的時候找不到它呢？

把關節想像成衛星。神經系統試著辨識出關節與重力、地面還有骨盆的位置關係。淤滯壓力，或是結締組織缺水狀態，會讓大腦無法接收一個或多個關節衛星的訊號。這就是為何當你試著去觸碰你的肢體時，正確性跟控制力都不是那麼完美。

▶ 單腳平衡檢測

雙腳與髖部同寬，赤腳直直地站好，腳趾朝前。左膝稍微放鬆，避免藉由過度伸展、繃緊或鎖死的方式來穩定膝關節（不可以作弊的意思！）。**然後，慢慢地把右腳抬起來，但身體不可以過度往左邊偏移，保持這個單腳站姿30秒。左右邊交換，再做一次。**

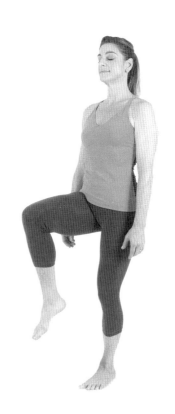

這是另一種簡單測試神經性效率、整體平衡性還有動作協調度的方式。如果你發現不管把哪隻腳舉起來，都會稍微傾斜或是偏向一邊，就表示你達成穩定度的效率不佳。

接著再做一次，但當其中一隻腳離開地面且站穩後，閉上你的眼睛，看看你是否能維持直立姿勢至少15秒。另外一邊也做一次。

這考驗你的「自動導航器」（記得嗎？理想上，神經筋膜系統會在你不自主或是沒有意識到的狀況下，提供你支撐、保護和穩定）是否能快速且有效率的啟動。如果穩定機制有問題，你會無法保持直立及穩定。

如果在這兩種檢測中，你都有傾斜、偏移，或者必須把一隻腳放回地上，這就表示你有神經性不穩定。你歪過去的那一邊，常

常是神經學上比較弱的那一邊（但不一定是肌肉弱）。除了肌肉力量以外，當骨盆或肩膀穩定肌作用的時間點不對，你以單腳保持直立的能力也會受到影響。（我之後會教你修復骨盆穩定度和控制骨盆平衡的神經學機制。）

在第五章，我會分享另外一個檢測方式，幫你辨識出淤滯壓力累積在身體何處，讓你可以在「重新整合」神經穩定度或是「重新設定」骨盆或肩帶的穩定肌之前，消除那些淤滯壓力。

本體感覺（身體意識）及肌肉

本體感覺讓你得以知道身體的確切位置，並讓你維持直立姿勢，對環境做出反應，是種很不得了的能力。它讓你眼睛閉起來試著碰觸自己鼻子的時候，能確切知道鼻子在哪裡。有些科學家稱它為第六感。

這個簡單的自我檢測，能檢查你的本體感覺，或者我所謂的「身體意識」（Body Sense），是否運作良好：你應該要能單腳輕鬆站立，不用扶任何東西就可以保持平衡，在睜眼時能維持至少30秒，閉眼時至少15秒。如果你做得到，表示你有適當的身心連結——這對於想要在任何運動或動態活動有效率的人來說是不可或缺的。

對於本體感覺而言，神經系統利用本體感覺受器及機械性受器的特化感覺神經末梢，在身體裡面傳遞和接收訊息。這些受器在關節中的數量很多，且大部分位於手掌、腳掌還有脊椎——也就是在單位面積中，關節密度較高的區域。

舉例來說，我們穩定骨盆的方式就有部分來自於這個本體感覺系統。身體有六百多條肌肉，會因為神經系統的電訊號刺

激而收縮。大塊且淺層的肌肉，例如臀部的臀大肌，主要負責移動我們的身體，通常稱之為相位肌（phasic muscle）。在相位肌的組成中，至少有百分之五十一的快縮肌纖維。這些肌肉很有力，但比其他張力肌，或稱為穩定肌的肌肉更容易疲勞。

　　被設計來穩定局部關節的肌肉常常被叫做局部／姿勢／張力／核心肌群。這些肌肉主要是小塊的深層肌肉，不會做出大幅度的動作，但它們所處的位置讓它們能在我們沒有意識到的狀況下好好地穩定關節。事實上，它們總是在反應及回應外界，且跟我們針對某樣刺激做出的大動作無關。張力肌（tonic muscle）主要由慢縮肌組成，至少百分之五十一以上是慢縮肌纖維。如同它的定義一般，它們抗疲勞的能力很強，比較能持續收縮。髂腰肌便是其中一個張力肌的例子。

　　相位肌與張力肌最大的差別在於肌肉和筋膜連結對張力、壓縮力，或是負荷回應的方式。我們的重複性姿勢及生活型態會改變生物力學，也會導致錯誤的承重方式。由於筋膜承受著重複性動作，也承受著感覺運動反應經由相位肌和張力肌啟動的方式，所以會因為使用過度或錯誤、太少使用，以及自然的老化而發生改變。

　　有意思的是，張力肌比較有可能使我們無法輕鬆移動，即使它們的職責不在移動肢體。如果張力肌無法在動作開始之前維持關節位置並穩定關節，就會造成關節壓迫或是過度的張力，產生疼痛。這使得身體必須啟動動作肌來穩定關節，所以當我們運動時，動作肌會比較沒有效率，因為它們已經去負責其他任務了，這會讓肌肉產生慢性的短縮、緊繃、延長、無力，或是無法啟動。運動時，我們會以疼痛或僵硬的形式感受到這個問題。當我們愈常重複一個動作或姿勢，就愈常考驗神經性的穩定機制做出反應和回應的能力。最終的結果就是代償──我

們還是能運動，可是沒有效率。

　　隨著年紀增長，這些本體感覺和身體意識會變差，這是許多老年人比年輕時更容易失去平衡及跌倒的原因。如果本體感覺變差，神經與骨盆位置的連結會受到影響，讓我們站不穩。

▶ 建立神經力量基礎

　　為何即使我們很強壯、健康、結實，為自身灌注新的基礎還是如此重要？因為我們是在嬰兒期學習如何保持穩定，所以如果我們的基礎有問題，就會一年比一年嚴重。打從娘胎到踏入墳墓，結構影響著功能，而功能也會影響結構——這是現代生活方式為我們帶來的功能異常循環。

　　三個關鍵因素：

- 原始模式建立於嬰兒時期。
- 當這些模式出問題，會變成是代償在掌控局面。
- 如果重複執行錯誤的模式，代償的狀況會變嚴重。

在幼年時期學習穩定度

　　從受精到嬰兒期，身心的連結及學習正以最快的速度發展著。新生兒僅僅在幾個月內就從需要協助變成學會爬行。在你還來不及反應過來時，他們已經能挺起身，在椅子和沙發間爬來爬去，接著完全站直和走路。他們接觸到的一切都是新的，畢竟第一次只會存在一次！如果你有小孩，在

他或她第一次站穩和感受草地的觸感時，你一定看過他們臉上興奮的表情。

　　所有的嬰兒會發展出「反射」及「標記」，反射會變成明顯的成長里程碑，而標記會讓腦中的神經可以一起啟動，讓神經線路連接在一起，還有為身體打下不用思考就能有效又有效率執行動作的基礎。嬰兒在子宮中和出生後看似雜亂無章的動作，其實都是在為神經系統建立高速公路，最終會用來做出所有由意識控制的動作。這些高速公路叫做「神經路徑」，它們把大腦中或是周邊神經系統中，相對較遠的區域連結在一起。

　　神經元、神經路徑、突觸和大腦可塑性，是早期大腦發展的關鍵因素。表觀遺傳學（epigenetics）的新研究進一步確認了環境因素及成長階段早期的養育狀況，會影響個體一生的基因功能。如果嬰兒在早期被剝奪了觸摸和愛護的經驗，對於某些基因的運作來說，會有災難性的負面影響。當那個嬰兒成長時，所有面向，不管是基礎智能還是壓力管理能力，都會變差。

　　在我與高成就的運動員共事的時光中，我常問他們，為何他們能夠有那樣高超的技術。很多人會避而不答，但也有很多人體認到，如果他們在年輕時打出全壘打，或是贏了比賽時有受到讚美或認可，他們會更有可能嘗試達到更高的成就，以便得到更多讚美。

▌ 原始模式

　　沒有人教嬰兒怎麼走路，就好像沒有母鳥會教牠的幼雛如何飛翔。動物的基因天生就是設計來讓動物活動，所以牠們只需要一直試著達成目標即可。對於努力站起來的人類嬰兒來說，最終目標是「抓到那樣東西」，不管那個東西是他們的父母或者是一個誘人、閃閃發亮的物品。為了達到這個目的，直立時他們必須跟他們的重心（center of gravity）──骨盆──有清晰的連結。當他們還在爬行時，重心約略在肚臍。在他們甚至還不會爬行的時候，筆直的脊椎就必須發展出曲線，才能在頸部狹小又不牢固的

空隙上方，穩定巨大的頭部。然後，為了起身到四足跪姿，他們會弓起身體做腹部訓練；它們像是超人飛行那樣，把手臂和雙腳伸出來，讓脊椎伸肌啟動，以便讓他們搖晃，最終能夠前後移動。

如果你思考一下，會發現你的頭遠比你的腳掌還要重，而對嬰兒來說，頭部常常比胸廓的區域還要重。他們小小的身體要怎麼支撐沉重的頭部呢？其實就是經由神經的反射和穩定機制。

這些神經路徑包括原始反射、翻正反射、平衡反應，還有神經機制，讓我們最終能使用它們，以直立的姿勢有效率地移動。原始反射是我們對重複性刺激產生的基本動作模式。當媽媽對寶寶伸出雙臂時，寶寶會重複做出差不多或是完全相同的動作模式。有些原始反應甚至在出生前就發展出來並且出現了！而維持平衡的姿勢以及動作反應會在嬰兒期晚期發展出來。當重力對嬰兒來說變成是一種「刺激」以後，嬰兒會發展出其他的反應及回應機制，並且持續存在那個嬰兒的一生當中。

在爬行到學會走路之間的階段，就是所謂的「漫遊」（cruising），雖然常常被忽略，但這是從四足跪姿到以雙腳站立和行走的重要過程。漫遊時，嬰兒會找到以直立姿勢控制軀幹的方法，發展出主要的運動模式。在漫遊階段的尾聲，嬰兒在功能方面的技術已經相當純熟了，但他們會在單一任務時，持續使用數種不同的動作控制模式。他們學到如何減少自由度，讓他們恰好可以成功完成手邊的任務，然後，同樣地，最終目標是「抓到那樣東西」——某個閃亮的物品，或是媽咪和爹地。

兩歲的時候，這些反射和機制已經深深烙印在你的身體裡面。如果這些反射、反應，還有穩定性機制的正確發展過程沒有受到阻礙，你就會擁有「神經力量」。你的身體把這些路徑整合成六個主要的功能性運動模式，製造出動態動作及我們習以為常的功能性模式，例如稱之為步態的基本行走模式。這些功能性運動模式包括：

- **屈曲**：折彎的動作，也就是縮小身體兩個部位夾角的動作。

- **伸展**：屈曲的相反，也就是增加兩個身體部位之間夾角的伸直動作。屈曲和伸展都是在矢狀面，是前後方向的動作。
- **旋轉**：身體繞著長軸旋轉或是繞圈。內側旋轉（medial rotation），或者說內旋（internal rotation），會讓你朝向身體中線移動；外側旋轉（lateral rotation），或者說是外旋（external rotation），則是會讓你遠離身體中線。
- **外展**：讓肢體遠離身體的動作。
- **內收**：讓肢體靠近身體的動作。
- **側彎**：折彎到另一側，也叫做外側屈曲（lateral flexion）

這些主要功能模式接著會被更精細的動作取代，例如在肩膀或髖部這樣的球窩關節做出迴旋的動作；聳肩時的上提和下壓；前臂及腳掌的旋前與旋後；腳踝的背屈和蹠屈，以及內翻與外翻——腳掌沿著長軸旋轉。這些比較具特定性的動作很複雜，且是由上面提到的主要功能性模式發展而來。

當六個功能性動作模式一起運作時，便能產生步態、深蹲、弓箭步、拉、推、上舉，還有扭轉等常被稱為原始模式（primal pattern）的動作。這些動作會互相協調，讓我們能從仰躺改成俯臥，從匍匐前進到爬行再到走路等。目標是每次移動的時候，盡可能地使用多種原始模式。

當你要撿起一只玻璃杯時，大腦不會像是打電話給好朋友那樣，對二頭肌發出訊號。動作模式是由大腦額葉的運動系統來調度部署的。訊號由前運動區（premotor region）協調與計畫後發出，傳到主要運動皮質，往下傳到脊椎，發送到周邊神經來收縮肌肉和移動關節。如果一個動作重複次數足夠，你的身體會深深內化這個模式，讓你可以用同樣方式一再地重複這個動作。這就是網球選手可以把球發得很好的原因——不停地練習！

你有沒有看過剛學會如何從仰躺翻成俯臥姿勢的嬰兒？或是他們第一次呈現四足跪姿的時候？他們開心地滾來滾去，像是發明了什麼奧妙的東

西一樣。父母愈鼓勵他們，他們就愈常重複那些動作。即使還是嬰兒，稱讚也會讓他們知道他們做對了某件應該重複做的事，這很類似原始模式內化到身體的過程。原始模式藉由神經可塑性內化到身體中。藉由蒐集和整理資料，將資料庫整合在一起，讓一起啟動的神經路徑接在一起。當大腦的連結變得更強大，其他區域，例如小腦，會發展出神經路徑，以連接到參與記憶、注意力、情緒，還有空間知覺的腦域。這時動作幾乎變成是一種記憶；你重複做，而且變得擅長做這些動作。有意思的是，**大腦中處理動作的部分也處理學習和行為**。學習能夠獲得知識與能力，而記憶是和知識還有能力的維持及儲存有關。

看看嬰兒蹲下撿起地上物品的樣子。蹲下，撿起玩具，回到站姿時，他們使用正確、清晰的神經路徑去移動每個關節。然而，隨著年紀增長，我們開始使用捷徑撿起東西——只屈曲髖關節，膝蓋則保持筆直。很遺憾地，在兩歲後模仿父母習得的動作，似乎會把曾經可以毫不費力做出的優秀動態模式覆蓋過去。

要從爬行進展到走路，必須仰賴大腦組織主要模式和運動程式。當大腦皮質正確發展且父母有適當地照顧小孩，小孩才會發展出更複雜的動作，例如跑步或是投球。

從基本模式到複雜、有順序性的動作，從出生到兩歲左右，我們建立了認知上的選擇基準，形塑我們的身體及情緒行為。姿勢成就模式和習慣，模式和習慣變成動作，動作成為動態功能。

把你的反射與神經機制想像成英文字母；你能用字母創造單字。好比漏掉字母會把單字拼錯一般，在年紀還很小的時候錯過發展階段或里程碑，會讓你一生中的感知、移動、感覺和思考方式受限，並且遭遇困難。毫無疑問地，這就是一種神經通訊故障。

大腦中的神經模式就像檔案櫃

以下這個比喻，可以讓你輕易理解原始模式的重要性，以及它們如何被日常生活、重複性動作，以及代償所影響：你剛買了個嶄新的檔案櫃，隨即到文具店買了不同顏色的資料夾及標籤，希望讓所有東西井然有序。需要歸檔的所有東西，例如水費、電費和瓦斯費帳單都有各自專屬的位置。水電帳單在紅色資料夾裡，但不同帳單還有各自的資料夾；居家裝修工具和說明書放在藍色資料夾。你把每件東西都貼上標籤，當你把檔案櫃塞滿的時候，你很高興自己仍然讓一切有條有理。

這就是從出生到兩歲的過程，我們發展出基礎神經路徑和原始模式，讓我們能以雙腳站立。我們的大腦把這些微小的細節標上不同的顏色，接著為每個動作創造出不同的資料夾。我們給屈曲的動作藍色資料夾，給伸展的動作紅色資料夾，諸如此類。

但是隨著嬰兒長大成兒童，開始思考父母做了什麼動作，然後開始模仿那些動作。曾經像猴子一般以完美姿勢蹲下撿玩具的嬰兒，現在看著爸爸撿書時背打直，髖屈，膝蓋也打直。突然之間，深蹲還有弓箭步的資料夾就混在一起了。「嗯……」，兒童的大腦這樣想著，**「把拔把那本書撿起來，比我撿起玩具還要快。」**結果深蹲的程式就變得一點都不像深蹲了。

檔案櫃的子資料夾被壓縮地愈來愈嚴重，最後，全部東西都混在同一個帳單資料夾中，例如瓦斯費、電費，還有水費帳單。漸漸地，我們甚至把不同的類別混在一起。紅色的帳單資料夾跟藍色的居家裝修資料夾歸在一起──就像是出現了紫色資料夾一般。最終，我們的資料夾變得藍藍紅紅的，甚至還有一些紫色的資料夾。原本出色的歸檔系統逐漸變成一團混亂。

那些分類乍看也許相似，但它們其實是不同的，就運動來說也是這樣。把膝蓋靠向胸口也許需要髖屈，以髖鉸鏈撿起鉛筆也是髖屈，但他們完全不同。錯誤的模式突然產生了──我們把胸口移往膝蓋而非把膝蓋移向胸口。如果那些錯誤的模式重複的次數夠多，所有獨立的資料夾會變成一個大資料夾，造成**更多**錯誤的模式。

年紀愈大，就有愈多文件要歸檔。如果我們不整理檔案櫃，它就會滿出來。有時我們甚至只有把櫃子打開，放入紙張，然後告訴自己會晚點把它們歸檔。於是，動作模式變得有點怪異，最終造成不必要的關節傷害。

　　在科學上，不再使用的路徑會被捨棄，大腦利用這樣的突觸修剪（synaptic pruning）把不再必要或不再有用的神經連結刪除，同時強化最常使用的路徑。大家都知道，當我們很小的時候，會彎曲腳踝、膝蓋、髖關節，以及下背的骨骼，以便蹲下撿起地上的東西。但隨著年齡增長，我們發展出捷徑，只在髖部屈曲，然後把手往地面伸。雖然只彎曲一個關節看起來比較快且比較有效率，但是對於下背和關節的影響，以及背側肌肉，例如腿後肌群的壓力，會讓你付出不少代價。大家都忘了，我們本來可以深蹲，這些關節也都可以移動──直到有人叫我們做這些動作時，才發現我們再也做不出來了！

　　大腦會根據生活經驗以及最近怎樣使用神經連結，來決定哪些連結要剪除。很類似的是，細胞會因為使用不足而經由「細胞凋亡」（apoptosis）死去。大致上來說，神經可塑性是大腦為了效率而微調自己的方式之一，它能讓棒球選手能成為精英打擊手，卻也能造成運動控制能力不佳以及「思想病毒」。

　　神經可塑性可不是一個快速或簡單的過程。相反地，神經可塑性一生都會發生，且會包含許多流程。除了改變神經突觸──讓神經元傳遞電訊號或化學訊號的結構──神經可塑性也能讓體內的基礎神經生理性組成持續變化，例如骨骼形成，以及神經元、血管組織、淋巴和在神經外面及之間提供支持和絕緣的神經膠細胞持續變化。

　　所以想像看看，要是神經路徑改變了，衍生的問題影響範圍也將會很廣泛，包括抑制血流、排泄，以及抑制運動、消化和功能的基本連結。

　　當你把好的路徑修剪掉並發展出代償時，最大的問題是，當你彎過身，應該要提供穩定度和流暢動作的主要肌肉與機制變得無法正確啟動。你的背部可能在某天突然開始抽筋，接著醫生給你止痛藥來掩蓋疼痛，但

你並不知道疼痛的根本原因不是肌肉的問題，而是原始模式整個當機了。在這個混亂的失能狀態中，模糊的灰色地帶持續著，當你剛剛康復，你又受傷了。跟前面檔案櫃的比喻很相似的是，有時我們只是把櫃子打開，把文件堆在裡面就不再繼續歸檔了，我們忘了自己曾經很興奮地整理它，並且讓一切處於自己的掌握之中。

疼痛生理不幸的其中一面是，疼痛持續愈久，你愈容易感覺到它，這是長效增益（long-term potentiation）的後果。長效增益是相當基本的神經程序，當大腦愈常使用某個神經路徑，它就容易再次啟動那條路徑。這就像滑下一座山的時候，在雪地上刻出一個凹槽──當你愈常經過同一條路，你就愈容易滑到那個凹槽，而且你會愈快到達山腳。我們養成的習慣還有發展出的技巧也牽涉同樣的過程。

幸運的是，如同你將在本書第二部分看到的，一旦其中一條穩定度的原始路徑被啟動並且「重新整合」，你便可以輕易地「重新設定」動作的原始模式。這個方法能恢復有效率的無痛動作、提升運動表現及增進健康，只是它被遺忘了。

▶ 代償怎麼來的？
這全都跟重複性動作有關

代償的開始

當我們所有的反射、反應、回應，以及最重要的原始運動模式可以使用也有被使用時，身體便能好好支持我們從小到大的身體、情緒和認知發

展。然而，比較常見的狀況是，很多會影響發展和造成終身問題的事情常被當作「症狀」來治療，因為大部分的醫生不夠在乎，不想找出我們失能的原因。他們不執行預防——而只是治療，且大多數以「症狀」做為出發點。

如果你的背在痛，醫生會讓你感覺不到疼痛。如果他們可以診斷出疼痛的原因，或是找到他們可以處理的部分，他們會去做。但即使他們在背部發現椎間盤突出，也不能表示那就是你背痛的原因。醫生不一定學過神經可塑性或是大腦功能，他們大多沒有體會到動作反射和自我保護反應也許會因為幼兒時期的創傷事件，在發展過程中出問題。這些發展上的阻礙也許之後會變成成年後問題的背後原因——從我們對人或事建立及維持健康依附關係的能力，到我們如何反應及回應巨大的聲響或最近的創傷事件。另外，雖然心理學家已經瞭解到我們的過去會影響現在學習和感知生活的方式，他們也沒有針對神經可塑性進行研究。

更廣泛來說，**生活**會破壞恢復力和適應性。二十一世紀巨大的社會壓力是原始路徑跟模式的絆腳石，會讓身體運動的方式發生代償，加重關節疼痛、神經或情緒疾病等全身性問題。

身體常用代償保持並保護個體的狀態——而且你不知道這一切正在發生。這使得那些需要活動度的關節周圍特別容易遭受到累積性的壓力。為什麼呢？因為我們在運動時，不管是非自主還是自主，或做其他許多事情，都有採取「最小阻力路徑」的天生傾向。

最小阻力的路徑及非自主身體捷徑

如果你住在郊區，每天早上需要開車去城市上班，你就會知道去市中心最快的方法是高速公路——前提是沒有塞車的話。某天，你查看導航地圖發現高速公路上的有不少車，這時你會怎麼做？你會寧可花同樣的時間走小巷子去市中心。你也許會準時到公司，但你不會走最直接的路線。你也許會停比較多紅綠燈還有轉比較多彎，也會耗比較多油，但只要你能準

時上班，你就對這條**最小阻力的路徑**感到很滿意。久而久之，當你週末想去市中心，即便高速公路上沒有什麼車，但你還是會照著習慣走小巷子。你再也不走高速公路了。

這就好比你在日常生活中製造捷徑，以便節省時間和力氣，神經系統生來就是要做同樣的事情。它會繞遠路避開路障——我稱這為「非自主身體捷徑」（involuntary body shortcut）——就好像你在高速公路壅塞時選擇走小巷子一樣。神經系統選擇的捷徑不一定是最直接的路線，但它們仍然可以帶你到你想去的地方。然而，如果你不消除體內的淤滯壓力，時間一久，小巷子會變成常規路線，為了活動度而犧牲穩定度。你的身體因此變得筋疲力盡，好比油箱常常見底的汽車一般。

事實上，神經系統繞的遠路會產生代償路徑以便執行動作。神經路徑就像是高速公路，如果不再使用——就好比你因為車太多而不走高速公路去上班一樣——大腦會搬出一塊車輛改道的牌子，宣告這條路已經停止使用了。大腦走「非自主身體捷徑」的次數愈多——即使它不是最好最直接的道路——這個捷徑會愈根深柢固，你的大腦便會愈常使用它來運動。

問題是，當大腦開始截斷那些好的路徑，時間一久，你就會連移動都需要代償。你的大腦得到「運動失憶症」。如果你已經習慣以某種方式移動，但現在想要修復一條正確的穩定度路徑，大腦會告訴你，**「嘿，怎麼會變成這樣？為什麼我們不能走捷徑就好？這好折磨人啊！」**

也許這看起來並不要緊，但對於維持神經路徑和關節活動效率來說，事情漸漸**變得**大條了。「非自主身體捷徑」會導致慢性代償及排列不良，降低運動表現及效率，並增加肌肉與關節受傷的風險。最後，它會讓運動員無法回到場上，很多人也因此終止每日的例行訓練，因為支撐和環繞關節的重要結締組織承受了不必要的壓力及磨損。

當正確的路徑被捷徑取代，你還是能產生動作，卻會變得比較沒有效率且缺乏穩定度。例如，如果把手高舉過頭時走了一條捷徑，你會在動作中聳起肩膀，即使你可能不會注意到肩帶細微地錯位了。實際上，如果有

人在網球比賽時以「非自主身體捷徑」來發球，你可能連看都看不出來。

　　但是，想像看看，如果你繼續在不知情的狀況下走捷徑，會怎樣影響你的網球發球？你可能打得到球，卻失去了精準度與力道。最後，它也會造成肩膀跟頸部的問題。捷徑會導致慢性代償及排列不良，讓恢復力與效率變差，運動表現降低，以及提高肌肉與關節受傷的風險。

　　倘若肌肉時序和動作模式不正確，關節就無法良好地活動。當神經穩定度和控制力有問題時，你便無法改善網球擊球的精準度。練習擊球只會讓你變成一個更強壯、更失能，但仍然缺乏神經穩定度的運動員——你對那條捷徑愈來愈熟，但長期來說，你最後會碰到更多問題，且這些問題看起來跟揮動手臂的力量完全沒有關聯。

　　運動員並不知道這些，但這會在他們事業還沒起飛之前就先毀了他們。某方面來說，筋膜的驚人特性會讓運動員更容易受傷，因為他們運動時加諸在身上的負荷，比上班坐辦公桌、下班去健身房運動或是不運動的人還要多許多。成為優秀運動員倚賴的其實不是技術或能力多好，而是在碰到問題時有能力穩定、克服，並且解決它們，讓運動員可以持續擁有優異表現。

　　這也是為何這麼多運動員的職業生命都很短暫。他們達到事業巔峰，受了傷，卻沒有好好復原。他們常常休息不足，而且他們不知道那一堆讓他們受傷的重複性動作會讓一切變得更糟，除非他們花時間「重新整合」和「重新設定」正確的神經路徑。與我共事的運動員大部分都有非常複雜的代償，他們的身體就像一臺「代償機器」。然而，他們只需花幾個禮拜來打造神經穩定度的堅實根基——而且只要他們繼續做 MELT 運動表現訓練法的例行內容，這個根基就能保持穩固。至於我們這些人，雖然不是精英運動員，但心中都有個等待復活的戰士，即使我們的重複性習慣只是整天坐在桌子前面，MELT 運動表現訓練法還是可以給我們的身心一劑強心針。當我們感受到自己已經重拾恢復力的時候，就會**想要**運動——我們的興致會變得更高昂。

是時候讓你內心的戰士現身，並給你的內在精神一些關注了。你是強壯且有力的。我想幫助你成為最好的你，讓疼痛或壓力無法阻礙你的生命。當我說我想幫你改善運動表現時，我真正的意思是想提升你生命的韌性。

老狗學不會新把戲這句**不是**真的。你**可以**學習新東西──只是學習時需要更多精神上的專注，也要更強調目的性和特定性。事實上，MELT 運動表現訓練法會讓你瞭解你根本不是在學什麼新事物，你是在修復很久之前就存在的東西，並且回到穩定度這條正確的道路上。

我會在下個章節詳細討論我自己的故事，但現在重要的是去瞭解雖然不是所有疼痛都一樣，我們感受疼痛的能力卻都是來自大腦。我們的感覺系統可以偵測組織中的變化，警告大腦身體中存在著問題，這稱為傷害性感覺（nociception）。如果大腦把傳來的資訊解讀成威脅，你會感到疼痛，但如果大腦不覺得那是威脅，你不會覺得痛。換句話說，有傷害性感覺不一定會感覺到疼痛，而即使沒有傷害性感覺，大腦也有辦法產生疼痛的回應。簡而言之，事實就是，疼痛是感覺性，同時也是情緒性的。

▶ 重複性動作：是恩典也是詛咒

是什麼讓代償如此深植於身體的神經線路？有個非常簡單的解釋：重複性動作。

很多人的大腦已經被訓練成會創造並且使用已經做了無數次的錯誤運動模式。那又是什麼造成這個模式的呢？答案是日常生活──多年來重複的姿勢、運動和情緒。如同我在引言中說的，不論我們是反覆地練習高爾夫球揮桿，抑或僅僅是整天坐在書桌前面，重複性動作都會造成淤滯壓力。我們重複錯誤的動作或姿勢愈多次，對結締組織的完整性就是愈大的

挑戰。重複性動作真的是所有運動和功能的恩典及詛咒。

　　運動表現有個更大的問題是，重複性動作的淤滯壓力會影響神經穩定度及控制系統。當穩定度變差，代償就會出現。

　　對穩定度來說，「時序」最為重要——但可能和你想的不一樣。在你還沒有開始動的時候，穩定度其實就在沒有意識控制的狀態下產生了。但重複性動作會使神經系統已經在預測你會想要怎麼運動，而讓一切開始，啟動穩定脊椎、骨盆，還有肩帶的神經路徑。

▶ 神經力量會重塑你的路徑

　　如同我之前說的，肌肉力量不等於神經力量。對成人而言，如果你只用同一種方式重複某個動作許多次，你便會發現很難改掉那個習慣。訓練的知識不會讓你獲得神經穩定度，除非你還原錯誤的模式，並且用強壯的根基取代它。幸運的是，藉由神經力量，你就能在你知道正確的做法後，在幾分鐘以內重塑神經路徑。

　　你會在第二部分學到怎麼做。你會學到如何教神經系統「重新整合」運動反應的正確時序及穩定關節，然後以全新的方式「重新設定」你的動作。當你知道要做什麼以後，重複性動作將不會再造成你的困擾。你反而可以無懼受傷地訓練，重複做你需要練習的動作，不僅能以不會拖累自己腳步的方法訓練，也不會讓你覺得需要訓練得更辛苦才能進步。

　　神經力量會把錯誤的捷徑除掉，讓你回到神經穩定度的高速公路上。就好像《星際大戰》中，當路克‧天行者與歐比王‧肯諾比被風暴兵攔下來時使用的絕地族控心術一般。歐比王影響風暴兵的心智，暗示他：「這些不是你在尋找的機器人。」我將讓你知道如何用絕地族控心術去控制你

的大腦，重新獲得身心控制力，並且把大腦的非自主身體捷徑除掉。

你再也不會把好的路徑修剪掉，不會去適應那些代償的捷徑。相反地，你會消除陳舊、錯誤的模式。我將教你怎麼以恢復最有效、直接的方式重塑正確的路徑，不管你做什麼動作。你的控制力、穩定度、爆發力、速度及敏捷度都將獲得改善——而且沒有副作用。

你所有的動作會變得更輕鬆，而且你的運動表現及健康狀況會改善。你將能更長久地保護你的關節。你的大腦也將以不同的方式甦醒。

第二章

「神經力量」
如何幫助你提升
運動表現、
消除疼痛與
重拾整體健康

「神」經力量」能改造錯誤模式，讓你動得更好，提升所有層面的運動表現。它也能幫助你預防重複性壓力帶來的傷害，降低和預防疼痛，促進整體健康，調節壓力指數、細胞修復以及消化功能，也能增加恢復力與壽命。它也會對你的情緒帶來深刻的影響（我們將在第三章探討）。

用「神經力量」改善運動表現並預防傷害

　　我說過，重複性動作是運動表現的兩面刃。假設你要跑馬拉松，你覺得該怎麼做？不停地跑，不停地跑……然後就受傷了，你的結締組織因為無止盡的重複性動作而崩壞……於是關節變得不穩定……造成神經系統代償……導致疼痛……而縮短了你跑步的時間……你試著撐過這些疼痛然後繼續跑下去，直到你再也動不了。

　　受傷既痛苦又惱人，不過如果你不是職業運動員，受傷並不會毀了你的事業。然而，對於職業運動員來說，受傷會讓他們喪失動力、減少待在隊上的時間，以及他們近期所有的訓練成果。這讓他們覺得必須更用力地訓練。受傷讓他們心神不寧，因為他們常會責怪自己，而且會覺得自己再也沒有辦法復出或贏得比賽。他們知道更年輕、更強壯，甚至更有競爭力的運動員正等著要取代他們的地位。要是這些運動員早點知道 MELT 運動表現訓練法可以幫助他們再繼續運動十幾年，他們就不必在幾年後因為一次災難性的受傷而結束職業生涯。

　　我對健身產業最大的不滿之一就是大家有個先入為主的觀念，覺得運動會「搞定」他們自以為的問題。他們告訴自己：我身材不好。我體重過重。我有下背痛。但只要我去辦個健身房會員，讓自己身材變好，我就能感覺好一點。所以，他們開始運動，也許甚至找了教練上幾堂課，學個幾招。但如果他們不懂「神經力量」，他們就只是在製造更強壯，但功能更不好的身體而已。因為他們為了得到運動控制力，把已經累垮的神經系統操得更累，但他們其實只是愈來愈擅長掩蓋自己失能的事實罷了。他們受傷了，於是停止運動，然後身材再次走樣，再一次進入這個循環。

　　事實上，有非常多種身體失能會損害運動表現及讓身體受傷。假設光

譜的一端是從來不運動的人，另一端是運動表現優異的菁英運動員，則大部分人都落在中間，特別是像我這樣的人，一半的時間坐在書桌前面，另外一半的時間在運動或是移動。

落在中間的這組人最容易受傷，因為他們深信坐在書桌前一整天以後，去健身房運動可以消除久坐的不良影響。我希望這是真的，但事實不是這樣。如同我們已經知道的，結締組織就像一塊海綿，當你坐了很長一段時間後，這塊海綿便會乾掉。回想一下蜘蛛網的比喻。結締組織的主要任務是儲備和儲存能量，讓肌肉不會疲乏且還可以繼續使用，另外，結締組織有適應性，讓你可以盡可能有效率地做你最常做的事情。如果希望結締組織能夠發揮作用的話，就需要讓它具有柔軟度及適應性。如果你坐了一整天，結締組織會產生適應，讓你可以坐著而不會累垮你的肌肉。時間一久，你就能坐得非常好且很有效率。

問題是，坐著會讓造成支撐脊椎的肌肉及筋膜緊繃，也會持續擠壓大腿後側。當你回到直立姿勢時，如果背部和膝蓋很僵硬，你其實就是感覺到結締組織產生的適應及脫水，以及感受到筋膜失去了支撐性。如果筋膜失去恢復力及適應力，身體及神經的穩定度和功能性就會變差。肌肉也會適應，它會鎖定在縮短或拉長的狀態，接著被抑制、失去力量，或是在應該啟動的時候延遲了。所以，當你站起身要動一動的時候，你的身體會說：「嘿，等一下，我以為你希望自己擅長坐著。你說你現在想要站起來去健身房運動？我覺得我還沒準備好讓你這樣去運動耶。」你可以把這個狀況想成是「運動失憶」，肌肉忘了運動時，它們應該要開始工作。結果你不理會「運動失憶」，還是去運動，而且自覺狀況還不錯——或者還算可以。你訓練起來可能有點無力，體力也沒有很好，但你還是把自己拖去健身房了，你覺得你為自己的身體做了些好事。

但當你回到家，你會做什麼？你馬上坐在餐桌旁邊，然後也許在書桌旁邊工作一下，或是噗通一聲窩在沙發上看電視。當你起身準備上床睡覺，你發現背部僵硬，但你以為那只是運動造成的。畢竟沒有痛苦就沒有

收穫，不是嗎？錯了。如果你跟大多數人一樣，在睡前吞顆止痛藥或是助眠劑，你其實是讓明天的神經系統要處理更多「失能」而已。你以為疼痛和痛苦是運動生活的一部分──但它們其實是身體的求救訊號，正在告訴你，你的身體需要幫助。

在我看來，最糟糕的運動時機就是坐了一整天以後，尤其是如果時間已晚，而你又跳過熱身，就很容易使你受傷。但受傷不只是因為跳過熱身，而是匆忙及對運動的期待驅使你跳過熱身。最重要的是，你不知道你必須處理神經筋膜系統中累積的壓力。簡單來說，你的身體沒有準備好去執行你想要做的事，但你還是做了。

當你不知道結締組織正在失去恢復力時，就很難著手處理這個問題。這正是神經系統會用各種錯誤的方式代償的原因，而且這種神經性失衡會立刻出現。幸運的是，MELT可以讓你有能力處理這個問題，因為它就是為了修復筋膜系統的恢復力及改善神經效率而設計的。MELT是最好的運動前（pre-workout）系統。含水的筋膜就像柔軟的鷹架，能提供支持性的環境，讓肌肉連結到筋膜上，讓骨骼可以「浮著」，也讓骨骼間的空間，也就是你的關節，可以保持穩定。MELT能讓每個細胞、神經、肌肉，還有器官的支撐性結構得以更有效率地運作。MELT運動表現訓練法能讓大腦的注意力從做出動作的部位轉移到保持不動的部位。接著，你「重新整合」及「重新設定」新的路徑，讓它們回到理想狀態，以改善關節排列、提升肌肉時序，以及預防傷害發生。

你將在Part 2中看到，一旦你開始做MELT運動表現訓練法的連續動作，你會立刻感覺到你的排列與姿勢正在改變，也將開始覺得變得更強壯。剛開始時，你一週約要做三次MELT運動表現訓練法，一天只需做10～15分鐘。一陣子之後，你可以只在恢復日或訓練日的時候做這些例行練習，來減少受傷的可能。你可以用其中一項髖部穩定技術做為訓練的開始，然後去跑步。如果你是個競技運動員，最好在訓練日而非比賽日做MELT運動表現訓練法，因為比賽日你得專注於在競賽中奪冠，而非動作

與穩定度。就修復「感覺神經控制」而言，最重要的是在過程中全神貫注。這裡有個這聽起來也許很像常識，但很多受傷的運動員卻不重視的簡單事實：每個動作都是一種技術。要學會一種技術，必須專注並重複練習。

▶ 疼痛是種感覺，
同時也會受情緒影響

　　身為競技運動員，我曾經骨折（十根腳趾斷過七根！）、扭傷過腳踝，也在從事撞擊性運動時感受過衝擊力衝撞我的身體。我發生過腳踏車事故、曾經跌下樓梯，也有過腦震盪和汽車事故等各式各樣的意外。大部分的人都遭遇過痛苦的意外、疾病、運動傷害或是壓力性傷害，所有人也都有來自日常生活的常見問題，這些痛苦迅速吞噬著我們的生活。

　　大多數人不想要討論疼痛。事實上，大部分人若不是忽略它，就是碰到醫生的時候才討論它 —— 這樣真的很可惜，因為我們全都應該對健康採取**主動出擊**的態度。但是，我們多半是**被動地回應**疼痛。也就是說，我們只有在遭遇疼痛的時候才會去處理疼痛。二十年來，我沉迷於疼痛這個主題，並且鑽研如何消滅疼痛，這讓我體認到疼痛真正的問題在於，我們一開始對於疼痛訊號的認識就已經不足了。

　　疼痛是神經系統的重要功能 —— 它是體內的警報器，通知我們潛在或真實存在的問題或傷害。疼痛的成因錯綜複雜，因為它同時是感覺性也情緒性的，它能橫跨過去與現在的經驗，而且很容易因為我們對它的記憶、信念、恐懼或焦慮而被召喚回來。除了多年來在上千名客戶身上見識到疼痛，我也從自己艱辛的個人經驗中認識疼痛。

　　我將在下一個章節中討論我個人故事的細節，但現在的重點是，要知

道疼痛是種感覺性，同時也是情緒性的體驗。過去的生離死別及情緒性創傷，對於我們怎麼感知和陳述疼痛有很深遠的影響。這個過程很複雜，是經由我們回應與行為的交互作用來調控，而不是經由我們的意識。例如，曾經有個客戶因為肩膀問題來找我，但那個疼痛其實是膽囊手術對橫膈肌造成的刺激。令人著迷的是，這病人肩膀的疼痛是在手術超過 **1 年**之後發生，所以他根本不覺得那是膽囊手術造成的副作用。

你不會是唯一經歷過疼痛的人。數百萬人都因為各種問題而持續承受疼痛，治療疼痛的方法卻常常令人沮喪。大家去看醫生，當醫生告訴他們，開立的藥物需要幾個禮拜才會產生效果時，大家還是會點頭說「好」，儘管那種藥他們可能已經吃了好幾年，而且可能會有許多副作用。而且，在他們等待止痛藥效果出現的時候，他們仍然疼痛著。這些人大都不知道，他們可以尋求徒手治療來緩解，或是去上些課，讓他們的身體可以用比較自然的方式痊癒，得到長期的效果，且不會有副作用。也許他們只是不願意這樣做。我們跟醫療從業人員都是現代醫學發展的受害者，都在等待一種簡單迅速的療法出現。很多人認為治療師應該在療程中立刻「搞定」他們的問題，且如果在一小時後沒有任何改善，他們就會放棄。我要再說一次，「自我照護是你最好的健康照護系統」。

每次與一群運動員共事時，都會發生下面這個狀況。當我問他們有多少人有慢性疼痛時，都不會有人舉手。但要是我再問，「所以這裡沒有人曾經弄傷自己，也沒人覺得自己有關節或肌肉的問題，使你無法拿出最好的運動表現，對嗎？」這時所有人都會舉起手，然後我就會聽到各式各樣的細節。這讓我認知到，我需要重新定義疼痛，或是以不同的方式提問；我必須與運動員相處融洽，才能讓他們體會我的說法。也許說「痠」或「僵硬」會比說「疼痛」還要好，但不管你用什麼詞，結締組織中的淤滯壓力都是造成這些不適的成因之一。

探討疼痛的麻煩之處在於，傳統上把疼痛分成急性疼痛與慢性疼痛兩種，且當中還有很多種類及不同的程度。一般來說，創傷事件或意外造成

的疼痛會被視為**急性疼痛**。你也許被車撞倒、跌下樓梯、在人行道上被絆倒、被櫃子的門打到頭，或是在切番茄的時候切到手指。你能明確知道疼痛是在什麼事情之後發生的。當你有急性創傷，疼痛和發炎是好事，而且兩者都是痊癒過程的一部分。如果大腦認為某個刺激會對你會造成潛在威脅，就會用疼痛引起你注意。

慢性疼痛傳統上被認為是基因或是慢性疾病造成的，例如糖尿病、骨關節炎、氣喘，或是會永遠破壞組織的創傷。這些狀況會導致輕微發炎，不同的是，這是疾病的副作用，而不是痊癒的過程。然而，有時候慢性疼痛並不是特定原因導致的，既沒有任何組織被破壞，也常常很難找到合適又有效的藥物及治療。

創傷造成的疼痛是身體為了不讓傷害變得更嚴重，用來阻止你活動的方式，但慢性疼痛常常無法預防，實際上，它是其他問題的副作用。如果你有糖尿病，它會造成神經病變（神經麻木或無力），帶來腿部疼痛。糖尿病本身不會造成腿部疼痛，那是神經病變造成的。

慢性疼痛還有一項次分類，我稱之為**突發性慢性疼痛**。這是一種突然產生的疼痛，但不是由特定創傷造成，雖然它可能會跟急性疼痛一樣產生極度不適。你可能彎下腰撿起一枝鉛筆，你的背就出了問題，使你動彈不得。彎腰撿鉛筆不是創傷事件，這種突然的疼痛是身體累積的壓力造成的突發性慢性疼痛。

急性疼痛是神經系統啟動的正常感覺，它是為了警告你有傷害發生，需要你照顧自己。慢性疼痛就不一樣了。慢性疼痛會持續存在，在好幾個禮拜、好幾個月，甚至好幾年中，神經系統不停發出疼痛訊號。也許一開始有創傷 —— 手術、嚴重的感染 —— 或者有持續存在的疼痛根源 —— 關節炎、癌症 —— 但也有些人從來沒有受過任何傷，身體也沒有被破壞的證據，仍受慢性疼痛之苦。很多老年人有慢性疼痛。常見的慢性疼痛主訴包括頭痛、下背痛、肌肉疼痛、關節痛、神經源性疼痛（周邊或是中樞神經系統被破壞所造成的疼痛）及心理性疼痛（不是因為過去的疾病、傷害

或神經系統內外任何可見的損壞所造成的疼痛）。它會讓神經電化學系統當機，產生違背自然癒合過程的發炎反應。

慢性疼痛通常伴隨著疼痛前的訊號出現，例如在一個或多個關節持續痠或僵硬、肌肉疲乏或是訓練後持續多日的痠痛。慢性疼痛有可能導致其他比較顯著的症狀，例如像蜂螫一樣的刺痛延伸到整個手臂，或是早晨剛起床的時候感覺背部突然痛了一下。然而，這種問題在你開始活動或你覺得見怪不怪以後，似乎就不見了，於是你不再想到它了。基本上，因為我們以為疼痛前的訊號是正常的，所以我們會忽略它。尤其是運動員，他們會訓練自己降低對疼痛的敏感度。他們學會搗起耳朵，視而不見，不讓疼痛阻擋他們運動——直到問題真的很糟了。一般來說，拖到這種程度時都已經產生了嚴重的破壞——它帶來的後果也已經很嚴重了。

▌大腦的疼痛遊戲

在你疼痛時，你必須辨認它並試著找到它的根源。你看過足球選手在緊要關頭成功達陣後，被大家擊倒在地上慶祝的畫面嗎？所有的隊員都會疊在他身上。這時我會想，「他不痛嗎？」，很有可能的狀況是，那並不會痛，因為足球選手非常習慣被擊倒，而且當下流經體內的腎上腺素已經讓他們的身體麻木。之後，達陣得分的球員站起身，若無其事地直接回到比賽場上。他什麼感覺都沒有，因為疼痛跟大腦有關，這是大腦的疼痛遊戲。如果你的大腦知道疼痛不會拯救你或保護你，腎上腺素就會發揮作用把疼痛趕走——例如一名衝浪者被鯊魚咬到後游回岸上，在確認自己已經安全之前，他並不會感受到一丁點疼痛。因為如果那名衝浪者痛得死去活來，他就會溺斃，所以在身體遠離立即性的危險之前，大腦會關閉身體對於疼痛的反應。

換句話說，如果疼痛反應會有礙你當下的安全，你大概就不會感受到它了。

當我在攻讀解剖學碩士學位時，課堂上提到本體感覺細胞，老師說這些細胞大部分位於肌肉裡面，接受來自體內的刺激，並且對關節位置及動作做出反應。但這並不正確。我後來發現，**筋膜**內的感覺神經末梢比肌肉中的**多出十倍**。我們必須知道這點，因為來自本體感覺受器的資訊是經由神經末梢傳遞。貼在皮膚下面的淺層筋膜擁有幾十億個感覺神經末梢，所以這個組織的健康狀況非常重要。

這就是為何 MELT 運動表現訓練如此強大。經由 MELT 運動表現訓練法的「動作」及「連續動作」，你不只是給予筋膜必要的照顧，你也會「重新設定」原先被日常生活的重複性動作所開啟的錯誤神經模式。

更棒的是，這些新的模式馬上就會有效。我喜歡跟運動員共事的其中一個原因是，他們會很忠實地執行 MELT 運動表現訓練法的例行練習。我追蹤他們，而他們會提問，如果他們某個動作做得不好，我會跟他們一起修正它。兩個禮拜後，因為疼痛沒了，他們會興奮地想要繼續訓練，但我這時會要他們等一下，因為要趁著疼痛指數下降時，先回到最佳的運作狀態、運動模式以及關節穩定度。這只需要多花一個禮拜。一旦他們達到那個階段，我就可以給他們全新的流程，讓運動員回去從事他們運動所需要的重複性動作。在他們執行重複性動作之前，創造出更好的穩定度路徑能讓身體具有更高的精準度。

我的工作中最令人心滿意足的地方在於，能看到這個過程多好且能多快地見效。只要花這麼少的時間和精力就能還原幾年，或是數十年所造成的破壞。人們剛躺到滾筒上的時候還在痛，但當他們離開滾筒時，臉上就能出現「哇這真的太棒了！我已經好多了！」的表情，而我也會要求他們繼續重複相同的練習。這是讓他們轉變的原因 —— 他們感覺到 MELT 有效。動作是從心智中開始，而目的會創造行動。

使用「神經力量」來改善整體健康

　　你的大腦非常聰明，它總是在找阻力最小的路徑。為了完成需要執行的工作，大腦能找出繞過路障的簡單路徑，創造出一條替代道路，而且它極度擅長這樣做。

　　如果你的神經系統已經筋疲力盡，事實上，它不會試著讓你振作，反而會讓你的代謝變慢，把能量從任何不重要的地方移走——例如你的髮量、淚液分泌量，或是指甲的強韌度——因為這些不是攸關性命的問題，例如心跳及適當的呼吸。這是神經系統為身體重要功能節省能量的方法，但是當你的代謝變慢，代謝廢物就會累積，養分吸收變少，此時，你不只是在加速獲得疼痛，也是在加速老化。你會比較容易有自體免疫問題、營養不良、細胞脫水，以及其他各種健康問題。

　　這是人們在壓力大的時候容易生病的原因之一。壓力可能來自工作上重要的專案計畫、來自生病且需要你照顧的家人，或是你正在準備的五公里比賽。當你把自己逼出舒適圈，免疫系統會做出反應，告訴你需要休息和療養。你知道為什麼會這樣嗎？因為免疫系統源自於你的結締組織。如果你的結締組織脫水，使得裡面正常的細胞過程無法進行，神經系統會開始釋放出促進發炎的賀爾蒙，所以你會感覺糟透了。

　　這個現象非常常見，但醫生極有可能不會跟你解釋這些，而只是跟你說，「喔，你壓力太大了。放輕鬆點就會沒事的」。

　　藉著處理結締組織的正確運作、「重新整合」及「重新設定」的動作，以及減少代償，MELT運動表現訓練法會強化壓力、修復及消化的神經調節，當然也包括你的免疫系統。這是個極為有效，能讓身體良好運作的方式。

使用「神經力量」幫助你調節壓力指數、細胞修復及消化功能

　　不管是思考、呼吸還是消化，所有東西都跟神經系統有關。它分分秒秒都掌控著我們如何接收、使用以及對資訊做出反應。大部分體適能概念背後的科學理論都是奠基於肌肉解剖學與生理學，主要聚焦於肌肉骨骼系統。但是如果我們想要改善身體的穩定度、功能及動作，神經系統必須是這堆科學理論中的關鍵要素。如果神經系統不是關鍵要素，關節壓迫、排列不良和疼痛就會是運動不可避免的副作用。如果在運動時我們能辨識出體內產生的這些力道，我們就能瞭解造成這些後果的原因，且採取行動去消滅它們。運動和活動對身體很有幫助，所以運動的模式和方法需要改進，而加入神經系統會是個起點。

喬如何擺脫疼痛？

　　來找我幫忙前，喬（Joe）一口咬定他的下背痛和右膝痛是腿後肌群緊繃造成的。他滿腦子都是「伸展腿後肌群」的念頭，而且主要是要伸展右腳，因為瑜伽老師和他的家庭醫師說他的腿後肌群非常緊。喬非常熱衷騎單車，室內及戶外單車都有騎。他知道自己激烈運動後都沒有花時間伸展，所以他很能接受這樣的說法，因此他開始做瑜伽。在連續六個月每週練習兩次下

犬式以後，他的右臀感覺到「緊緊的刺痛，而且稍微『啪』了一聲」。他的醫生說，他把薦椎結節韌帶及腿後肌群肌腱——把腿後肌群連接到坐骨的支持性結締組織——拉傷了，且醫生把他轉介給一個物理治療師，替他進行復健運動治療。幾個月後，喬的腿感覺好些了，於是他回去上每週兩次的瑜伽課。

一年後，喬又受傷了。他的右膝疼痛，下背痛也回來了，他的腿後肌群仍然緊繃，但這次他換他的左腳受傷了。

幸運的是，喬來到我的室內單車課。在談到他的座椅位置時，我告訴他，他的後側看起來有點問題。「真有趣，」他說，「我的腿後肌群和背部的確已經全部壞掉了。妳看得出來？」我要他去瀏覽 MELT 的網站，因為執行 MELT 正是他需要的——而不是伸展。一個禮拜後，他回到我的教室，求我幫他上一堂私人課程。

我們很快就發現，問題根源不是他的腿後肌群——而是**骨盆**。他的腿後側肌群因為適應而縮短，努力讓他的薦髂關節不要被拉開。薦髂關節有個形狀怪異骨骼，稱之為髂骨（ilia），它連接到我們的薦骨。薦骨看起來像是橋梁最頂端的拱心石，藉由韌帶，以及筋膜系統的力量和完整性把它緊密地包覆在它的位置上。他的薦髂關節有問題。因為大腦無法「搞定」這個狀況，所以它改去適應這個問題，大腦會藉由抑制感覺運動反應來保護關節。這種適應性的肌肉短縮會造成其他肌肉被抑制，限制他的活動範圍。基本上，他的神經系統在命令他的腿後肌群去幫助薦髂關節保持穩定。但因為不知道造成這個問題的原因，於是只有治療緊繃的腿後肌群。這會降低身體的保護性反應，提高他受傷的可能性。喬的腿後肌群在短期內可能可以防止他受傷，但原先造成他肌肉拉傷的身體不穩定性及失衡還是沒有

被處理到，而這就是他的疼痛再次出現的原因，而且狀況甚至變得更糟了。

　　喬跟我開始建立一張 MELT 療法藍圖計畫，來處理他真正的問題。一旦我們解決他結締組織的問題後，我們專注於用 MELT 運動表現訓練法「重新整合」骨盆穩定度及感覺神經控制力。這讓他的關節重獲穩定度，且關節排列更符合他的身形，他的腿後肌群不再有壓力，也不再被拉扯，於是他的下背痛緩解了。這時，真正的魔法發生了。我們發現他二十年前溜滑板時跌倒造成的舊傷仍然是個問題，但我能夠幫他回復臀部穩定肌的正確時序和功能。他的膝蓋終於不再疼痛了。

　　喬只有跟我上四次課，並且花六個禮拜專注地執行 MELT 就甩掉了他的疼痛。**僅僅六週就消除二十年的疼痛**，而且他人生第一次可以彎下腰觸摸到地板而不會拉傷肌肉！喬後來還可以維持這些改變，還能成功地強化「重新整合」好的神經路徑及正確的感覺運動系統啟動模式。因為他的身體有維持正確的改變，所以他可以不那麼常使用 MELT 運動表現訓練法的技術。但他仍舊每天持續執行 MELT，通常是利用下班回家看新聞的時候，花個 15 或 20 分鐘做。

　　兩年後，喬不只可以開心地練習瑜伽，他還跑了兩場半馬以及一場全馬，且正在為他的初鐵訓練。順帶一提，喬已經五十六歲了！而且他一輩子都不曾感覺這麼棒呢！

神經系統的核心元素

健康生活的三元素包括

- 健康的神經系統
- 身體能產生、利用及維持化學分子和賀爾蒙平衡，包括新陳代謝
- 結締組織的品質及完整性

如果想要過著有活力、健康、無痛的生活，自律神經系統是我們最關心的部分。它的功能非常強大，雖然在我們意識的掌控之外，卻對每個時刻來說都很重要。它的功能包括：

- 對外界環境中的動作及改變的反應能力
- 壓力、細胞修復及消化的調節
- 藉由啟動我們強大、自然的癒合過程來修復體內的所有系統
- 如同GPS般監測身體的重心，讓我們在移動時，關節及器官的壓迫可以降到最低。

神經系統如何運作？

「為何我總是有氣無力？」佩蒂這樣問我。「我每天都運動，也試著不要吃太多。我的意思是，我做了所謂該做的事，但為何我的身體還是不賞臉？我訓練得更辛苦也幾乎沒吃什麼東西，但我增加了更多體重。我便祕、脹氣、關節疼痛，而且幾乎不能好好思考。我最近甚至在上車後把我的小孩留在車道上，自己開到街上去。我真的不太對勁。也許我得到早發性失智了。」

我在第三章會討論思想病毒，而上面這段敘述就是思想病毒的完美

例子。我請佩蒂說明她的生活，然後我聽到了一個常見的故事。她住在紐約市，有三個孩子及一份全職工作。她的先生因為工作常常出遠門，他們常常開銷透支，並總是在工作日的各種重要事件中忙孩子們的事情。佩蒂就像大多數人一樣，看照著所有事情，卻不照顧自己。我們肩負的壓力超出了身體自然修復和復原的能力，這使我們無法用平衡的狀態開啟新的一天。所以，為什麼佩蒂這麼疲累？是她的身體不中用嗎？還是她沒能針對神經系統發給她的訊息採取行動呢？

神經系統很複雜，所以解釋它的功能是很麻煩的。即使是神經科學家也無法闡述神經系統的各個層面，但是就像解剖學一樣，如果要瞭解系統的組成及功能，科學就會像處理所有系統一樣，把系統切成數個次要的部分，試著定義它，並學習它運作的方法。

在科學上，神經系統基本上是由兩個主要部分構成：中樞神經系統（大腦及脊髓）和周邊神經系統（周邊神經）。我們的大腦就像身體的天線，而不是單向發號施令的指揮。這個天線必須仰賴身體的資訊及聯繫才能產生正確的回應。中樞神經系統及周邊神經系統會一起處理湧入的訊息，也會處理體內發生的事情，而這些都不需要意識介入。

周邊神經系統中還分為另外兩組系統，它們會監督身體的外在與內在環境，把資訊傳回大腦，以便處理並採取行動。感覺性體神經系統（sensory-somatic nervous system）負責監測外在環境，並且調節常見的感覺系統，例如觸覺、嗅覺、聽覺和視覺，讓我們能回應外部環境。我們產生動作以及回應外在環境的能力有賴於感覺反應的正確度。為了能恰當地反應，大腦必須從感官接收正確、即時的資訊。

自律神經系統負責監控身體內在的環境。它是一個自我管理的系統，永遠運作著，且絕大部分不是由人體的意識來控制。自律神經系統調節體內器官以及腺體的功能，以便維持恆定性，也就是內在的平衡。它也調節所有的重要功能，例如心跳、消化、唾液分泌、呼吸、排汗及瞳孔大小。

如果要談我們如何自動處理以及管理從外在環境傳入的壓力，並維持

身體內在環境的平衡及控制，我們必須再次把神經系統分成三個精密的「調節器」來調節壓力、修復和消化，也就是交感、副交感，以及腸道神經系統。

▶ 交感與副交感神經系統

交感與副交感神經系統像蹺蹺板那般共同運作著，藉由提升和降低身體的重要功能，幫助身體克服壓力以及維持內在平衡。我們可以把交感神經想成身體的「壓力調節器」，把副交感神經系統想成身體的「復原調節器」。對於壓力調節器而言，如果它認為某個東西是外界傳入的壓力，它便會促進心跳、排汗，並讓瞳孔放大。復原調節器則是把以上這些功能緩和下來，恢復身體的內在平衡。回應壓力以及回到平衡的能力，與我們健康的程度直接相關。

很多情境都會啟動壓力調節器。事實上，壓力調節器會對任何它認為是壓力的東西做出反應，例如看電視、一心多用、閱讀、運動、爬樓梯、種花、過馬路及工作。雖然這些活動都需要壓力調節器來回應，但大腦也會參與這些活動的聯繫——包括尋求如何反應的指令、調整內部系統，以及在需要的時候維持身體安全。

理想上，每當壓力來臨，復原調節器便會發揮作用，在一天中隨著時間的變化，把壓力反應壓制下來。然而，在很多人的生活中，現代科技已經使生活型態轉為忙碌。大家的工作時間變長，花更多精力去處理他們的現代生活。如果沒有休息和修復，我們的大腦無法每一天都處理那麼大量的壓力。由於壓力調節器持續處於管理壓力的狀態，所以復原及修復的過程大多在我們睡著時發生。這就是問題所在了：當你問人們，他們是否容易入睡，或者在睡了八小時後，是否感覺有休息到，大部分的人會回答「沒有」。外界傳入的壓力超出了我們花在恢復以及修復模式的時間所能負荷的範圍。這讓蹺蹺板傾斜得太嚴重，使得復原調節器無法回復內在平衡——就算是在復原調節器比較容易主導，大部分細胞也正在修復的夜晚

也是一樣。如果你晚上睡覺時沒有得到充足休息，隔天醒來時就會有堆積如山的壓力。只有在復原調節器有效率地運作時，直覺、癒合、細胞新生，以及睡眠的快速動眼期（rapid eye-movement）和其他功能才能發生。

如果身體的自我癒合系統無法啟動，會產生很多系統性的問題。當壓力調節器主導著這個蹺蹺板，每日基本功能所需的能量會被耗盡。這個自動的監測器會慢下來，甚至把非攸關性命的日常功能都關掉。眼睛裡的淚液、嘴巴裡的口水，還有消化所需的水分減少，以及代謝和循環功能衰退。最後，更多的系統性問題會出現 —— 例如毒素累積、發炎與胃酸增加，以及營養吸收不良。

當壓力及復原調節器失去平衡，會產生更多症狀，而且我們並沒有意會到這是由於某件更嚴重的事情所造成的。我們體重增加，感到筋疲力竭，無法好好消化食物，我們便祕、脾氣暴躁而且焦慮。

▶ 腸道神經系統

當壓力及復原調節器沒有效率時，自律神經系統的第三個部分會接著出現很多問題，這是我認為自律神經系統中最重要的一個分支：腸道神經系統。它就是「腸道調節器」，它直接管理腸道的每個層面 —— 消化、吸收以及養分的運輸。

消化是個涉及機械性、化學性和吸收的過程，從嘴巴開始，結束於排泄器官，而且有很多器官參與其中。這個極為複雜的系統所牽涉的部分比汽車傳動系統的零件還要多。在腸道中產生的神經傳導物質會調節腸道與大腦之間的關係。

腸道強大的程度跟它複雜的程度一樣，然而神經腸胃學（neurogastroenterology）是相對較新的研究領域。為了形容腸道，哥倫比亞大學的麥可‧葛森（Michael Gershon）博士在一九九六年創造了「第二大腦」（second brain）這個詞。小腸中有一百萬個以上的神經細胞，數量等同於脊髓中的神經細胞。如果我們把食道、胃及大腸的神經細胞加上去，

腸道的神經細胞比身體其他地方的神經細胞總數都還要多。

　　腸道調節器在大部分的狀況下獨立於大腦運作，且它在自主的狀態下作用最有效率。事實上，我們吃的東西、腸道神經系統分解以及運輸養分到大腦的方式，是大腦整體健康的關鍵因素。我們現在已經知道，糖就像海洛因一樣，會改變大腦愉悅中樞的功能。當壓力和復原調節器無法維持內在平衡，腸道調節器就會覺得很痛苦。不健康的飲食、過敏、環境毒素、紫外線、尼古丁、咖啡因、酒精、藥物，更別提每日的生活壓力，都會大肆破壞腸道調節器，導致壓力與恢復之間的失衡更嚴重，進一步造成腸道與大腦的分離。當這種情形發生時，腸道的各個器官會各自索求大腦的注意力，它們會用紛雜的訊息淹沒大腦。

　　在大腦嘗試對所有傳入的訊息做出神經性的反應時，腸道就需要處理更多化學性的混亂和壓力。此時，大腦會以細微的症狀發出訊號，例如消化、便祕、背痛、頭痛、胃酸逆流、抽筋，甚至是憂鬱。這是身體發出的警報。這些症狀都意味著有發炎存在 —— 發炎會加速老化，被稱為沉默的殺手。這些訊息都是在警告我們有些事情不對勁了，但大多數人只是吞顆藥丸緩解症狀，或是在症狀變得更頑固之前忽略了它們。

　　如果我們忽略或壓下這些訊息，腸道會被干擾得更嚴重，發炎的循環會演變成其他更嚴重的問題。腸道失衡轉變成慢性的問題，產生消化及免疫疾病，毒素也快速升高。紛雜的訊息變成錯誤的訊息，接著腸道的神經就短路了。

　　當身體的發炎反應過多，大腦會接收到太多訊息。就某些方面來說，為了支持、保護及穩定其他器官，腸道與大腦會分離，關閉兩者之間的聯繫。當關節處於慢性發炎的狀態，一開始是能量轉移變差，緊接著腦袋變得不靈光、肌肉收縮與啟動不正確、產生慢性症狀、疼痛，以及疲勞。接著，出現慢性發炎問題，例如鼻竇炎、關節炎、扁桃腺炎、皮膚炎、腸炎，以及一長串結尾是「**炎**」的疾病。

　　於是你會感到筋疲力盡，睡不著，挑食，皮膚變得黯淡無光，且體重

開始上升。你變得像佩蒂一樣──疲憊，肚子脹氣，心煩意亂。

　　所以，要怎麼讓復原調節器更有效率地運作？消除或是減少壓力是很好的第一步，但如同很多客戶說的，他們無法丟掉小孩、辭掉工作，或是搬到度假村在那邊免費生活。真實的生活很惱人，不管我們喜不喜歡，它就是存在。然而，我們其實可以阻止這個失能的連鎖反應。為了提升復原調節器以及維持自律神經系統的內在平衡，你首先要重視發生在大腦以外的訊號聯繫。

從瓊斯家族身上學習

　　我知道對任何人來說，這些資訊太多以至於難以消化。所以為了簡化整件事，我將用我的家族來類比。把你的神經系統想像成一對社會地位崇高的夫婦──就叫他們「瓊斯家族」吧。查理還有派特·瓊斯是一對非常知名、有影響力的夫婦，他們有對異卵雙胞胎，山姆以及潘，以及一個很棒的弟弟，恩尼。

　　查理跟派特就等同於你的中樞神經系統（大腦跟脊髓）以及周邊神經系統（身體及神經）。查理是個身價數百萬的忙碌總裁，總是在工作。他沒有時間去監督或是管理家裡每一天的事件。而派特是個社交名媛，比起自己的小孩，她比較在意這個世界怎麼談論她的家庭。是的，她比查理花更多時間監督家裡，但她必須小心地管理她的家庭怎麼跟外界互動，以及外界怎麼看待他們。派特不自己做家務，因為她很忙。她有一個私人助理以及一個保姆。

　　私人助理莎莉就像你的感覺體神經系統，專門調節常見的五種感官。她負責監督外在環境、資訊，以及關於家人們的八卦。保姆安妮，等同於你的自律神經系統，她照顧三個小孩：山姆、潘和恩尼，且負責監督每天家裡發生的事情，並確保小孩們都過得很好。

　　如同許多家庭一樣，這些小孩是家務的重心。當孩子們生活規律且

心情滿足時，家裡就會運作地很順利。那對雙胞胎——如同你的交感及副交感神經系統——尤其活潑。山姆是極為活潑的過動兒。他的手東摸西摸，在屋子裡到處搗亂的同時，不停地在玩Xbox以及他的動作英雄玩具、桌遊，或用電話跟朋友聊天。山姆就像是交感神經系統，也就是「壓力調節器」——總是運作著。

潘雖然是山姆的雙胞胎手足，兩人卻截然不同。她是那種祈禱世界和平的小孩。她喜歡秩序，喜歡細節，房間裡每樣東西都是粉紅色的。她的床總是很整齊，也喜歡用吸塵器吸地。因為潘喜歡有條有理，所以白天時她總是試著跟在哥哥後面把東西收拾好。但是山姆常常會抗議，因為他還沒玩完那些玩具，所以大部分的時候，她都等到山姆睡覺後才來收拾殘局。潘就像是副交感神經系統，在你睡覺的時候負責恢復及修復的調節器。

第三個小孩恩尼則是一位天才。他等同於你的腸道神經系統——聰明又獨立，但也很敏感。他在兩歲的時候就開始閱讀書籍、幫家裡報稅、喜歡讀量子物理、畫出車庫加蓋的設計圖，且正在寫一個從沒人想過，關於抽象概念的論文。恩尼擅長同時做許多事，而他的父母很聰明，知道他們應該讓他做自己的事情。甚至有時恩尼的父母會要他給出建議和協助。大家都知道讓他獨處，讓所有注意力集中在每項工作上時，他的表現會最好。當兄弟姊妹感到滿足，家事很順利且有效率地完成，也沒有被過度活動或缺乏休息干擾時，這時的恩尼最開心。

因為當潘晚上跑出來收拾時，會發出很大的聲音把哥哥山姆吵醒，於是她回到房間，讓髒亂留到早上。但當潘無法把家裡收拾乾淨時，你早上醒來便會覺得筋疲力竭且整天都懶洋洋的。於是，你灌了杯咖啡，讓自己清醒點，卻只讓山姆更興奮。你這是幫了倒忙。

注意，潘偶爾無法收拾好家裡不是什麼大問題，但如果山姆去潘的房間，亂弄她的東西，就會出現更明顯的後果。潘會跟保姆安妮告狀山姆在搗亂。你的身體會開始出現許多症狀，你不只會筋疲力盡，還會便祕，並放縱自己在下午時亂吃——甜甜圈、餅乾或是速食——希望讓精神好一

點。但這會造成更多的混亂，因為恩尼現在也被打擾了。

如果山姆進去恩尼的房間，這會讓身體有更激烈的反應。因為山姆很聰明，他不會去警告安妮，而會直接去派特的房間表達他的不爽。這就是為什麼你因為要小便而在半夜醒來，卻無法重新入睡的原因。這讓你早上醒來時累慘了，也讓你似乎連消化食物都有問題。胃痛跟便祕更嚴重了，你脹氣、煩躁、憂鬱，或是焦慮。

如果你的做法跟大多數人一樣，然後期望那些方法可以讓一切回復正常，恩尼會被惹怒。他甚至不會去跟安妮或是派特說，而會直接告訴在中國處理一筆重要交易的查理。

這就是這個故事的重點了。查理需要很認真地看待恩尼。如果他跟恩尼說：「嘿，我很忙，這就是為什麼我們有找保姆，所以你去跟她說，我沒空處理這個，自己去想辦法解決，你是我們家裡面最聰明的孩子。」之類的話，那你就真的麻煩大了。

但是如果你仔細想想就會明白，當身體沒有依照我們希望的那樣表現時，我們就是這樣反應的。就像查理忽略恩尼的疑慮一樣，我們忽略身體發出的求救訊號，僅僅吞顆藥丸讓我們不會感覺到疼痛，或是去吃軟便劑或其他東西來消滅症狀。

這個故事的教訓是：不要像查理一樣！孩子們無法掌握或管理家務。如果家長沒有在家裡維持平衡，你有天回家時就會發現收到逃稅的傳票、離婚文件，以及發現房子被燒掉。以這個例子為鑑，不要像瓊斯一家一樣。

現在，讓我們拉回現實中的人體──更詳細來說，瓊斯一家代表的就是的身體。當神經系統的每個層面都以有效率、平衡的方式運作，你身體的各個系統就也就會一樣有效率、平衡地作用著。你的身體會看起來和感覺起來都很棒。你能量充沛，健康狀況良好。當你主動地保持平衡及「自動導航器」的效率時──換句話說，你持續且刻意地照顧長期的健康──你便能維持身體擁有最佳效率。

然而，你要是亂吃東西、匆忙進食、不運動、喝咖啡來提神、忘記喝

水，身體就會開始失去自我恢復及修復的能力。時間一久，體重也許會開始上升。你可能會變得坐立不安或是在背部及頸部出現疼痛。你的睡眠品質也許會時好時壞。你也許試著忽略這類的事情，但如果你的日常習慣沒有改善，新的的症狀終究會發生，而且會愈來愈嚴重，例如頭痛或、消化不良、便祕，或是吃完東西後腹瀉。這類症狀是神經系統窘迫的細微徵兆。

急性症狀等同於腸道調節器（恩尼）對大腦（查理）發出求救訊號，試著得到大腦的注意。但你不只需要關心這些腸道失衡的問題，也要意識到這是身體的調節系統叫你關注它們的呼救聲！

如果這些不舒服的症狀無法避免並且持續著，你最終會去找尋某些緩解方法。你會吞下制酸劑、快速減肥，或是吃顆軟便劑 —— 但這些都只會讓你的問題更嚴重，且加重已存在你體內的壓力。你這麼做不過是在掩飾和壓抑身體的求救訊號，讓症狀惡化演變成新的問題罷了。

此刻，保姆安妮進入了「安全模式」，就像電腦記憶體不足時那樣。它也許還是可以運作，但程式無法正確執行，且有些程式也完全不能用，就像慢性疾病那樣：偏頭痛、腸躁症、憂鬱症、慢性疲勞或疾病（不舒服）。活著再也不輕鬆了。

你可能會想，「這些症狀很多我都已經有了！但又怎樣？」好消息是，也許你還來得及處理它們。你需要學習如何**直接**處理調節器，因此你需要MELT —— 也就是，把壓力調節器關掉，專心幫助復原調節器運行，讓腸道調節器可以重回工作崗位。

這是讓你的「家族」回到平衡的第一步！

我在執業時時常聽到「為何我的身體這麼不中用？」但事實上，不是身體不中用，而是我們沒能跟身體保持**連結**及**傾聽**它們的聲音。你無法叫身體保持健康，而是必須學著住進你的內在環境中，並且跟它保持通話，讓你就算沒有在思考身體中所發生的事情，也沒有刻意介入時，仍能有效率地運作。

你是父母，身為那個該負起責任的大人，你需要進入神經系統跟它

培養關係 —— 你的中樞神經系統與周邊神經系統 —— 這樣所有神經系統掌管的事情才能運作得好一點。你需要照顧自己的小孩，而不是仰賴保姆去確保事事運作順利。

但沒人叫我們這麼做。大家都告訴我們只要忽略疼痛及痛苦，或是吃顆藥就好。當我問我的客戶們吃了多少藥，大部分的人都回答至少三種（通常是憂鬱症、膽固醇及血壓藥），有時還會因為前三種藥物的副作用而多吃另外兩種！

如果你不理會、好好照顧、滋養你自己，或是做些保持平衡所需要做的事情，一段時間後，就會變成是「孩子」們在主導一切。現在的你應該傾聽你的身體並且自己掌控局面，不要評斷你過去都做了什麼，帶著對自己幸福的信心向前邁進吧！

用神經力量改善壽命和恢復力

大部分的人在老化開始前都不會去思考它 —— 而是在老化開始之後，才全心全意地想扭轉它。反過來想像看看，如果在一開始就懂得預防老化相關的問題發生，那會是多麼好的事情。

你有辦法在脫水造成麻煩之前就阻止它嗎？是的，你可以的。ATP（三磷酸腺苷）這種有機化合物在細胞中負責傳遞代謝所需的化學能量，被認為是身體的「貨幣」。隨著年紀增長，我們轉移和使用這些貨幣的能力會下降。研究顯示，老化大腦中的神經性改變有部分是因為細胞能量代謝衰退造成的。而最尖端的研究正在探討相關議題，例如透過為細胞補足水分，以及使用細胞結構中的獨立穩定機制來減少細胞能量喪失。這意味著神經力量以及MELT的再水合技術在我們年紀增長時能讓我們繼續保持ATP

的生產量，增加壽命。

　　此外，扭轉老化最常見的策略是保持活力。但當你變得更老，你就更少活動。你小心翼翼地運動，意味著你必須花心思去思考移動這件事，畢竟你的身體就只能代償那麼多。你就像一臺永遠處在「安全模式」的電腦——還是可以用，但非常緩慢且沒有效率。事實上，走動時過度謹慎會造成更多問題。你愈**想著**怎麼走路，就愈會擾亂穩定度的非自主機制。你不該在走路時還需要思考走路這件事。當你發現自己走路時要看著地上時，表示你的大腦正在告訴你，它需要看到地面，才能讓你去你想去的地方。低頭會讓你無法看到你面前的東西，也會讓維持穩定度的反射與機制無法正常運作。代償因此開始發生。

　　就好像很多人在常規運動前會做個短短的例行伸展，我現在就是要你把 MELT 運動表現訓練法想成是種獨特的熱身方式。它不是像字面上那樣會讓肌肉「熱起來」的熱身，而是讓你可以為身體及情緒的幸福做好準備。

　　我也要你重新思考體能是什麼。體能不只是擁有強壯的肌肉與堅固的骨骼，也不只是柔軟度及順暢的心血管功能。體能跟**恢復力**（resilience）有關，恢復力最終會創造出每個人都渴望的長壽。MELT 運動表現訓練法真正的重點是給予你具**恢復力**的身體，而不只是個**結實的**身體。

　　讓人們變老或是讓他們覺得變老的原因，是發現他們自己無法有效率地適應外界及做出改變。如同我說過的那樣，忘了老狗學不會新把戲這句俗語吧。老狗隨時都可以學會新把戲，只要他們動機足夠（尤其當你的獎勵超級美味的時候！）。年紀較大的人也是可以學會新東西的，只要他們沒有被自我或有限的選擇打敗。

　　例如，如果你需要減重，且因為不運動而膝蓋痛，但今天你去拜訪的朋友住在公寓的三樓，你的第一個念頭可能是：「我好希望有電梯，因為我實在沒什麼心情爬樓梯。」你的選擇受限，你也感覺到了，而且覺得這樣的情況會讓你筋疲力盡，這於是加重了活動不足對身體造成的問題。你不再活在當下，而是活在假設性的未來，但如果那個未來看起來愁雲慘

霧，嗯，你大概不會想要再去找你朋友，因為你得先爬那些樓梯。

擁有神經力量代表你擁有適應、回應外界以及重複動作的恢復力。它能讓你迅速適應任何真實狀況。你完全無須思考就可以爬上那三層樓梯！

所以，雖然沒有捷徑，但有個簡單的方法可以讓你延長壽命以及增加恢復力。你會需要投入一些時間跟精力來學習怎麼做出這些改變，但是一旦你掌握了 MELT 運動表現訓練法的例行練習後，你一天只需要花幾分鐘來執行——並且在餘生都能享受它帶來的成果。

第三章

「神經力量」
和情緒
在精神層面處理不穩定性

九一一過後，我對壓力性傷害的瞭解有了新的詮釋。超過十年的時間中，我一直跟受傷以及身上有疼痛的運動員共事。但我從未想過災難性事件引發的情緒反應也會造成身體的疼痛。

九一一後的許多年之中，我幫助了消防員、急救人員，以及很多失去親人與朋友的人。曾經在世貿大樓工作的人，他們的身體產生了很明顯的問題，但令我訝異的是，很多即使沒有靠近過事發地點的人也都出現相似的問題。這可怕的悲劇開啟了我的眼界，讓我得以面對這個全新的難題：由情緒壓力造成的疼痛，而非特定身體傷害造成的疼痛。這讓急性創傷有了新的意義，也讓我瞭解神經系統如何對九一一這類事件做出反應，讓我

對大腦造成疼痛反應的能力有了不同的思考。

當我頓悟到，「不管病人面對的是哪種疼痛或創傷，結締組織系統都是通往改變神經系統及恢復神經調節平衡的通道」這個道理時，它改變了我做徒手治療的方式。當我們承受壓力時，常聽到「好了，現在放輕鬆……你會沒事的……別擔心。」但這通常一點幫助都沒有。實際上，這些話會讓人感覺更糟──彷彿沒人瞭解他們心情有多惡劣。況且，要是擔心和悲傷是對某個情況的正常反應呢？要別人不要擔心悲傷，其實代表完全否定了他們的感覺，且常常會加重他們所承受的壓力。

記住，疼痛是大腦對你發出的警告，告訴你有事情不對勁且需要採取行動。我不會試著把壓力調節器轉成靜音來恢復平衡，而是會努力增強身體「修復」與「恢復」的調節器。所以首先要讓人們回到自己的身體中，感受他們當下的感覺。

我也知道一個人的過去決定了我們當下怎麼感受疼痛，以及對創傷的反應。情緒會影響我們的記憶、當下的感覺，以及讓我們更擔心未來。如果你把一個事件連結到某個情緒，這事件會在記憶中發燙，而且如果有其他事件激發了相同的情緒，你會馬上回想起這個事件。這種回憶常常不是我們可以控制的。

換句話說，你對當下狀況的反應，與你在過去如何面對類似事情有一些關聯。有趣的是，大腦中處理情緒、儲存記憶及思考未來的區域，也是處理疼痛反應的區域。

對我而言，這個體會的重點在於，我們的確可以重塑、重新打造與重新連結我們的神經線路，特別是身體中那些懇求我們的注意力卻被忽略的區域。要是你小時候常常被說你很笨拙，手腳不協調，且永遠進不了球隊的話，會發生什麼事？這會如何影響你在公司工作時對於團隊合作的看法？要是小時候常常被那樣說，會怎樣影響你一輩子中碰到的所有狀況呢？

舉我自己的例子。大家都對認為我有能力靠自己「做到任何事情」。事實上，在我七歲的時候，爸爸跟我說：「沒人想幫妳，所以不要問了。

如果妳需要幫忙而且開口請別人幫忙，妳會付出可觀的代價，所以妳自己想辦法完成吧。如果有件事妳無法自己完成，就代表妳一開始就不該去做。當妳長大之後，不會有人來幫妳，不管是我還是妳媽都不會，所以妳認命吧。」

那聽起來或許很嚴厲，而在接下來的一年後，當我在梅西百貨迷路時，我變得歇斯底里，心想：「果然！他們故意把我留在這裡，我要靠我自己了！我甚至沒有可以更換的內衣褲，我要怎麼辦？」所以，雖然對外界來說，我也許像是個獨立且有行為能力的大人──我也的確是──但我是被強迫的。我總是假設即使我尋求協助，也沒有人會來幫我。因此，可想而知，如果我迷路了，我會很挫折和焦慮。

幸運的是，後來的我有機會跟很棒的導師及治療師共事，我也下了很多功夫自我反省，以辨識出我的「情緒激發點」。我學到我必須選擇「求助」，而且我發現有意識地練習以不同的方式做事情讓我感覺非常好。我重塑了「我不值得被幫助」的這種擔心與害怕，變得對得到的任何幫助都感到慶幸與感激。當我沒有要求幫助但得到了幫助，那麼，我會感覺像中了彩券一般，覺得自己得到了一份禮物。

不管你的過去是怎樣，你的故事都會記錄在細胞和神經系統中，只是我們常沒有體會到過去就是我們現在會有這些反應的原因。我們能學習在做出習慣性反應之前就辨識出並阻止它嗎？何不乾脆重新設定和恢復這些路徑呢？無論你的神經系統在哪條小路上──如果你想轉換到高速公路的快車道，你只需要具備目標、專注，以及正確的工具就能重建神經路徑。如果有人給你一把鏟子和填料，就叫你鋪一條新的路並打下根基，可以想見那注定會失敗。但如果有人給你正確的工具以及正確的指令，就能很輕易地改變你的穩定度路徑，並且建造一個穩定的新基礎。

事實上，重塑神經系統並不難──尤其是向大腦傳送出求救訊號的周邊神經系統。與其試著說服大腦改變，何不恢復感覺神經所在的環境──結締組織──並向大腦送出更有力的新訊號，讓大腦可以產生適應及做出

新的回應呢？這聽起來需要很多技術，事實上也是如此，但如果你知道怎麼做的話，恢復神經穩定度其實很容易。

思考一下某件需要花時間去學習的事情，例如騎單車。一開始，你很難在兩個輪子上面保持平衡，會耗費很多腦力。但是練習之後就會變得容易許多，最後成為一種習慣。騎單車與所有習慣性的活動都遵循著相同的行為與神經模式，這種行為與神經模式始於習慣迴路（habit loop），這是一種分為三個階段的心理學模式。

習慣之所以會形成，是由於大腦中一個稱為基底核（basal ganglia）的關鍵區域被啟動了。基底核是自律神經系統中，會形成行為的部位。接著，藉由常規地執行或練習，再搭配獎勵或成功的經驗，大腦會開始在往後記得這個習慣迴路。基底核對於發展情緒、記憶以及模式辨識也很關鍵。雖然做決策這件事是由大腦的前額葉皮質（prefrontal cortex）經手，但當行為自動化，你就不用再去思考它了 —— 就像騎單車一樣。你只需要思考你想去哪裡。雖然一開始使用神經力量時，你必須思考很多才能移動一點點，但它的好處是，你以後不需要思考該怎麼動，就可以動得很好。

如同你在第一章學到的，神經力量不是肌肉力量。很多非常強壯的人還是會受傷，並且每天與疼痛一起生活。而且一旦狀況變好，他們會覺得必須更辛苦地訓練以彌補失去的時間。他們總是試著要追上進度。我常聽到他們說：「我只是想要回到以前那樣」。然而很不幸地，這種態度會扼殺你的未來 —— 因為我們不能改變過去，也不能希望一切重新來過。過去已經過去了，而未來是未知的。我們必須活在當下。但你可能會嚷著：「喔，在我還年輕的時候，我一天可以輕鬆地跑十公里。我以前身材很好。我以前很瘦。我以前很容易瘦下來。我以前這樣，我以前那樣。但生命卻這樣對待我，我的身體真是不爭氣。」

而我對這種話的回應是：「你的身體其實沒有讓你失望，是你沒有去傾聽它。」使用不當、使用過度、太少使用，當然，還有令人害怕的老化……重複性的生活型態及選擇會造成失能。所以，事實上，失能的是我

們，而不是我們的身體。但是你知道嗎？這處理起來不會太複雜 —— 只要你真的有想要搞定它，也有正確工具即可！即使你曾經遭遇許多受傷或創傷造成的問題，你仍然可以改變你的大腦，不論你經歷過什麼，它都可以被重塑。我確信你可以重建你的情緒基礎，也可以改變你的功能性基礎。

▶ 為何情緒會造成身體疼痛

　　從很多層面來說，我都很感激疼痛。在我體適能事業的巔峰，突發性的慢性疼痛讓我停下腳步。多年後，我才有辦法搞清楚這種摧殘身心的疼痛是從哪裡來的。在我二十幾歲的時候，我很習慣運動造成的痠痛與疼痛。我從來沒想過以前的情緒以及那些可能想要宣洩出來的心理能量，會造成身體疼痛。

　　在我腳痛恢復一年後，我父親被診斷出末期肺癌，不久後就去世了。對於那些以為只有組織損傷才會帶來疼痛的人來說，也許會覺得這有點扯，但我相信我的身體在父親的診斷結果出來前，就感應到從他那裡轉移過來的能量。我的根彷彿從失能的基礎中被拉出來，而那基礎是父親給我的。當我回顧那些年，我相信我的身體當時是在某些大事要發生前，要我採取行動並讓自己站穩腳步。

　　父親過世後，我探索了我小時候的情緒創傷。大約只有過了一晚，我的腳痛就不見了。這奇蹟般的復原讓我踏上試著瞭解疼痛的旅程，瞭解除了運動或重複性壓力的傷害以外，還有什麼會讓疼痛突然發生，變得難以根治。藉由內省的幫助、治療以及身體治療，多年後的我體會到一個我從未考慮過的情緒連結。我瞭解到學習和知識會讓你更聰明，但情緒會讓你做出反應，讓你有意識地去創造真正的改變。

我忽略了驅動我行為的情緒 —— 這證明雖然我已經自己生活將近十年，父親使我造成的失能卻從來沒有改變過。看不見的內在想法無法反映現實，反而開啟了內在的衝突，造成我身體疼痛。

邊緣系統（limbic system）常被稱為「情緒腦」，它不只是在情緒反應中扮演重要角色，它也是處理動作、儲存過去記憶、創造未來意圖，還有決定我們如何感知疼痛的區域。我們的情緒狀態會影響我們感覺到的疼痛程度，且跟疼痛影響情緒狀態的程度一樣。疼痛會劫持大腦的邊緣系統來表達自我，並讓我們採取行動，此外情緒也會放大疼痛的經驗。

▌動作跟情緒間的連結

我曾有過最振奮人心的時刻之一，是體會到身體的神經系統跟筋膜系統是如何奧妙地連接在一起。它們彼此合作。當我對結締組織更瞭解之後，我體認到這同時也是一個巨大的失落環節，且跟疼痛症狀的持續有關。我有唸過解剖學，但為何我沒有學過這個身體中最豐富的物質？

此外，雖然大腦有負責處理視覺、觸覺以及聽覺的特定區域，卻沒有哪個皮質區域是專門處理痛覺的。神經科學家創造了**疼痛基質**（pain matrix）這個名詞來形容疼痛時被持續活化的區域。大腦中產生動作的皮質與皮質下區域，跟我們處理情緒的區域是一樣的。這是我們所有人都必須面對，且無可避免的難題。如果動作變得混亂或是很難執行，你的情緒狀況會跟著改變，壓力指數也會上升。如果你情緒很不好，你運動的方式也會被改變。這就是為何受傷後你很難清晰地思考，以及為何剛剛結束一段重要的感情或是工作上遭遇問題時，你很難專注做任何精細的動作。

情緒性的姿勢真的存在，而且情緒性壓力會造成明顯且嚴重的姿勢扭曲。幾年前我有個八十幾歲的客戶，名叫大衛。他的上背非常地彎曲，以至於他躺下時，頭部會持續往前彎。我問他是否曾失去所愛的人或是因為某事心碎，他說他是個猶太人大屠殺的倖存者，一輩子都過得很艱辛。在

我們的療程中，我請他分享一些故事，而當他彷彿再一次活在那個時刻時，他的組織變緊了，呼吸變得短促，而眼睛望向天花板。然後，他轉身，深呼吸，暫時停頓下來。「我從未跟任何人說這影響了我多少，」他說。他繼續告訴我，他拯救了自己的生命——卻拋下他的兄弟姐妹。「那天我感覺心都碎了。」他補充。

這就是他身體彎曲的原因：破碎的心。那時他歷經恐怖的生離死別，創傷後的反應似乎把那個震撼保留下來了。他告訴我，他一輩子都活在恐懼之中，而且沒有任何人可以保護他。我跟他分享，即使過了這麼久，也許他的組織仍然在試著保護他，他又告訴我一些深層的記憶。當他敞開心房並抒發未曾分享過的感覺後，身體的壓力似乎融化掉了，他的呼吸推動著他的軀幹，背部的張力被解除了。他哭了。他的身體仍然懷抱著很久以前的恐懼與壓力。他彎曲的脊椎放鬆地沉入治療床中，他把頭靠在我的手上。後來，他站起身，深吸了一口氣說，「天啊，我覺得我變高了。」有時，我們的姿勢是當下情緒狀態的投射——它甚至也反映了我們過去的情緒。

當你曾經經歷身體反應與疼痛緊密連結的事件時——例如有人傷害你，或是一場意外——那個疼痛會永遠跟著你。在那個經驗中，你的大腦傳送訊息給神經及肌肉，告訴它們如何反應。如果這個疼痛的記憶回到你身上，會變成一種創傷後壓力症候群，使你彷彿又把那個時刻重活了一次。然而跟大衛這樣的人共事，我體會到我們大部分的記憶不只儲存在大腦中，也儲存在**筋膜**中。藉由正確的觸摸及正確的目標，僅是治療結締組織，就能喚起那些記憶。

另外一個客戶，是一位知名又成功的職業運動員，他帶著膝蓋的問題與肩膀疼痛來向我求助。當我第一次幫他治療時，我問，「你小時候是否有在腳上使用護具？」

我可以感覺到他身體瞬間因為驚訝而變得僵硬，然後他說：「是的，戴了四年，因為我的O型腿很嚴重。妳怎麼知道的？」

「嗯，我很難解釋我是怎麼知道的，但其實是你的組織告訴我的，」

我回答，「那麼，看看我們能不能直接放鬆一些舊的組織。」

　　隨著球季進行，他突然開始提到過去的回憶，特別是被其他小孩欺負，還有因為需要戴護具而被嘲笑。我請他繼續說，因為如果想要揭露很久以前的意外與記憶對身體造成的恐懼與壓力，這是最好方式。表達情緒可以讓你的組織不再被這些壓力掌控。

身體情緒釋放

　　這個運動員經歷到的是身體情緒釋放（somato-emotional release），這是徒手治療執業人員都熟知的現象。它也可以在做正念練習時發生，例如冥想或是瑜伽，因為特定的姿勢會觸發被壓抑很久的記憶。我見證過身體情緒釋放的威力。有一次，當我彎下腰想撫摸一隻朋友的狗時，牠跳起來，然後牠的頭骨就跟我的鼻子撞在一起了。那讓我有一個禮拜感覺不到自己的上唇和牙齒，所以另一個朋友叫我一定要去找芭芭拉・張（Barbara Chang），她是一位資深的顱薦椎治療師。我朋友跟我說過這類的治療，但我以前覺得那種治療方式聽起來有點扯。

　　在我們第一次的療程中，芭芭拉用非常輕的力道處理我的鼻子。我從未體驗過這樣的事情。她提到我鼻子的左側移位了 —— 下一秒，我叫出聲，然後張開眼睛。

　　「怎麼了？」芭芭拉說道。

　　「天啊，我腦中剛剛出現一段記憶，就像是我再次經歷那段記憶一般。」

　　「告訴我妳看到什麼。」她一邊說，一邊繼續治療。「嗯，在一場很重要的壘球賽之前，教練用風車式投球法投了一顆球，球直接拋到我身上，很用力而且球速很快，但我還沒有準備好要接球。我試著用手套保護我的臉，但球從手套上方擦過，狠狠砸在我的鼻梁上，我因為力道太強而昏了過去。後來，我只知道父親站在我旁邊，太陽在身後，而我只能認出他的

剪影。然後他手往下伸，把手指頭放在我鼻子上，把它推回去原位。我嚇了一跳且疼痛地大叫，然後他就把手指收回去繼續夾著香菸，吸了一口，說『別擔心，它會讓妳變得更強壯』，便走開了。我的鼻子腫了好久。媽呀，我在這件事之後被欺負了好久！學校每個人都欺負我，像是『喔，蘇跟她的鼻子要來參加派對了』，所以我猜我父親是對的 —— 它**的確**會讓我強壯，卻是以一種對我不好的方式。」

「我們稱這個為身體情緒釋放，」芭芭拉說，「我們無法只用大腦來保存記憶，所以我們把記憶儲存在組織之中。當我們準備好要放手並且處理它的時候，有時記憶會自己回到我們的意識中。」

我從未聽過這種事情，但當我離開她的辦公室時，鼻子感覺好多了，而且我可以重新感覺到我的門牙了。然而，更為詭異的是，隔天早上我的腳不再那麼痛了。那時我還不知道，但是在那折磨人的疼痛迫使我離開我所愛的體適能產業將近兩年後，那次的經驗成為我的轉折點。但我那時仍然很困惑，因為芭芭拉沒在腳掌附近做什麼治療。也許那只是個巧合。然而過了一天又一天，我的腳持續改善。我打給芭芭拉，問她那時處理了哪條肌肉，因為我的腳改善了許多。

「我不是治療了哪條肌肉，」她解釋道，「我處理了你顱骨的韻律以及頭顱的骨骼，試著恢復身體的某些平衡，如果真要說的話，妳腳掌的問題看起來不像是腳掌的問題。我治療妳的時候，我腦中想到的是，妳像是一朵小花，有人抓住它的莖把它從地上拔起來。」

「那種感覺就是這樣，芭芭拉，」我說道。我安靜了一陣子，接著問她對我的顱骨韻律做了什麼。「妳的意思是，妳調整了我體內的腦脊髓液嗎？」

我有唸過解剖學與生理學，知道什麼是腦脊髓液，也知道它如何在顱內膜（intracranial membrane）和脊椎中波動，但我不知道怎麼改變它。而且，即使你可以改變它，這怎麼可能對你帶來什麼影響？

「妳能感受到那個韻律嗎？」芭芭拉問我，「妳還能感覺到什麼？」我

接著跟她分享我可以感覺到器官的活動度、橫膈肌移動時的局限，以及那些沒有啟動正確的肌肉。但她怎麼知道要如何處理她感覺到的東西？她只是說：「妳知道嗎，蘇，不是每個人都能感受到那種東西的。妳為何不去修徒手治療的課程，看看妳可以怎樣改變其他人？」

於是我去上課了。這開啟了我另一個轉變，我相信如果要幫助身體修復功能，需要治療的遠遠不只是肌肉平衡與排列而已。從基礎顱薦椎治療到進階的內臟筋膜鬆動術（visceral manipulation）、身體情緒釋放、淋巴引流，以及生物能量學，我上了所有課程。這些治療方式的共同點是**筋膜**。那是我有史以來第一次感覺到輕觸不只是觸摸組織是否僵硬，或是缺乏穩定度及敏感度。我感覺自己可以用一種獨特的方式，讓病人重回理想的功能狀態。

儘管這些技術的確幫助了我的客戶們，我仍然竭力去尋找和這些技術相關的科學證據及研究文獻。因為渴望更瞭解我見證到的這些成果，我頭也不回地進入了未知的世界。多年後，我成為筋膜研究學會（Fasica Research Society）的創始會員。這個學會的領導者創辦了筋膜研究研討會（the Fasica Research Congress），持續促進研究者與臨床工作者的合作，以及讓研究可以應用到人體科學的治療及生物學領域的前線。

▶ 過去如何形塑你的現在

「我不想談論這件事。這根本不重要。」在被問起他們的過去時，有很多人會這樣說。他們常常一輩子都不願意去處理那些形塑他們的痛苦經驗——如同我曾好幾年都沒有體會到，保有那些經驗會對神經系統，而且常常是在我們沒有意識到的狀態下，帶來什麼影響。

如同你已經學到的，你的神經系統是為了要支持、保護以及穩定你，讓你活著，並且維持身體恆定性。即使一個毒癮者把會殺掉他或她的藥物注射進身體裡，神經系統也不會沒有戰鬥就投降。它會繼續嘗試支持、保護及穩定毒癮者的身體，即使面臨這麼折磨人的傷害。

此外，很多人沒有體會到，他們的筋膜是身體所有元素存在的環境；毫無疑問地，我們的環境——內在與外在環境——對於我們如何運作及維持恢復力有非常重大的影響。智力只有一部分跟基因有關。如果原生家庭無法支持他或她的聰明頭腦，就算是天才兒童也會比較沒有機會變成愛因斯坦或是居里夫人。環境很重要。

我透過自己的經驗學到這些。我很幸運，在成年時找到了一位特別的心理學家，他幫助我體會到過去的經驗會如何連結到我對人或情境反應的方式。我也從來沒有想過，我對現在某個狀況的反應，其實常來自於過去本來就擁有的習慣性反應與回應。

解除思想病毒的影響力

演化生物學家理查・道金斯（Richard Dawkins）在他一九七六年的著作《自私的基因》（The Selfish Gene）中，創造了**迷因**（meme）這個詞。他形容迷因是一種具傳播力的資訊，有點像是時尚或是流行語那樣，會自己傳播開來。雖然他討論的是基因，以及我們如何在孩子還沒有出生的時候，就把訊息傳給下一代，但這樣的狀況其實一直存在於我們的生活中，因為想法、評論或信念會從一個人傳遞給另一個人，或者說，從一個大腦傳給另一個大腦。「思想病毒」會由大腦處理及儲存。大腦會接受到好幾十億位元的資訊，而把這些思想病毒儲存起來之後再使用，只是大腦處理資訊的其中一個流程而已。

以下是思想病毒的簡單舉例。當我十二歲的時候，我因為踢足球弄傷了膝蓋。醫生幫我治療以後，我母親說：「妳的膝蓋會變得跟我的膝蓋一

樣糟。」這句話在我大腦中植入了「思想病毒」。雖然我很快就忘記這次受傷，但當我幾年後踢足球再次弄傷膝蓋時，我心想：「我的膝蓋變得更糟了，會像媽媽的膝蓋那樣整個報銷。」就是在那時，「思想病毒」在幾年後探出了它醜惡的頭。

把時間快轉到我二十二歲教有氧課的時候。我的膝蓋又開始痛了——因為我每週教將近三十堂的有氧課程。我不時會膝蓋一軟，然後再次想著：「哇，真的不太對勁。我的膝蓋就跟媽媽的膝蓋一樣，她說中了！」當時有個醫生跟我說，我的半月板有三處撕裂，唯一的辦法就是做手術移除它。

我母親也有跟我說為何她的膝蓋會那麼糟。有天她從單車上跌下來，撞裂了她的膝蓋骨。因此有將近四個月，她都被困在輪椅上，被送去跟修女們一起住在兒童醫院。她告訴我接受手術是她所經歷過最糟的事情，她希望她再也不用這麼做。

這是我心中另外一隻「思想病毒」，但結果證明它是一隻好的「思想病毒」，因為當醫生跟我說他們必須移除我的半月板時，我說，「不要，我想要把半月板留下來。」醫生困惑地看著我，說道：「妳不能把它留下來。它留下來只會變得更糟。」

「這是我的膝蓋，所以我**可以**把它留下來。」我堅定地跟他說。

「如果妳不接受手術，妳三十歲後就會永遠一拐一拐地走路。」他吼道。

「我來這邊是為了弄清楚我的膝蓋怎麼了，而現在既然我知道了，我覺得我可以把它修好，」我這樣告訴他。這時，「思想病毒」又補充說：「如果我接受這個膝蓋手術，我就會變得跟媽媽一樣了。」

於是我與吉姆（Jim）和菲爾・華頓（Phil Warton）合作，他們帶我訓練一種叫做主動式孤立伸展（Active Isolated Stretching）的技術，這是艾倫・馬特斯（Aaron Mattes）發明的。我學到，是臀部穩定肌無力以及其他身體失衡造成我膝蓋重複性扭傷。我花了八個月訓練，以便治療我的膝蓋，然後在為了討生活而繼續教課時戴上護具。一年後，我的膝蓋不再疼痛了。

現在，將近三十年後，我的膝蓋完全不痛了。我重新設定了我的大腦，改變了我的「思想病毒」，現在我可以斬釘截鐵地說，「**我的膝蓋**才沒有**像**我母親的膝蓋那樣。」

「思想病毒」難以置信地強大。如果有疼痛，我們通常會去看醫生。如果醫生找不到有什麼特定的問題，我們會很挫折。我有些客戶說：「如果連醫生都搞不清，那事情就**真的**很大條了。」如果你會有這種感覺，是因為你碰到了一個沒人能想出答案的難題，而那個經驗烙印在你的神經系統中，而且這種狀況也是一隻「思想病毒」。我們對某些事情形成了信念，而無法把這些信念從腦海中移除。從行為到能力、認同，以及價值，我們的大腦能用很有趣的方式喚起很久以前形成的「思想病毒」。通常我們需要一個好的治療師或朋友來幫忙辨識出這些模式。

例如，當我在我三十出頭的時候，我開始玩跳傘。在我第四十次跳傘的時候，我的傘繩纏在一起，讓我無法控制地在空中不停旋轉。雖然我設法自己解開也重新控制好了，但在我後來的每次跳傘中，我都會重新經歷那個時刻，「思想病毒」會跟我說：「它可能會再次發生。」又跳了另外十幾次以後，我仍無法擺脫那個蔓延開來的恐懼，我再也無法享受跳傘，所以我不跳了。把我自己拋到空中時曾感覺到的狂喜與快樂，現在反而讓我覺得反胃噁心。「思想病毒」真的會讓你覺得很不舒服，雖然這都只是存在於腦袋中而已……但是，真的是這樣嗎？

運動員也有這種情況。一次的受傷，以及與之相關的「思想病毒」，例如「**這可能會再次發生**」或是「**這會毀了我的事業**」，會讓人因為害怕進一步的傷害，或是害怕整個人生及未來因為復發的傷害永遠受到影響，而不再從事某項運動。

「一起激發的神經，會串連在一起」

「思想病毒」形成的其中一個原因是，我們的大腦儲存資訊以供之後

使用的能力相當強大。這是一種神經可塑性（在第一章有討論到）。「一起激發的神經，會串連在一起」是神經心理學家唐納・賀伯（Donald Hebb）在一九四九年創造的說法。他在連結學習（associative learning）的研究讓大家瞭解到，所有經驗、想法、感覺，以及知覺，會觸發數以千計的神經元，形成神經網路。如果我們重複一個經驗夠多次，大腦便能夠每次都觸發同樣的神經元。

神經網路有正面或負面的影響。就正面影響來說，它可以幫我們非常有效地學習、記憶，以及喚起資訊。神經網路讓棒球選手可以正確擊球，無須思考怎麼揮棒。但是神經網路也會出錯。遭受過虐待的小孩就是一個悲劇的例子。任何身體接觸——甚至是一個簡單的擁抱——也許就能觸發「戰或逃」的反應。這個小孩的身體可能只是想著被人碰觸到，就會整個縮回來或是跳起來。這是創傷後壓力症候群，也就是 PTSD 的根源。

運動員的例子是，一個單車選手在下坡轉彎經過黃線時發生了意外，在她身體下方的輪子滑了出去。很久以後，當她騎下陡坡時，她的大腦仍努力想要避開那些黃線，讓她的身體變得更僵硬，她甚至可能會煞車「以避免再次發生意外」。然而，這種反應其實可能會造成意外，且時間久了，會產生其他來自於非自主反應的疼痛，例如長期的肩膀壓力導致的頸部痛。

疼痛是大腦對於潛在威脅的感知，而且你對疼痛的感知都是大腦製造的。

珍走進我的辦公室時，她的頸部疼痛，並且有腕隧道症候群，那是一種因為長時間重複性動作或是體液蓄積造成的手掌與手指疼痛，特徵是刺痛、麻木，或是燒灼感。她的醫生說，這需要手術才能治好。

在我吃飯的時候，我詢問她的工作狀況，然後她的身體立刻變得僵硬且看起來很不舒服。在她敘述工作上的挫折時，她的身體扭來扭去，雙手拳頭緊握，說話的音調也提高了。這種身體反應並不罕見——但我們沒有體會到。讓我們失能的是**我們自己**，而不是**我們的工作**。是我們

的對環境的反應導致了身體的問題。

　　我跟珍解釋這些，而她跟我說，當她走進辦公室聽到她老闆聲音的那一刻，脖子就會更痛。「我無法忍受他的味道，」她說道，「而且他的聲音跟我厭惡的前夫很像。」

　　這就是失能的情緒連鎖反應所造成的實際、醫學上可診斷出來的症狀，而珍的醫師建議用手術來治療。但她疼痛的源頭是那個聞起來和聽起來像她前夫的老闆，那觸發了她對前夫的感覺。難怪她的脖子會僵硬而且手掌會麻木。她緊抓著自己的每一個細胞，她掐住自己，無法表達，且就像是活在她已經遠離的那種能量狀態中。

　　當人們把自己跟疼痛綁在一起，這也會變成他們的「思想病毒」。「思想病毒」會鑽進來，告訴他們在醫生做出診斷之前，疼痛不會好轉。而且他們通常會被恐懼癱瘓到甚至沒去看醫生。

　　為什麼我們會緊抓著特定的回憶？有特定的目的嗎？你有多常發現自己又回到不好的記憶中？我賭你比較常活在壞的記憶，而不是好的記憶中。談論一件事情確實可以抒發情感，但也往往會讓「思想病毒」占了上風。事實上，你愈常以負面的方式談論某個特定事件，那段記憶就愈會被重塑，讓你永遠也忘不了。

　　大家之所以很難瞭解這個概念，是因為我們都知道談論情緒很困難。運動員受傷時，職業生涯會面臨危機，而我一次又一次地在這種時刻看到下面這個狀況：因為教練跟球隊需要他們盡快回到場上，所以除了接受速成的手術以外，他們沒有其他選擇。這常常讓這些運動員更陷入困境之中，因為他們不被允許去處理疼痛背後的真正原因。

　　有個半職業棒球選手因為持續好幾個月的嚴重頸部疼痛來找我。我請他聊聊他的家人，於是他跟我提到他母親最近心臟病發，以及家裡其他令人擔心的事情。「天啊，你現在應該很難以承受這麼多事情吧，」我跟他說。「你有跟誰說過嗎？」

　　「我不能，」他說道，「希望老天保佑不會有人知道這些事。如果這樣，

我會失去上場的第一順位，但我正試著想要轉成職業選手。我要如何不被這些雜事影響？」

我們常常被訓練成用**不處理**的方式來處理情緒。讓情緒閉嘴，把它們掩蓋起來，也不談論它。我們被認為應該要把情緒吞下去，繼續過日子就好。

難怪我們的身體已經受夠這一切了！

「你所受的傷，會讓你變得更強大」是個謬論

我也曾相信這句話，所以在父親去世後，我跟治療師碰面，吐露一些我跟父親之間最痛苦的經歷。我附帶提到，只要我跟朋友們談論父親，他們的反應幾乎都是：「喔，他只是想要讓妳變得更強而已。」事實上，我那時已經知道那不是他的目的了，但這個說法我已聽了太多次，所以我開始幫父親找藉口。我跟治療師解釋，我父親自己的童年很悲慘，他只是想把自身的經驗在我身上重現而已，所以這也許跟我一點關係都沒有。

治療師坐了一會兒，然後說：「事實上，妳的父親聽起來有虐待的傾向，難怪妳感覺糟透了。如果有人那樣跟我說話，我也會有一樣的感覺。妳真的覺得他是想要讓妳變得更強嗎？妳覺得他想做什麼？」

這讓我大吃一驚。「我覺得他是想要埋沒我的天賦，」我最後這樣說，「我覺得是因為我的天賦嚇到他了。」

治療師點點頭：「我也這樣認為。我想妳把他嚇壞了。這樣聽起來比之前那個說法真實多了。」

「所以我其實可以這樣大聲地說出來嗎？」我好奇。

「蘇，妳應該像是在說妳的座右銘那樣說出來，」他回答，「你擁有某種能力，而孩子擁有某些特殊的東西時會讓父母感到害怕。有的時候，父母會想要掌控孩子的人生。事實上，他們怎麼思考以及怎麼做，可能跟妳

根本沒有什麼關係。那全是他們自己的恐懼以及他們自身的問題，而我們要對抗這個狀況。」

我努力地思考這些話。也許我可以因為被對待的方式感到憤怒，而不是以為生氣是很糟糕的事情。這讓我能把灌注在體內的恐懼揭開。在父親去世後，我開始瞭解我可以重寫我的過去，變成我本來就該變成的樣子，而非大家要我成為的那個人。我能重建自己。我腳掌的疼痛再也沒有出現了。如果有哪裡開始痛──例如坐了長程飛機後脖子覺得僵硬──我會回家，做一下 MELT，吃頓好吃的晚餐，好好睡一覺，然後沒有疼痛地醒來。

換句話說，我把自己照顧得很好，就連現在也是。我吃得很好，會去按摩，我跑步，我冥想，我說話，我思考，也表達自己──我盡可能不讓負面能量加劇。十年的治療以後，我比較能夠問自己為何會有某些行為，並且去檢視具破壞力的童年如何影響我長大後所做的決定。別搞錯了，過去的這些挑戰仍然影響現在的我與我的生活，但現在我比較意識到這個狀況了，且我努力不讓它阻止我成為真正的自我。

再回到我在這個章節開頭說的：情緒會使你做出反應。情緒非常重要，大家卻教我們把所有問題掩飾起來，尋求解決症狀，而非問題的根源。

有時我們只需要非常安靜地跟身體說：「我很抱歉，請原諒我。我愛你。抱歉我離開了這麼久，但我回來了，我保證會留在你身邊。」

對你內心的小孩、戰士、國王和皇后那樣說吧。當我在訓練中探討這個主題時，總是有許多人熱淚盈眶。看到處理「思想病毒」可以對一個人的心理產生巨大的改變，對我來說非常療癒。學習表達自己的情緒且不產生負面效果需要練習，不過一旦你做到了，你會有辦法辨識，並且努力達成，那些眼淚是在歡迎你更深入地探索。學習辨識出這些情緒，然後成長、改變、學習吧！你可以的。但如果你試著讓「思想病毒」繼續被埋住，它很可能會在最意想不到──且最你最不想要──的時候浮現出來。

▶ 治療創傷

　　創傷事件並不罕見。如果沒有在你身上發生，你也會到處聽到這些事件。我們通常會把創傷想成單次的事件，例如學校槍擊事件或是恐怖炸彈攻擊，但創傷也可能是情緒性且持續性的問題，例如必須住在充滿暴力的家庭裡面、失去工作或是所愛的人。

　　基本上，我們會用兩種方式來處理創傷。第一種是過度警覺──你無法冷靜下來，腦袋不停地運轉，不停回想創傷會妨礙你的注意力及專注力，導致無法入睡或無法清醒。第二種是麻木──一種放空且持續萎靡的狀態。因為創傷會對心智造成影響，你的所有感官也有可能全都進入「關機」狀態。

　　在我當徒手治療師的那些年，我做過最強大的事情之一，就是在客戶的神經系統因為創傷而關機，或是太亢奮而導致他們無法好好思考時，為客戶注入希望。人人都有從創傷中恢復的能力，知道這件事情是很重要的（而且很有幫助）。

　　我們的神經系統會自動處理壓力。我們都有「戰鬥、逃跑、僵住」的反應，它不需要經由意識或是控制才能發生。這個反應是我們過去演化的遺跡，因為遠古時代隨時都有四處潛伏、會危及人身安全的危險。然而，我們常沒有體認到這個反應正在發生，也不知道我們為何會立刻做出那些反應。通常，我們當下的反應是奠基於可能在意識中已經忘記的創傷事件。

　　當有創傷事件發生時，你會怎麼做？你會跟誰說？通常，「戰鬥、逃跑、僵住」的反應會先發生──這來自我們的「爬蟲腦」──之後才是社交性的反應。人們會以討拍的方式來處理壓力，你一天到晚都能在社群媒體看到這個現象。讓他人融入我們的感覺會讓我們在經歷恐懼與創傷的時候，比較不會覺得只有自己一個人──不論創傷是真的發生在自己身上，

還是我們親眼見證那個創傷，抑或是從新聞裡面得知的。我們的大腦常常根本不知道其中的差別。

過去已經過去了

如同我提過的，我的客戶總是說：「我只是想要回到以前那樣。我想把我以前的人生找回來。」這個嘛，抱歉，那無法實現。而且更糟的是，過去有時會讓未來在感覺上比實際上更悲慘。我們無法預測未來。我們可以好好地預測，但形塑未來的是我們現在採取的行動。

我們的行動與欲望有時會無法配合。我們會那樣做的原因跟我們的過去**非常**有關，甚至比跟現在還有關。因為我們一開始就不知道自己想要什麼，所以有時我們會用一些理由說服自己相信我們無法得到想要的東西，或是無法過自己想要的生活。歸咎於我們覺得無法解決的事情，比正面迎擊問題還要簡單多了。這是很多人在歷經創傷後會陷入的惡性循環。

更弔詭的是，很多人在創傷後會覺得有點羞愧。他們不只為過度警覺或麻木所苦，也為自己的**想法**所苦，因為他們覺得自己的情緒很糟糕。但為何我們在創傷後**不該**有那些感覺呢？他們受的傷害是無法逆轉的啊。無助的感覺肯定會烙印在大腦那個處理情緒、反應、負責過去事件，甚至未來意圖的地方。

不停改變的生理和行為

我常發現，創傷事件發生時，重點不在於大腦的壓力反應太強烈，而是休息及修復的區域關閉了。**修復**的反應才是真正的重點，而非壓力的反應。因為人能與他們受創時的心智狀態分離，所以他們很難自己改變那個狀態。這也是為什麼你無法憑直覺知道自我照護，為創傷或創傷後壓力症候群所苦的人也不會採用自我照護，即使他們只要有得到適當

的指引，也知道那會是最好的解決方式。

這也是為何 MELT 的「重新平衡」連續動作對於創傷後壓力症候群的效果如此強大。簡單的「3-D 呼吸分解動作」(3-D Breath Breakdown) 致力於用呼吸來喚醒神經系統的交感神經。雖然呼吸是自動且非自主的，但我們也可以有意識地控制它。當我們這樣做的時候，就能影響交感神經反應。接著，藉由吐氣時啟動神經性的核心反應，會強化副交感神經的強度，改善整體的調節狀況。

▶ 建立堅固的情緒基礎

你可以去上全世界的訓練課程，但如果你的情感基礎不穩固，你永遠不會得到最好的成果。

你的目標應該是達到個人最佳成果，而不是拿自己跟任何人比較。運動員會跟別人比較，但那就像大腦中的心理恐怖攻擊一般，會讓他們嫉妒、憤怒、沮喪。如果你正因為不如別人優秀而憤怒，你就愈容易抱持著那樣的心情，而不是去面對造成行為的情緒。

我們的過去會成為信念的情緒基礎。信念可以用負面的方式驅動和迫使我們產生行為，例如讓我們得到飲食障礙、過度工作、過度運動。或是以正面的方式，例如擁有健康、幸福及平衡。信念可以影響我們的認同——因為如果你一開始就不相信自己，你就永遠無法完成目標或是發揮你全部的潛能。

有些人之所以能達到傑出表現，是因為不管他們做什麼，都會相信自己很擅長那件事情。如果沒有那個信念，他們幾乎不可能成功。所以，如何把信念變成事實，得到你所追尋的正面結果？

無條件的愛與支持的力量

身為一個成年人，我現在體認到我父母大可在我的成長過程中更支持我，而非用心理恐嚇與嚴厲懲罰的方式。但在我小時候，我不覺得他們的行為和話語是「暴力」的，因為我以為其他小孩都和我一樣在類似的環境下成長。如果發生什麼事情，我總是會責怪我自己。

所以當我長大後，我必須重新設定我的神經系統，因為我不覺得我曾經獲得每個小孩都值得的無條件愛與支持。我的父親一直告訴我，我的想法是錯的，他才是對的，否則就拉倒。他也不喜歡我沒有經過他允許就去做其他事情，而且他會恐嚇我，所以我學會保持安靜並且隱瞞我做的事情。我母親不會替我說話，因為她也是接收到一樣的訊息。我把這份暴力內化了，覺得自己是個糟糕的小孩，但我仍然記得當我十歲的時候，有一天我看著鏡子，跟自己說：**「他錯了。我是特別的。我是個好人。」**

不穩固的情緒基礎讓我在自己的內在感知和父親的外在霸凌之間產生了衝突——我持續活在「戰或逃」的狀態中。父親去世後，這個衝突才消散。我記得我唱著：「叮咚，女巫死了……邪惡的女巫死了！」並且感覺到自由。

我能從童年中存活下來，創造出 MELT，並且成為一個健康、快樂、正常的大人，是因為我年輕時有一個人給予我所需要的支持——我摯愛的曾祖母。有一天，她問我為何我坐在她旁邊，而沒有跟其他小朋友一起玩。我告訴她，我很怪，格格不入，而且其他小孩不喜歡我。她問我是誰說我怪的，我說是父親——他總是這樣說。我也說，有時我會感覺和思考那些父親稱之為不正常的事情，他說我會嚇到別人，所以我必須停止。曾祖母跟我說我不怪，反而有著一種天賦。「今天妳以為是詛咒的東西，也許會是妳最大的恩典，」她補充道。「別弄丟它了，把它保管好。它會來到妳身邊——讓妳能做妳在做的事情。妳**是**充滿愛的。」

她給了我走出傷痛所需的認可。我不知道她是如何得知這些的。她對

我而言非常特別，她生來充滿愛，讓我感到安心。我們都需要一個人來給你無條件的支持與愛，對我來說，這個人就是我的曾祖母。她給了我希望。

如果你生命中沒有那一個人，給你**自己**你所需要的愛永遠不嫌晚。雖然我們也許永遠不會碰面，我還是要給你無條件的愛與支持。我相信你心中有治癒自己的能力，那是一種即使在看起來失控、混亂、無稽的世界中仍能找到平衡點的能力。

▶ 強化情緒恢復力

什麼是恢復力？對我來說，恢復力代表生命力、完整性、力量和連結，擁有正面的感受，以及能具控制力地輕鬆移動。恢復力代表具有適應性，能接受多種選擇，並且即使遇到挫折仍能繼續前進。

很多人會告訴自己，如果一個問題很難解決，我們就可以緊抓著問題不放，而不用試著去解決和終結這個問題。因此問題是，你真的想要康復嗎？如果你相信改變可以發生，你會更可能產生改變。

神經力量的重點是告訴你自己：**「我的身體有能力康復，它只是失去了方向。我有能力把自己導離最小阻力的路徑。我將製造新的路徑。我將在過程中把一切弄清楚。我將承受風險。我也許會被嚇到，也許會再失敗五十次，但我會繼續嘗試。因為我值得。」**

就像第一次爬起身呈四足跪姿的嬰兒——在達成以前，需要經歷很多次的嘗試。不過，一旦成功起身了，他們就開始手足舞蹈。他們開始四處尋求他人的目光，彷彿在說：**「天啊！你們有沒有看到我在做什麼？很不可思議吧？看看我！我做到了！」**

所以，內在的恢復力——那個神經穩定度的生動展現，去哪裡了？嬰

兒是純然的恢復力的化身，因為恢復力，他們得以再度嘗試以便起身來到四足跪姿，準備好要征服世界。別在意嘗試了多少次，專注在你想要得到的結果上。這將修復你內在的恢復力。

像是第一次那樣

我以前打壘球時，有時在球離開投手的那一秒，我就會知道我將狠狠地打擊出去。運動員都能夠瞭解這種事，但他們是怎麼**知道**的？那是因為他們進入了「那個狀態」，而且所有的能量運行在我們與生俱來的原始神經路徑上。我想那就是為何當運動員在「那個狀態」得分時會欣喜若狂，因為大腦刻印著這個情緒反應的區域，跟我們第一次學會爬行或走路時所刺激的區域一樣。這使我們彷彿再次經歷了第一次。

因為第一次做到某件事情總是會讓你開心，於是你追求這種體驗。每次棒球選手聽到擊球成功的聲音時，都像是第一次打出全壘打一般。這也是為何當球迷跟當運動員一樣令人興奮——每次打出全壘打，彷彿是**你**也第一次打出全壘打一樣。你會跟全場球迷一起慶祝。

當你找到你的社群，你們之間的連結會加強你內在的情緒恢復力。我希望你能夠把 MELT 運動表現訓練法給你的身體恢復力，與它幫助你發展出來的情緒恢復力，兩者結合在一起。當然，你不會每天都做得到——有些日子狀況很糟，有些時候又好得不得了，但大部分的時候會在這兩者之間。人生就是這樣！

這就是 MELT 有用的地方。我們也許沒有發現實際上潛伏的問題，但 MELT 能讓我們「重新連結」並覺察，重新平衡根基。我們執行「再水合」且滋養身體，我們確認結締組織是健康且生氣蓬勃的，然後把壓力釋放。我們「重新整合」骨盆與肩膀的神經時序，接著我們「重新設定」這些動作。

一旦打下了新的根基，你可以用你想要的方式重建力量。你將使用新學到的穩定度與神經力量的技巧持續重建更多力量，達成新的目標。事實

上，當穩定度變成你的新常態，你也許會對自己可以完成多少目標感到驚訝。

如果你一年賺一百萬元，你的新目標也許是看看是否可以達到兩百萬元。你不會停下腳步，而會一直繼續前進。你一邊望著遠方的地平線，一邊走在街上，而不是盯著地上。如果你沒有常常觀看四周，就可能會錯過在你眼前的精采風景。

神經力量是神經穩定度及所有情緒經驗的總和。神經力量會讓你得到初次做到一件事情時的興奮感及成就感。當你今天過得很糟，情緒會蒙蔽了現實。這時神經力量能讓你檢查神經系統的引擎，加點油，也許這邊或那邊微調一下，然後體認到，也許有時事情就是不在自己的掌控中。

改變心智，改變身體

改變並不容易。我們的身體也會抗拒改變——如同在第一章裡面看到的，我們的身體會採取最小阻力的路徑。改變不只困難，它也令人不舒服。我們總是緊抓住那些不符合我們現在願望的信念，即使它可能已經陳舊、腐爛。然而，我的足部疼痛改變了我的想法，對我而言，那是真實轉變人生的時刻。它讓我走上幫助別人的道路，讓他人能過著無痛的生活，以及能與身體最佳功能的真實潛能重新連結。

如果我能在還是競技運動員的時候就知道MELT，就不會充滿恐懼，害怕自己永遠都不夠好。因為那時的我跟所有的同事一樣，一直在受傷。對於運動員來說，心懷恐懼會帶來負面影響，因為恐懼會阻礙運動表現。恐懼會阻礙**所有的事情**！

我再也不害怕了。我擁有很棒的事業，並且被愛圍繞著。我再也沒有被童年的創傷所支配了。我現在四十八歲，看起來比我二十年前還要有朝氣。我很感恩在我二十歲的時候，學到如何處理疼痛與健康，因為二十年後，這些成果是如此顯著。

所以要是有人問我：「這些改變會持續多久？」我總是會說：「你應該問，為了創造讓明天更美好的持久改變，你願意每天給自己多少時間？」如果你知道如何正確執行，一點點的自我照護就能讓成果維持很久。

　　在我當老師以及徒手身體治療師的那些年，我領悟到我能給人們最大的禮物就是對他們恢復力的信念，以及找回恢復力的能力。恢復力指的是，不管你發生什麼事，你都能毫不費力地面對它，而非像定時炸彈般放在身體中。如果你可以重塑神經路徑，變得更穩定，也因此身體更強壯、恢復力更強，為何要等到已經有疼痛訊號了才採取行動呢？愈快開始，就能愈快在生命中獲得青春、充滿朝氣的能量。當你對你的恢復力中保有核心信念，你就永遠都能向前邁進。

　　這本書的技巧將能讓你發展出奧妙的恢復力。如果你感覺不太好，它會讓你覺得比較好；而如果你已經覺得不錯了，那麼你將會繼續覺得不錯。你是在告訴你的身體你不會放棄。也許你身上有疼痛，也許你覺得你做不到，你也許之前未曾以這樣的方式移動過你的身體。但我在這裡要宣布，每個人都能做得到 —— 任何年紀與任何體能程度的人都行。

Part 2

「神經力量」
動作的基礎

第四章

溫習 MELT 療法
MELT 療法的 4R 方程式

如同我在《風靡全美的 MELT 零疼痛自療法》書中寫到的，無痛生活的祕密是為結締組織補充水分，以及藉由 MELT 的 4R ——「重新連結」、「重新平衡」、「再水合」以及「釋放」—— 來恢復第二章討論過的三個調節器的平衡。這是自我照護與非手觸身體治療的基礎。這個章節會簡短入門／複習，讓你知道是什麼概念讓 MELT 如此有效。因為 MELT 的許多「動作」及「連續動作」是 MELT 運動表現訓練法的基礎，所以瞭解這些概念以及知道如何執行基本動作是很重要的。

談到痠痛與疼痛時，我們會專注在疼痛的區域。如果脖子痛，我們會希望有人可以把一顆球或是一個拳頭塞到脖子下，盡可能地用力壓，讓疼痛消失。但現實是，我們太專注於疼痛區域，卻沒有花時間去瞭解一開始是什麼造成疼痛的。這就像是把受害者揍一頓，而不是把那個使受害者大

聲求救的犯人揪出來一般。

　　經由 MELT，你會學到簡單的評估技術，讓你能「重新連結」身體的真實樣貌。這會幫助你找出身體裡造成疼痛的淤滯壓力——而非只是聚焦於疼痛本身。「重新平衡」的技術幫助我們身體管理壓力、修復身體，並且藉由處理橫膈肌及核心穩定度（core stability）的內部層面來改善消化。接著，你要為全身細胞存活的環境，也就是結締組織，執行「再水合」，重新補充水分。最後，你要把被擠壓以及感覺緊繃的空間或關節「釋放」開來。當你加入「神經力量」的技巧時，你將「重新整合」穩定骨盆及肩帶的神經機制，還有神經核心的時序及感覺運動控制力。當你擁有比較好的穩定度以後，你要「重新設定」原始運動模式，去改善你的整體功能。然後，你將能夠重建你的力量、敏捷度，以及鬥志和爆發力。你會變得更強壯，而且不會因為累積的代償而造成失能及運動模式不良。你將能達到之前無法達到的目標，因為這時的你已經建立了身體真正需要的堅實基礎。

▶ 失能的神經筋膜連鎖反應

　　大腦會持續傳遞訊息給你，但你有在聽嗎？你是否曾經在坐了好一陣子時起身，並且感覺身體有一點僵硬呢？你是否曾經在早上起床時，感覺到腳掌或背部疼痛呢？這些疼痛與僵硬太常見了，以至於我們從不認為它們是個問題，因為當你四處走走後，這些症狀好像就減輕了。以上狀況，我稱之為**疼痛前訊號**（pre-pain signal）。

　　生活就像一條緩慢流動的河流，生活會在這條河流中產生並堆積沉積物，改變河流本來的流動狀況。隨著沉積物累積，最終導致「淤滯壓力」。一旦淤滯壓力開始累積，它會造成更多症狀。從本來只是「疼痛前訊號」，

可能很快就成為持續的關節及肌肉疼痛，也可能造成整體運動表現下降。細胞與神經也可能出現很糟糕的改變。

如果你跟大多數人一樣，忽略這些訊號，或是用止痛藥壓制疼痛，你會出現看起來跟結締組織完全無關的症狀，例如體重突然增加、難以消化食物，或是無法集中精神。即使白天可能感覺很累，但當你晚上試著睡著的時候，你會發現你睡不著。你也許會在半夜醒來以後無法再度入睡。覺得這些症狀聽起來很熟悉嗎？

如果是的話，表示你有更嚴重的問題，因為身體自然的癒合及修復過程大部分是在深層睡眠時發生。如果你的睡眠沒有發揮復原的功能，身體自然的修復機制便無法完成，使你每天早晨醒來時，身體有一堆待處理的壓力。代謝廢物會堆積，產生輕度發炎反應，賀爾蒙及神經傳導物質也會大亂。你的自律神經失調，淋巴系統功能受影響，而且自體免疫功能也更容易失衡。你不只會覺得「渾身不對勁」，這些問題也會導致憂鬱、焦慮，以及大家誤以為是老化的負面效應。

我們無法停止老化的過程，但許多老化的不良反應是可以避免或是扭轉的，尤其是藉由像 MELT 這樣有效的自我照護治療。

雖然規律地喝水和攝取含有水分的食物對於良好的整體健康來說很重要，可是當結締組織失去適應性的時候，你的細胞無法有效率地吸收水分及養分，前淋巴系統會像是塞車的高速公路那樣被堵住。同樣地，改變你的飲食、多運動，或是在週末賴床，都無法改變你的淤滯壓力。日常活動及健康飲食雖然重要，但它們不會直接處理結締組織的問題，即使是藥物或是手術也無法改善它，然而，MELT 就是被設計來解決這個問題的。

大腦雖然會讓你有疼痛的知覺，但我總是說，「如果痠痛與疼痛持續，那便是你的結締組織有問題——而不是只有大腦感覺到疼痛」。這是 MELT 療法的基礎，而且這對你的整體運動表現非常重要。

▶ 活著的身體模型

　　當我開始教授 MELT 療法時，我需要把專有名詞簡化，讓那些概念更容易被瞭解與執行。因此，我創造**「活著的身體模型」**這個名詞，來描述神經筋膜功能非自主的那一面。這個模型包含五個與健康生活中自律神經功能有關的部分，讓你可以用適合真實人體的方式評估和練習自我照護，而非用解剖學模型的方式。你會在 MELT 的「動作」與「連續動作」中，看到以下名詞。

「自動導航器」：不是主動控制，也不是有意識控制地保護、支持、穩定你的身體部位。

「身體意識」：身體意識有兩個面向 —— 一個面向是在自我檢測時學著覺察自己的身體，找出常見的失衡；另外一個面向是知道身體會在我們不知情，或沒有使用意識去控制的狀況下，以類似前一個層面提到的那樣，為我們找出失衡。神經系統中有感覺身體位置的神經受器，主要為本體感覺受器（proprioceptor）及內感受器（interoceptor）。自動導航器就像使用 GPS 那樣地使用這些受器。它監控著關節相對於重力的位置，讓動作能保持精準，同時監督並管理我們的生理狀況。學著有意識地使用身體意識而不是我們的常見感官，例如觸覺或視覺，來辨識出常見的失衡，是 MELT 自我照護評估的基礎。如果我們建立一套新連結來「感受身體內部的感覺」，身體就會有所改變。

「團塊」與「空隙」：一種你無須唸過解剖學就可以評估身體結構的工具。「團塊」與「空隙」在 MELT 的所有動作中，是用來當作正確辨識身體位置與排列的參考點。主要的「團塊」有頭部、胸腔與骨盆。主要的「空隙」則是頸部與下背部。

「神經核心」：用來描述非自主的神經機制與神經反射，以及非自主的感覺動作功能，這些功能讓我們無須使用意識控制就能擁有自然的穩定度。穩定「團塊」與「空隙」(特別是骨盆與脊椎)，以及保護器官的深層核心，也就是中樞反射，我稱之為「反射核心」機制 (Reflexive Core)。使用地面反作用力來維持站姿時的關節位置以及讓大腦保持與身體重心連結、避免我們跌倒的反射機制，我稱之為「根基核心」機制 (Rooted Core)。當「神經核心」有效率地運作，身體就能穩穩地立足於地面，動作毫不費力，且我們的「團塊」會穩定地保持在雙腳的上方。

「張力能量」 (tensional energy)：機械壓力、伸展及振動 (呼吸是一種振動的形式)，會在身體中製造出神經化學的改變，稱為力學訊息傳遞 (mechanotransduction)。力學訊息傳遞產生時，筋膜中的膠原蛋白會像「超導體」一般，讓細胞間及組織間的訊息能夠傳遞，接著產生液體流動，液體會持續從筋膜移動到淋巴組織。**張力能量**是動力學名詞，它簡化了上述這些概念，並且強調改善筋膜纖維之間的液體組成及空間，來增加身體活動度與穩定度的重要性。有種稱做「再水合」(Rehydrate) 的力學按壓及延展技術，就是為了改善這個系統的活動度與完整性而設計出來的，讓我們得以改善關節排列、活動度與肌肉柔軟度。

活著的身體模型背後的科學

　　當我用輕觸治療緩解了自身的疼痛時，我很訝異這竟然會有效，但我想瞭解的是，**為何**它會有效。我發現支持這些技術的科學證據並不多。只是有人聲稱某件東西有效並不代表就是事實。某種技術「能讓神經的頻率回復正常」或是「能調節身體的自然韻律」聽起來好像很棒，但這些改變是如何量測的？大部分的治療師都把臨床檢查和客戶的主觀反應當作量測改變的好方法，但我們有能力解釋到底是什麼帶來了這些改變嗎？這些理論不一定有什麼錯誤——事實上，我所學習的治療方式之中，的確有很多會帶來奇妙的改變，即使還無法用科學的方式明確地定義出過程中發生了什麼。我確信其他治療師也會同意：如果我們只加入有雙盲試驗、同儕審查的研究到治療中，就永遠無法幫助任何人。幸運的是，科學正在跟上臨床證據，讓我持續增進關於長壽及使用身體恢復力的知識。我盡可能地基於證據來創造 MELT，也持續尋求新的證據來解釋 MELT 運作的方式，以及怎麼樣能讓它做得更好，同時也使用這個方式來發展新的研究。

　　二十年前，我以為結締組織與自律神經系統就像消化與骨骼系統一樣，兩者是分開的。但是現在的我遠比以前瞭解，我們體內的系統是如何彼此連結且彼此依賴。另外，我對於研讀研究文獻有輕微的強迫症。當我開始找尋解答時，網路才剛剛興起，因此我能取得的研究文獻有限。如今，《PubMed》、《Reserach Gate》、《身體工作與徒手治療期刊》（*Journal of Bodywork and Manual Therapy*）、國家衛生研究院，以及其他備受尊敬的機構，讓臨床工作者可以在網路上輕易地取得這些資源。我也只需寫一封電子郵件就能直接詢問頂尖的研究者。我知道確認偏誤（confirmation bias）的愚蠢，因此致力於研讀最新的研究，因為每當我找到更多答案，就有更多的疑惑。每次閱讀研究文獻時，我會體認到還有很多是我不知道的。學習似

乎會確保你持續學習下去，並帶來無盡的探索樂趣。

在以前，我對 MELT 的熱情及使命感是發掘以及簡化神經筋膜科學，讓普羅大眾可以得到力量，無須被多種學科的術語壓垮，造成隔離感與無助感，這樣的心情直到今天也從未改變。我的目標是在臨床結果、理論與實證科學之間，尋找並且捍衛那像筋膜般重要、具有張力的關係界線。

▶ 國際筋膜研究研討會

我很榮幸成為筋膜研究學會的創始會員。打從十多年前它成立時，我便得以聽見科學家、研究者及臨床工作者們與我分享他們的研究與專業，幫助我寫出我自己的研究計畫，同時也確認了「對於身體如何運作這件事，還有很多是我們不知道的」。這個團體如今遍及全世界，讓數以千計的執業者與研究人員互相連結 —— 這對於未來研究非常重要。二〇一八年十一月，於德國柏林舉辦的第五屆國際筋膜研究研討會發表了最新發現。在我的第一本書出版之後，研究持續突飛猛進。創新的發現增加了我們對筋膜的瞭解，讓我們知道筋膜在支持活動度與整體健康中扮演了重要的角色。近期最棒的發現是，卡拉‧史塔克（Carla Stecco）在筋膜中發現一種新型的細胞，她稱為筋膜細胞（fasciocyte），這很可能讓她贏得諾貝爾獎。這個細胞專門製造玻尿酸，一種讓筋膜與肌肉間可以順暢滑動的關鍵成分。筋膜細胞也會改善深層筋膜的功能。讓我們停下來想一想：科學家找到了從來都不為人知的體內細胞，那麼，還有多少東西是有待挖掘的？

筋膜不只支撐我們的生物力學結構，它也在免疫系統中扮演重要的角色。淋巴系統是免疫功能及整體健康最重要的部分，而且筋膜跟淋巴其實沒有被區隔開來。淋巴系統把細胞外基質及組織間隙中過多的液體和蛋白

質廢物回收到前淋巴通道，最後排出體外。它也促進游離脂肪酸的吸收與運輸。如果從細胞外基質往淋巴的流動被阻礙了，會帶來許多令人討厭的症狀。關於組織間隙及其中的液體流動，已有更多的研究在探討其重要性，而關於結締組織功能、彈性、腫瘤轉移、纖維化，以及當然地，自我照護和徒手治療，我們也不斷地學習到新的見解。

醫學博士彼得・佛瑞德（Peter Friedl）是拉德堡德大學細胞顯微影像部門的主席，他與醫學博士尼爾・泰伊斯（Neil Theise），紐約大學醫學院病理部的教授，同時也是一位領先群雄的幹細胞研究學者，一起分享了他們的創新研究，這研究告訴我們疾病機轉如何改變人體組織，以及這些知識如何幫助我們認識癌症和免疫療法。因為現代顯微鏡技術的演進，例如共聚焦雷射，讓我們能以立體的方式看到活組織如何運作。我們現在已經比較瞭解前淋巴（pre-lymphatics）系統了 —— 佛瑞德醫師稱連結這些系統的組織為「通道」（conduit）。他們的貢獻讓我們更瞭解淋巴系統如何運作，以及淋巴系統如何與其他組織結構互相連結（包括筋膜），同時也為筋膜與疾病狀態、纖維化及疼痛的關聯，開啟了重要的研究新途徑。

這些初步的發現，尤其是跟淋巴有關的部分，進一步證實了液體流動動力學的重要性，也因此證實了水合狀態對於正確的穩定度及整體健康的重要性。

結締組織的主要細胞 —— 纖維母細胞（fibroblast）—— 會確保膠原蛋白網路在組織中維持相對穩定的狀態，以及確保結締組織保持它的物理性質。就像個稱職的管家一般，纖維母細胞一直在檢查膠原蛋白原纖維，並且修改、調整它們，以維持連續性以及完整性。纖維母細胞負責維持形塑身體的間隙結構。這個結構的恆定對於把液體從膠原蛋白網路運輸到淋巴系統來說很關鍵，而這兩者都對我們的整體免疫力很重要。

自律神經正常／失能 與筋膜系統的關聯

　　靜態生活及過度活動都會為筋膜系統的結構完整性帶來不好的適應。治療師們都知道，筋膜失能和疼痛的症狀一直都是彼此連結的。我們也知道運動、肌肉收縮，以及毫無疑問地——MELT——會促進液體的流動與運輸，且可以降低疼痛的症狀。而我主張的是，MELT能做到的，遠遠不僅止於提升筋膜的支撐性，它也會幫助身體調節自律神經的功能。經由我們的臨床研究，我們已經證實MELT能為心率變異度及血壓帶來立即性的改善。這也是我把MELT稱為一種神經筋膜技術的原因。讓我來說明我是如何把筋膜失能連結到包括代謝以及賀爾蒙等神經功能的改變。

　　你在第一章裡面已經學到，筋膜是一個生物張力整體系統，賦予身體功能性的結構，而且為身體提供環境，讓體內所有的系統能以整合性的方式運作。柔軟的筋膜系統包含許多我們頗為熟悉的部分，例如脂肪組織、神經血管鞘、腱膜、神經外膜、關節囊、韌帶、膜、腦膜、支持帶、中隔、肌腱、內臟筋膜，以及所有肌肉內及肌肉間的結締組織，包括肌內膜／肌束膜／肌外膜。

　　淺層的筋膜層會連結到肌膚下面，且像是海綿一樣活動。日常的生活型態會讓這個富含機械性受器的筋膜層失去柔軟度、適應性，以及恢復力，就像乾掉的海綿一般。透過MELT軟質滾筒和球能利用特定且細微的方式，讓我們的筋膜有更多時間適應張力和壓力，讓我們不會過度刺激這層組織中數十億的感覺神經末梢。經由這種方式可以避免大腦傳送疼痛（創傷）的反應給你。

　　早期的筋膜研究顯示，緩慢、溫和地延展筋膜——沒有延展過頭——其實能讓筋膜自行進行再水合。在組織產生適應的時候，我們使用施壓的

技術，例如滑動（Gliding）以及剪切施壓（Shearing），讓我們也可以處理深層組織。

當筋膜層之間的滑動出問題，會發生密度增加和脫水的情形，影響活動度——這使得感覺接受器會常常回報問題給你——而且也會阻礙纖維及細胞間的聯繫。纖維化、疤痕，或是過多的膠原蛋白沉積及交叉連結，也會導致結締組織僵化。這樣的改變會使你感到僵硬和疼痛、降低協調動作的能力、造成肌肉扭傷、關節壓迫，以及中斷感覺動作的聯繫。相對來說，有恢復力的筋膜（就像是一塊濕潤的海綿），是浮動且具適應性的，能讓你移動、伸展、扭轉，以及彎曲，而且一直都能回到理想、排列良好的姿勢。

和結締組織相關的科學研究不停地進展及擴張，而我已經等不及要去讀讀最新的發現了。如果你也覺得這些「為什麼」很有趣，我會在書的最後附上一長串的推薦閱讀資料供你參考。

▶ MELT療法的4R方程式：重新連結、重新平衡、再水合與釋放

MELT療法的4R有各自獨特的技巧，能為你帶來特定的成效。你將會在後續的示範中看到某些道具，它們能讓你在每個方程式中更容易知道自己要做什麼、怎麼做，以及為何做。

第一個R：重新連結

　　首先，我們要學習檢測淤滯壓力存在的位置。你必須使用你的「身體意識」，而不是一般的五感。「身體意識」是結締組織中，由感覺受器吸收和傳遞的資訊，這是「重新連結」中所有技術的基礎。「身體意識」是全身的通訊系統，你需要透過它才能有效率地運動及保持平衡。使用「身體意識」能讓你察覺淤滯壓力的位置，而不是只注意疼痛的部位。你將學會辨識出許多人身上常見的失衡狀況，這些失衡日復一日地存在著，卻幾乎沒人處理，這也使得辨識失衡成了在造成疼痛之前就消滅它們的第一步。我將在第 157 頁以休息檢測（Rest Assess）帶你重新回顧，確保你知道如何使用「身體意識」辨識這些常見的失衡。「重新連結」的技術也會幫助你重新校正「自動導航器」，也就是讓你不需思考就能保持平衡且穩定的神經系統。「自動導航器」讓你保持平衡的其中一個方法是連結你身體的重心，或者說骨盆。大部分的人是因為「自動導航器」裡面的淤滯壓力造成身體失衡。在因為「自動導航器」與身體重心分離導致整體平衡與運動表現產生更多問題之前，MELT 技術就會教你辨識出結締組織中的淤滯壓力如何改變「自動導航器」與你身體重心之間的連結。在神經核心連續動作（NeuroCore Sequence）中，我將教你一個「重新連結」動作，稱做「骨盆收縮和傾斜的挑戰動作」（Pelvic Tuck and Tilt Challenge），它能幫助你改善「自動導航器」與身體重心的連結。

　　如果想處理淤滯壓力的影響——也就是關節壓迫與不穩定性、核心失衡，以及錯誤的感覺動作控制——在用 MELT 技術處理它們之前，要花點時間辨識你的失衡，並在處理後再次檢測，以評估你的改變。花時間評估自己的失衡狀況能讓你辨識出需要注意的地方，以及察覺練習所帶來的進步和全身的改變。

休息檢測與奧茲醫師

當《風靡全美的 MELT 零疼痛自療法》在二〇一三年出版時，我受邀上《奧茲醫師秀》(The Dr. Oz Show)。我在彩排時碰到奧茲醫師，並問他可不可以請他做一小段 MELT 連續動作，讓他看看我能夠多迅速地改變他神經系統與身體的連結。他同意了，於是我請他躺在地板上。接下來發生的事情如下：

「你肩胛骨下方的中背部是貼地還是離地？」我問他。

「離地。」他回答道。

「你大腿後側是貼地還是離地？」

「離地。」

「在你的骨盆處，你比較感覺得到你的坐骨還是臀部？」

「我覺得是坐骨。」

「你剛剛找到三處常見的失衡了，上來滾筒這邊吧。」我告訴他。當他躺在滾筒上，並嘗試這四種技術時，我一邊跟他解釋。「首先，我們要使用兩個重新連結的動作把自動導航器跟你的身體重心重新連結在一起，」我說。「一個稱做『溫和擺動』(Gentle Rocking)，另外一個是以雙腳不往下踩也不移動肋骨的方式移動你的骨盆。」他兩者都嘗試了。「當人們有下背痛的時候，他們無法控制，也無法分離骨盆的動作。」我補充道。「這個動作我稱為『骨盆收縮和傾斜動作』，可以幫助大腦與身體重心重新連結。接下來，我會用一個簡單的技術來刺激橫膈肌的活動，然後啟動核心反射，重新平衡你的神經系統並改善整體平衡和穩定度。」

我迅速地帶他操作這些技術，花不到三分鐘。然後我請他從滾筒上下來，再躺回地板，然後我再次問了那三個問題。

「你的中背是貼地還是離地？」我問。

「哇，它是貼地的。」他回答。

「你大腿的後側是貼地還是離地？」

「它們沒有貼地，但鐵定比較接近地面了。」

「在你骨盆的區域，你比較感覺得到坐骨還是臀部？」

「嗯⋯⋯是屁股。這真的很有趣。」

我笑了。「很酷的是，這樣做可以在僅僅幾分鐘之內幫助身體恢復控制力和平衡。這是解除下背張力，以免造成下背痛的第一步。」

「這套方法是誰教你的？」他坐起身時這樣問我。

「我自己想出來的，為了模擬我用雙手所做的治療。我把它叫做『非手觸身體療法』。這樣我的客戶可以自己執行這些技術，不用花很多錢和花時間來辦公室找我。」

「合理。我的確感受到這個方法改變了我的背部。」他這樣說。

「是的，當人們感受到立即性的改變，就比較有可能再次執行。這讓他們擁有自我照護的方法，而且不用親自跑一趟。」我在我們繼續彩排時這樣說。

他真心地接納了 MELT 的力量。在節目中，我分享了人體筋膜的顯微影像，並在一個女性觀眾身上嘗試了其他的 MELT 技術。

節目播出後，我繼續在全國進行第一本書的巡迴活動，碰到了數千人，跟他們分享 MELT。參加者從青少年到老年人，有些人身上有些殘疾，有些人在為某種運動訓練，他們說他們是從這個節目認識了 MELT。這是我的事業中最激勵人心的時刻─見到各種年齡層及運動程度的人親自嘗試 MELT。

檢測的重點在於前後比較 —— 這對於任何連續動作都很必要，因為它讓你可以評估哪組連續動作產生了哪些立即性且特定性的改變。你不用擔心你有沒有正確執行動作，而且你會知道哪些動作和連續動作會帶來你想

要的成果，讓你長期下來可以節省時間與精力。除此之外，當你重新檢測並有意識地與你獲得的改變連結在一起時，你的「自動導航器」會重新設定成更有效、平衡的狀態，且它會更正確地與你的身體重心連結和整合在一起。你的神經系統壓力得以解除，身心的聯繫與連結也獲得提升，彷彿是你主動介入並重新校正你的「自動導航器」。另外，還有一個神奇的效果：你的「復原調節器」在你清醒時會變得有機會主導局勢，所以你其實是在強化你身體的自然癒合機制。

當你做任何一項基本的 MELT 連續動作時，你要先檢測身體的淤滯壓力，做連續動作，然後重新檢測，以便偵測你的改變。當你知道怎麼操作「施壓」或「延展」的技術後，你就能把「神經力量」的動作加到這些連續動作中，創造出一張 MELT 運動表現藍圖計畫。

當你成為經驗老道的 MELT 一族之後，你將能翻轉這些動作的順序，製造出新的連續動作及藍圖，往理想的結果邁進。這是「先檢測，然後再重新檢測」如此重要的另一個原因。當你創造了你自己的 MELT 藍圖計畫，你將會想要知道哪些動作及連續動作能帶來最大的改變。你也將學到使用像是「改良版的骨盆收縮和傾斜的挑戰動作」以及「肋骨長度」（Rib Length）來執行動作評估，這會進一步提升你對於「一天僅花幾分鐘就能對身體帶來深遠改變」這件事情的覺察能力。在第十一章中，我將讓你開始接觸那些藍圖計畫，它們已經被證實可以有效提升運動表現、消除關節及肌肉疼痛，並且降低每天生活中的負面影響。

必須執行的「重新連結」動作

**休息檢測、休息重新檢測、骨盆收縮和傾斜的挑戰動作、
握拳檢測，以及「MELT 運動表現訓練法的手部和足部治療」中的
自動導航器檢測。
以上請見第157〜177頁及第五章的第203頁。**

第二個R：重新平衡

神經機制在我們維持關節穩定及姿勢端正時，保護著我們的脊椎與器官。這些機制無法經由傳統的核心運動「重新平衡」，因為它們的運作並不需要經過思考。日常生活的淤滯壓力使得這些機制失衡，且導致慢性症狀，例如下背痛、啤酒肚、腸胃問題，甚至是體重增加。為了簡稱那些製造穩定度及控制力的神經反射及機制，尤其是骨盆控制，我創造了一個簡單的名詞──「神經核心」（NeuroCore）。神經核心負責全身的穩定及固定，也負責保護重要器官。這個系統的反射及控制是自動進行的，做腹部運動並不會改善這個深層內在系統的控制和時序。這就是為何許多人有強壯的肌肉且總是在運動，神經核心卻仍然失衡。很多人，尤其是健美運動員，有慢性的頸痛、下背痛或拉傷。你的「自動導航器」總是試圖找到身體的重心，讓你保持平衡及穩定。

神經核心的系統讓你保持脊椎穩定、保護重要器官、改善腸胃問題，也讓身體經由神經的機制與反射來保持固定及穩定。它不是傳統的肌肉系統，相反地，它是一套神經筋膜穩定的雙重系統，遠遠地在我們意識控制之外運作著。這個複雜的系統對於你整體的穩定度及動作的流暢性都很重要。

在我的書《風靡全美的MELT零疼痛自療法》之中，我跟讀者分享如何使用原版MELT軟滾筒──它的長度比MELT運動表現訓練法的滾筒長──執行「重新平衡」的連續動作。「重新平衡」的連續動作會直接影響橫膈肌與反射性的核心機制。這組連續動作非常簡單而且不容易察覺，因此很多人常常覺得好像什麼動作也沒做，但這組連續動作非常奧妙。我也將教你重新平衡連續動作中的「3-D呼吸」（3-D Breath）關鍵技術，因為在某些增進運動表現的連續動作中，你將需要學會如何啟動核心反射。

另外一個創造重新平衡的方式，是治療手部及足部。既然這本書是針對那些想要改善功能以及控制力的人所寫的，因此我會直接把手部及足部的運動表現治療流程加到第163～177頁的根基核心（Rooted Core）裡

面。這些特別的技術會提升握力、平衡及整體功能的完整性，而且也會達到重新平衡的效果。

　　治療足部會改善你移動時的地面反作用力、時序和控制力，也會減少下背的擠壓。不論你是從事某項運動，或只是想要輕鬆走動，足部治療對所有人而言都非常必要。而手部治療能改善握力並釋放前臂、肩膀及頸部不必要的張力。誰不希望自己的手可以更靈活？既然我們可以花這麼多時間，讓我們穿起牛仔褲的時候屁股看起來很翹，我們也應該花等量的時間治療手部與足部。我告訴你喔，隨著年紀增長，你不會再在意屁股看起來翹不翹了，但是如果你無法輕鬆地椅子從椅子上站起，你是會很頭大的！你可以在任何地方執行這些治療，而且它們只會花大約短短5分鐘，讓我們兩種都試試看吧。

必須執行的「重新平衡」動作

用軟球及硬球做MELT運動表現訓練法的手部與足部治療
以上請見第五章的第163～177頁

運用身體意識，而且感到不適或疼痛時，一定要停下來

　　不論你在何時執行MELT療法，都不要造成自己的疼痛。執行任何技術時，太多壓迫或張力其實會降低再水合的效果，也會增加淤滯壓力。

　　如果你感到不適或是某個區域開始疼痛，這表示你太快施加過多壓力。也許這看起來跟直覺相反，但是想想看：如果你正處於疼痛，你為何還要讓自己更痛來解除疼痛？傳統上，使用滾筒

和硬球常會造成疼痛，那是因為你太快進入到太深的地方。大部分的人只知道要在這些道具上面滾動，並且被告知當他們找到一個敏感的區域，就應該靠在上面，用力擠壓，直到疼痛減輕。

然而，執行MELT並不會痛，就好像我永遠不會故意在徒手治療時讓我的顧客感到疼痛一樣。你應該要可以忍受施加在身體上的壓力，所以如果你感到疼痛，請傾聽你的身體，並減少壓力。

用3-D呼吸找到核心反射

當我們說到「核心」的時候，會想到捲腹及讓腹部平坦的運動。然而，在淺層的六塊肌之下，還有穩定脊椎、持續支持和保護器官的肌肉。即使你有運動的習慣，這些深層的神經核心系統也可能有問題。這些肌肉生來就與橫膈肌連結，而且如果你知道怎麼做的話，你可以改善和恢復它的功能。你可以藉由「專注呼吸」（focused breath）的技術來達成這個目標。讓我們來看看你是否能感受到，當你有意識地連結到核心反射時，感覺是如何：

▶ 膝蓋彎曲躺下，腳掌放在地上。

▶ 把雙手放在肚子上。把你的軀幹想成是一顆蛋形的柱狀體。稍微放慢你的呼吸，專注地把氣吸到整個軀幹裡。想像把雞蛋中心的蛋黃擴張到蛋殼上。用你的雙手感覺肚子在吸氣時如何在立體空間中擴張。呼氣時，感覺你的肚子在立體空間中縮回雞蛋中央。當你自然吐氣時，核心反射會以非自主的方式啟動，它很細微，所以我們不一定能察覺。你再專注地吸另一口氣，但這次為了有意識地啟動你的核心反射，你要藉由發出「噓——」的聲音（像是要叫人安靜一點），

用力把氣吐出來。此時，你施加的壓力會提升你對核心反射的感覺—那是一種由外而內、圓柱狀的立體收縮，比做捲腹運動還要細微輕柔。它是一種深層的感覺，而不是只停留在表層。

▶ 再次嘗試這樣用力吐氣，但是發出「嘶 ── 」的聲音（像是輪胎洩氣），以便增加你感受深層腹部反射動作的能力。然後，試著發出「哈 ── 」的聲音（像是哈氣讓鏡子起霧）。你可以想想用力吐氣時，發出哪種聲音會讓你更能覺察那股輕微挤壓你的脊椎、骨盆底，以及各種器官的圓柱狀肌肉收縮？

▶ 選出最能讓你感覺到肚子向內收縮或是最有環抱感的聲音，再試一次。

▶ 現在，自然地吸一口氣，吐氣時，不要再發出聲音，讓氣自然地吐出，然後在吐氣時，看看你是否還能有意識地連結到你的核心反射，並增加你對那種收縮的感覺。

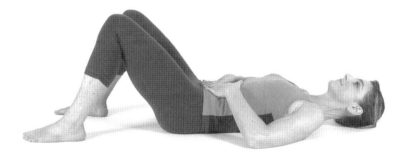

如果你的身體存在著自然的呼吸模式，肚子跟胸口在你吸氣的時候會往外擴張，在吐氣時，「軀幹」這個圓柱體會往內收縮。然而，情緒壓力、疼痛及日常重複性習慣會改變橫膈肌的自然活動和核心反射的肌肉收縮。

如果你能在吸氣時感受到腹部放鬆擴張的韻律，且在吐氣時，連結到核心反射向內集中的過程，你就是在重新訓練並強化你的核心，這個效果遠遠超過任何腹部運動。

有意識地連結肌肉收縮，我稱做「找到你的核心」。在稍後的第八章，我們會嘗試神經核心穩定度連續動作，在執行改善核心穩定及控制力的技術時，這會是一個重要元素。

練習神經力量時呼吸的重要性

我們把呼吸視為理所當然，一部分是因為我們不需要去思考它。我們一天吸氣和吐氣兩萬八千次左右。然而，從情緒創傷到每日的壓力、傷害，就算只是習慣性的動作和姿勢，都會改變這個自然且具有韻律的呼吸模式。

理想上，當我們吸氣時，肚子與軀幹會往外擴張；自然吐氣時，肚子和軀幹會朝我們的中線或是中心向內移動。然而，有很多人會發現，當他們吸氣時，肚子會往內移動，肩膀聳起且往上移動；而當他們吐氣時，肚皮會往外突出。這稱為錯誤的呼吸模式，或者我也稱它「倒轉的呼吸力學」。我有時會碰到習慣深深吸氣，淺淺吐氣，然後又馬上吸氣的客戶。有的客戶則是淺淺吸氣，但似乎花好幾天的時間吐氣。

恢復正確的橫膈肌活動，還有啟動我們自然的核心反射，是《風靡全美的 MELT 零疼痛自療法》這本書「重新平衡」連續動作中不可或缺的一部分。而在這本書中，你會藉由「尋找你的核心」來準備「重新整合」。

當你執行 MELT 運動表現訓練法的時候，藉由放慢腳步以及

發出「噓」、「嘶」或「哈」的聲音稍微用力吐氣，會幫助你啟動核心反射。理想上，你將漸漸可以感受、跟隨你的吐氣，並且有意識地連結到核心反射而無須用力吐氣或是發出任何聲音。這是讓壓力及復原調節器重新平衡最簡單的方式。雖然每天都有很多非自主和自律神經系統的身體功能進行著，但我們最容易接觸及控制仍是呼吸。你無法用意識加快食物消化或是在便祕的時候製造一陣強烈地腸胃蠕動，但是你絕對可以在呼吸時有意識地連結到核心反射，感覺它在三維空間中啟動的樣子。當你這樣做的時候，就能藉由很少的動作真正改善自然的自律神經系統體內調節。

這也是呼吸技術在感覺充滿壓力時如此具有安撫作用的原因之一，因為你讓壓力反射靜下來，加強修復作用，並且把神經路徑重塑成正常的運作方式。如果你想要製造神經調節，最簡單的方式便是經由橫膈肌。

橫膈肌是身體的呼吸裝備，是大腦傳送訊號的主要振盪器，在一天之中收縮非常多次。如果你必須二十四小時都告訴自己要呼吸，你會發現自己在大口喘氣，而且永遠做不了任何事情，因為你擔心會不會因為缺氧而暈倒。

但是當我們想著呼吸時，就不能持續正確呼吸了。你是否曾坐在桌前閱讀時，突然發現自己正在深深吸氣？你並不是有意識地那樣做，而是你的大腦為你這樣做的，因為它需要更多氧氣，所以你需要把橫膈肌張得更大。

在你執行任何神經力量動作之前，我要請你找到你的核心，以便讓身體為了恢復最佳穩定度及功能做好準備。跟設定很像，在每個動作之間，重新覺察和專注在你的核心是加強恢復穩定度能力的絕佳練習。

腹部手術與疤痕的長遠影響

皮膚的神經連接到整個身體以及身體的所有系統，同時也包括情緒。經由神經元和受器，皮膚與大腦之間會來回發出與接收訊號。當你在皮膚上有個小傷口，你的大腦會送出訊號，而你和你的身體會做出反應。

腹部或是內臟手術——例如剖腹產或是切除闌尾或膽囊——會改變「神經核心」的聯繫。「神經核心」，你知道的，是我簡化過的名詞，用來指稱大腦與內臟（器官）以及你的重心（骨盆）之間的自然連結。手術會切入身體每一層組織，這意味有些通常彼此持續聯繫的組織會被擾亂。膠原蛋白原纖維被切開，且在原先的傷口縫合和修補以後，產生的疤痕組織會在許多層面導致重大的改變——不論是結構上、情緒上，或是神經上。內臟手術後的沾黏非常常見，但常常得直到下背或骨盆底疼痛，或是像失禁、腸胃不適或內臟脫垂的問題產生時，沾黏才會被發現。這些問題可能會花上好幾年才發生，而且它與腹部手術的關聯常常被忽略。

此外，不管皮膚表面上的疤痕看起來多小或是多麼完美，連接到皮膚下方的膠原蛋白網路已經永遠改變了。不論外科醫師的技術有多麼精巧，剖腹產都會切開並且改變每層筋膜。而且如果是緊急的剖腹產，這個事件的壓力和創傷不只會儲存在媽媽的心智中，也會存在她的組織中。另外，把這些富含感覺神經的組織層切開，也會影響神經系統。這導致很多剖腹產的女性會感到腹部麻木，即使已經手術後很久了。我治療了上百個因為下背痛來找我的女性，而她們完全不知道明顯的罪魁禍首就是她們的剖腹產疤痕——尤其是在多年前生產的那些患者。

任何腹部手術的疤痕組織都會在你的神經筋膜結構中造成不穩定與失能。但是不論你的疤痕已經形成多久了，別喪氣，因為你可以讓身體減少不必要的沾黏，並且恢復筋膜與神經穩定度。神經核心穩定度動作的其中

一項優點是，你終於可以再次感覺到你的組織，同時減少下背痛及骨盆的麻木感。

疤痕組織與核心

我創造**反射核心**（Reflexive Core）以及**根基核心**（Rooted Core）這兩個名詞來形容神經筋膜的雙重穩定系統。神經核心系統跟你的腹肌強度無關。我希望你能忘了一切跟肌肉有關的事情——對穩定度來說，重要的是神經系統及結締組織要怎樣維持大腦到身體，與身體到大腦的連結。

反射核心的主要工作是支撐、保護以及穩定腸道到大腦的聯繫與內部結構。你的反射核心在生理學上是由數十億的神經元、傳出及傳入神經，以及筋膜受器所組成，它們負責監控、適應與回應我們做的每件事。它永遠處於啟動狀態，且被形容為一個張力系統（持續低強度收縮）。它從不休息。不像你的腹直肌（也就是六塊肌）那樣，它不是一個相位肌系統，因為相位肌系統的主要工作是在你軀幹屈曲時收縮。

任何腹部手術都能改變這個系統自然的神經反射性質，最終導致淺層肌肉（例如腹直肌及腹外斜肌）過度活化。

根基核心也有一項主要的工作——維持「團塊」及「空隙」的平衡，確保我們天生的關節吻合度保持在適當的範圍。同時，它也連接從頭到腳的筋膜與神經，且在我們站立、走動，或是移動的時候，努力讓我們保持穩定。理想上，當我們休息、躺下以及順應著地心引力時，它活化的程度會隨之改變。

這些系統經由筋膜連結到橫膈肌，而橫膈肌是通往修復神經核心功能與連結的大門。

「神經核心穩定度連續動作」會讓你知道如何處理核心反射。它會幫你改善或是修復「反射核心」，以及修復「根基核心」——是讓人體得以在地上「扎根」或是「穩固」的機制。即使你因為許久以前的腹部手術而有

疤痕，只要能在神經力量的層次上修復功能，效益便會遠遠超出肌肉力量。

第三個R：再水合

恢復結締組織的液體狀態，是MELT療法及MELT運動表現訓練法的核心任務。對你的健康而言，這與均衡的飲食、良好的睡眠，以及規律運動一樣重要。除了慢性疼痛以外，脫水的結締組織會造成很多看似與之無關的常見症狀，例如頭痛、輕度發炎和肌肉無力。甚至皺紋和橘皮組織也是結締組織造成的。

「再水合」的目標是照顧結締組織系統的健康。有意思的是，一旦你知道怎麼做，張力及壓縮 —— 也就是原先造成結締組織脫水的那些東西 —— 也可以幫助結締組織再水合。

當你的結締組織水合狀態良好，肌肉就會運作得更好。關節擁有它們所需的支撐及空間，你的身體也會排列地較好，更能吸收日常生活的身體衝擊和情緒壓力。藉由修復支撐關節的組織，你將提升整體神經的訊號接收能力，讓你能準備好經由「重新整合」的技術來恢復關節穩定度及控制力。

MELT的再水合技術包含三種有利的施壓 —— 滑動、剪切施壓以及刷掃（Rinsing）—— 以及雙向延展技術（Two-Directional Length），它們會刺激結締組織的各種受器、細胞、膠原蛋白原纖維和液體。這些技術會創造出跟徒手治療相似的再水合作用。

「再水合」是藉由MELT的軟滾筒以及小顆的手部及足部治療球來執行。對於MELT施壓技術而言，柔軟的滾筒為處於滾筒上的身體提供溫和、有益處的壓力，而不會對結締組織與神經系統過度刺激或施加太多壓力。對於MELT延展技術來說，MELT軟質滾筒會穩定、提高以及溫和地支撐你的脊椎、肋骨或是骨盆，讓你能夠找到適當的位置，在身體特定區域得到足夠的張力牽拉（tentional pull）。這些技術可以在僅僅幾分鐘內就

創造出全身性的改變。記得，在做這些施壓技術時，都要讓壓力保持在可以忍受的狀態。疼痛是你施力過頭的警訊。

▶ 有利的施壓技術

滑動

當我用雙手治療客戶時，我可以很輕易地調整我施加的壓力，以得到需要的改變。然而，如果你使用硬質、堅實的物體去治療你的組織，就比較有可能進入組織時太深、太快，造成疼痛，卻不一定能創造出有益的改變。為了讓我的客戶可以得到跟我徒手治療一樣的成果，我必須開發出軟質滾筒。

滑動是雙向的準備性技術，用來讓淺層筋膜中的感覺受器以及組織有時間適應施加的壓力。這小小的來回動作也是一項探索性的技術，可以幫助你查看與辨識出組織中失去適應性的區域。

在你執行滑動技術時，也許會發現有些區域敏感且疼痛，或是感覺到局限、僵硬或有腫塊。這些是你該學習找出來的「障礙物」。身體透過變得「敏感」，讓你知道哪些地方需要一點幫助。當你學會找出這些「障礙物」以後，你將慢慢逼近它們——我稱為跟障礙物對決——而不是直接擠壓它們，以便為「剪切施壓」做準備。

剪切施壓

當我徒手治療找到「障礙物」的時候，我會做一個常見的治療技術，稱做剪切施壓。為了開發出非徒手的自我治療方式，我嘗試了各種力道以及時間長短，達到在無痛的狀態下帶來正向改變的目標。如果使用軟質滾筒，我發現我可以用兩種施壓技術來模擬剪切施壓，這兩種技術分別為「直接剪切施壓」以及「間接剪切施壓」。

當你找到「障礙物」時，你要慢慢靠近它，然後執行剪切施壓，而非

壓在障礙物的中心。剪切施壓會刺激筋膜中的細胞、纖維以及受器。剪切施壓以後，你要等待一下，讓所謂的壓電效應（piezoelectric effect）開始作用。當你把施壓的力道放掉，筋膜會產生電荷回應你施加的機械壓力及剪切施壓。這是提升筋膜的彈性及支撐特性的第一步。

　　不論你是執行哪一種剪切施壓，滾筒並不是抵著皮膚移動。相反地，你是用滾筒來擠壓及「釘住」皮膚，讓你可以在皮下組織間製造一種摩擦。

　　在MELT的所有技術當中，剪切施壓是最激烈的，但是你要確認沒有施加過多的力道而讓你感覺到疼痛。當你做剪切施壓時，有些區域會很敏感。執行的時候你愈保持肌肉放鬆，自我治療就會愈有效。

直接剪切施壓：你要一邊以滾筒在身體某個部位施加一致的力道，一邊扭轉或揉捏。像用掌根揉麵團那樣扭轉或揉捏你的骨骼。當你執行的時候，滾筒是固定不動的。直接剪切施壓可以把皮膚與骨骼之間的組織鬆動以及再水合。剪切施壓的區塊愈小，再水合的效果愈好。

間接剪切施壓：這個技術使用肌肉收縮來對皮膚與骨骼間的組織執行剪切施壓。在你把身體重量放在滾筒上而得到一致的力道時，你要收縮及放鬆這些肌肉，讓這些肌肉往施壓的反方向移動。這樣圍繞你肌肉與骨骼的深層結締組織可以得到刺激並補充水分，幫助恢復你肌肉周圍的滑動。這是恢復正確肌肉時序及張力的關鍵因素。

　　以下方式可以用雙手讓你簡單體驗這兩種剪切施壓：左手抓住並擠壓你右前臂的中段部位。然後把你的右前臂從左邊扭轉到右邊。這是**直接剪切施壓**。你手臂的肉並不是跟左手互相擠壓；你是在皮膚與前臂骨骼之間的各層組織間製造摩擦力。如果要體驗**間接剪切施壓**的話，就在你屈曲還有伸展手腕時，持續擠壓你的前臂。如果你在握住前臂的地方感覺到裡面

肌肉在收縮，你就會感覺到活動鄰近關節會如何刺激你皮膚下面的組織。

刷掃

「刷掃」的目的是把剪切施壓創造的局部液體交換成果移往全身，影響整個筋膜網路。筋膜是連續的，所以你可以在沒有碰觸到身體每一立方公分的情形下，影響整個系統。在做了幾次「刷掃」以後，所有的液體會以漩渦狀的方式往同一個方向移動。就像是排掉浴缸裡面的水一般，你不需要碰到浴缸裡面所有的水就能排掉它。

「刷掃」會提升筋膜系統裡面的張力能量。神經系統和我們的細胞都仰賴結締組織的液體流動，以便在全身傳遞資訊和養分，並且把不要的東西移到淋巴通道，移出組織，讓新的液體可以流入。為了從刷掃中得到最多好處，你得保持力道一致，且迅速地往正確方向移動。

必須執行的「有利的施壓再水合」技術

**上半身再水合連續動作、坐姿施壓連續動作、
下半身再水合連續動作、頸部釋放連續動作、
MELT運動表現訓練法手部和足部治療，
以及薦髂關節剪切施壓。**

以上見於第五章第163～216頁

▶ 雙向延展技術

不同於傳統的肌肉伸展，MELT的雙向延展技術是為了在筋膜中產生細微的張力牽拉所設計的，目的是恢復筋膜的彈性以及支撐特性。你製造的張力會把液體從結締組織中拉出來，且當你釋放張力時，液體會回到微泡空間。跟「刷掃」很像，把張力釋放掉會開啟強力的全面性液體交換，創造出你即將可以在「重新檢測」時感受到的改變。

「雙向延展技術」會用肌肉讓特定的身體「團塊」彼此遠離。例如，當你做「髖部到腳跟的施壓」時，你必須同時傾斜你的骨盆和屈曲你的腳，而且是往相反的方向、使用同樣的力道。如果你做這個動作的時候彎曲了你的膝蓋，你會無法獲得從臀部到腳跟的完整張力牽拉。你要專注感受一股從一端到另一端、具有凝聚力的筋膜拉力，而非只是試著感受肌肉伸展（想像把一條橡皮筋往兩個方向拉長）。一旦你有了正確的姿勢及張力，你最多要在兩、三個「專注呼吸」期間保持這個狀態。

要完整地處理到那些組織，你必須使用特定的肌肉讓你的關節排列正確。啟動你的核心會幫助你得到穩定度以及維持正確的位置。

必須執行的「雙向延展」技術

髖部到腳跟的施壓、四字腳、屈膝施壓、肋骨長度檢測。
以上見於第五章第180～202頁。

第四個R：釋放

日常生活中，頸部、下背、手部及足部的痠痛、壓力和僵硬實在太常見了，就連運動員或年輕人也都覺得那些症狀是正常的。這些區域承受了最多的淤滯壓力。

我從未聽過有誰在年紀漸長後抱怨他們又長高了。隨著年紀增長，我們的關節似乎會失去空間，我們也預期它們會萎縮。當你脊椎中的骨骼變得更靠近彼此時，脊椎之間的椎間盤以及從脊柱伸出來的神經會被壓迫。這會讓你疼痛。所有因為壓迫造成的疼痛都是結締組織有發炎的徵兆，這會造成關節損傷。感覺神經及運動神經的聯繫會受損且延遲，造成脊椎排列更加不良。你的「自動導航器」就必須更辛苦地工作，才能維持排列不良的姿勢。

失去關節空間跟老化的關係比較小，而跟日常生活的重複性動作以及結締組織中未處理的淤滯壓力比較有關。這就是為何扭轉下背、折指節，或是扭轉你的脖子似乎永遠都不會有什麼幫助，因為這些動作沒有處理疼痛的根源。而且，順帶一提，這些動作實際上會讓具破壞性的壓力及壓迫變得更嚴重。

　　你在做「釋放」的技術時，你要用微小且集中的動作，讓液體流回頸部、下背、雙手、足部以及其他關節中的重要空隙裡面，那些區域因為過度使用、使用太少，以及累積的淤滯壓力而受到考驗。你也將減輕這些重要空隙中不必要的張力，它們因為日常生活而變得排列不良且被局限住了。

　　這些強大的技術會釋放關節中的壓迫，並且舒緩張力及疼痛。讓你的活動度變好，還有改善你的姿勢。記得：在你「釋放」你的頸部或下背之前，永遠都要先為組織進行「再水合」。這是最有效率的方式。

必須執行的「釋放」技術

頸部釋放連續動作。見於第五章的第212～216頁。

「先間接再直接」的策略

　　MELT 其中一個關鍵概念是「先間接再直接」。每個優秀的徒手治療師都會這樣治療你！

　　「先間接再直接」：如果你跟我說你脖子痛，在研究你的痛處之前，我會去尋找到所有其他的問題，檢測然後重新檢測，並且治療隱藏的罪魁禍首。在我加入一個「頸部釋放」的動作之前，我會想先研究你的雙手、上背，甚至是你的雙腳。我知道脖子痛的

時候，你會想要揉它，還有把它挖開來瞧瞧——但相信我，你的頸部是受害者。如果有人對你大聲求救，你不會打他們一頓，好讓他們停止哭喊。不要為了讓你的身體不再疼痛而把你的身體打一頓。我們第一個目標是改善你結締組織的滑行及滑動狀況，讓你的身體可以動得更有效率。

「先間接再直接」的另一個好處是，如果你某個地方疼痛，愈專注在那邊，那邊的感覺就會更糟。如果你告訴自己必須有人治療了那個疼痛部位後，你才會痊癒——「思想病毒」會住進你的身體，造成傷害。然而，當你不在疼痛的區域做治療，「思想病毒」就會被消滅，癒合的過程會比較迅速。

▶ 讓 MELT 運動表現訓練法有效的祕訣

MELT 運動表現訓練法有三個基本的再水合連續動作——上半身再水合連續動作、下半身再水合連續動作，以及坐姿施壓連續動作。並且，我把「下背減壓動作」以及一個「頸部釋放的連續動作」加進了下半身再水合連續動作中，因為誰不需要頸部及下背的舒緩治療呢？你可以把這些連續動作混合搭配，或是只用其中一些動作來創造出一張獨特的 MELT 藍圖。

以下建議能讓 MELT 運動表現訓練法在你身上展現良好的成效：

- 把數個連續動作結合起來，創造一幅 MELT 藍圖。執行 MELT 的時候，可能會多花一點時間，但你會得到更深刻的效果。
- MELT 會幫助你身體的每個細胞吸收液體及養分。所以如果想要得

到立即且持久的效果，在你做MELT之前跟之後都要喝水。

- 不管是哪一種MELT施壓技術，你永遠只會在你身體的「團塊」執行，例如上背、髖部以及大腿。我們絕不會在「空隙」施壓，例如頸部、下背或是膝蓋後方，這些空間會經由在它們上方或下方執行的治療而受益，而不是直接在它們上面治療。

- 你愈常做MELT，你就會愈難找到「障礙物」。有些區域，例如接近深層或側邊的髖部，尤其是靠近關節的部分，會有較多緻密、纖維性的結締組織層。這些身體區域常常因為重複性姿勢被壓迫，且有比較多的「障礙物」，造成肌肉被抑制。在這些區域做MELT的時候，你會注意到它們，因為它們可能會讓你極度疼痛。如果有這些狀況，這表示你要放輕力道以得到最有益的結果。

- 記得，你是想要在結締組織裡面「喚醒一點什麼」，而不是過度刺激結締組織或是感覺神經系統。過度刺激會造成發炎，消減自我治療的益處——而MELT是為了要減少疼痛及發炎，而不是要增加疼痛以及發炎。你的結締組織會以精準的方式回應施加的力道。施加力道太大、移動得太快，以及在同一個區域待得太久，其實都會減少MELT帶來的好處。

- 最後，但並非不重要——而且我會一直強調的是——為了得到MELT帶來的完整效果，傾聽你的身體是很重要的，而且在你感覺疼痛時就要做出調整（或者說，理想上是在感到疼痛之前）。當你體驗到一個強烈的感覺時，要稍微降低你施加的力道，且如果需要的話，多執行一點「滑動」的技術。

在第六章，你將學到神經力量的2R：「重新整合」及「重新設定」。因為控制運動的神經路徑一定要保持清晰且開啟，所以在每組連續動作之前，你都至少要做「重新連結」還有「再水合」；且對某些連續動作而言，除了「重新整合」及「重新設定」，4R的每個動作你都要做。當你的身體

正確地補充水分後，你的身體就會對**任何** MELT 運動表現訓練法的動作有更好的反應，所以如果你剛接觸 MELT，你得練習這些基本的技術以及連續動作，讓你的身體可以為了「重新整合」穩定度做好準備。

第五章

MELT「再水合」與「釋放」的連續動作

為了能夠快速獲得持久的成效，讓身體先擁有更好的穩定度與動作控制力是很重要的。MELT 的 4R 方程式能進一步提升身體的覺察力及穩定度，這是其他運動或是飲食計畫無法達成的。

在你開始「神經力量」的動作之前，要先確定你已經很擅長「休息檢測」以及使用你的「身體意識」了。如果你可以將這些做得很好的話，就可以察覺你現有的失衡狀況，而且很快地得知哪些動作會給你立即性的成效。另外，每天把「運動表現訓練法的手部及足部治療」加到練習裡面，是讓「神經核心」重回平衡最簡單的方式之一，這也是為什麼這一章會先講述這些內容。這些治療也能迅速提升你的握力及平衡狀況。

事實上，對於我們這種有從事某種運動，或是從事任何體適能相關活

動或是運動計畫的人來說，這兩種治療都會給你競爭上的優勢。在你的雙手和足部執行 MELT 也可以幫助你提升手眼協調、速度及敏捷度。你可以單獨做這些治療，或是把它們加進某個滾筒連續動作中，以得到更好的成果。

記住，如果你有受傷或是疼痛，你可以把手部及足部的治療當作是間接的治療方式，幫助你降低不必要的發炎並且恢復控制力。在你開始做「上半身穩定度的連續動作」前，先做「上半身再水合的連續動作」會幫助你重新整合肩帶及肩關節深層穩定機制的時序。開始運動前，如果你的結締組織有適當的張力，它的支撐特性會比較好。你的運動時序會變得更準確，且如果你先做「再水合」，你也會更快做到「重新整合」。

最後，對於任何人來說，學習釋放頸部或是下背部不必要的壓力都是一件很棒的事情！如果你發現你做「上半身穩定度的連續動作」時，頸部會變得很緊繃——即使你一開始有做「上半身再水合的連續動作」了——那就在你下次嘗試的時候，把「頸部釋放」加在前面吧。對很多人來說，我們的日常生活對這兩個主要的「空隙」造成了過多的張力以及壓迫。每天晚上睡覺以前，我都會做「頸部釋放」的連續動作，因為它幫助我更快入睡，且睡得更沉。它是個快速的治療方式，而且它跟「運動表現訓練法的手部治療」一樣，會為你整個身體帶來間接性的改變。

這個章節將透過不同的「連續動作」來呈現以下的 MELT 動作：

▶ 重新連結

- 休息檢測及休息重新檢測
- 改良版骨盆收縮和傾斜的挑戰動作
- 骨盆收縮和傾斜的挑戰動作
- 轉頸檢測及重新檢測

▶ 重新平衡

- 運動表現訓練法的手部治療

- 迷你版運動表現訓練法的手部治療
- 運動表現訓練法的足部治療
- 迷你版運動表現訓練法的足部治療
- 3-D 呼吸

▶ 再水合：施壓

- 上背滑動及剪切施壓
- 肩胛骨內側滑動及剪切施壓
- 肋骨側面滑動及肩胛骨外側滑動與剪切施壓
- 手臂滑動及剪切施壓
- 胸部滑動及剪切施壓
- 上背刷掃
- 薦髂關節剪切施壓
- 深層髖部滑動與剪切施壓
- 尾骨及薦髂關節滑動
- 髖部側面滑動與剪切施壓
- 顱底剪切施壓

▶ 再水合：延展

- 肋骨長度
- 屈膝施壓
- 髖部到腳跟的施壓
- 四字腳

▶ 釋放

- 頸部減壓
- 下背減壓

▌ 休息檢測與休息重新檢測

▌ 休息檢測

在你做任何的 MELT 連續動作之前，你必須有能力辨識出淤滯壓力，以及知道它如何影響著你的身體。因此在我們開始做其他技術之前，現在先來練習「休息檢測」。

當淤滯壓力在肩帶、橫膈肌以及骨盆這三個地方累積時，會改變你「團塊」與「空隙」的理想排列狀況——我把接觸地面的區域稱做「團塊」，不接觸地面的區域稱為「空隙」。

▶ 平躺，掌心向上，把你的手臂及雙腳伸展開來。把一口氣吸進你的身體，並注意身體的哪些區域會自然地接觸到地面，哪些區域則沒有碰到地面。如果你不需透過移動、觸摸，或是觀看你的身體就能察覺這些狀況的話，表示你已經在使用「身體意識」了。

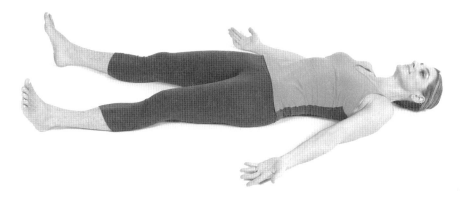

▶ 肩帶：如果淤滯壓力累積在肩帶中，上半身的「團塊」會偏離理想位置。如果沒有處理的話，你的肩膀、頸部、手肘及手腕有可能會更疼痛。

— 理想狀況：頭部的重量正好落在鼻梁的後方，左右手臂平均地平衡著，而且你能在胸部中段，也就是女性內衣高度處，肩胛骨正下方，感受到軀幹的重量。

— 你可能感覺到：頭部沒有在正中央，其中一隻手臂感覺比較重，或者你的肩胛骨像是支撐著整個背的重量一樣。

— 如果你不確定你的「身體意識」感覺到了什麼，把你的頭慢慢地往左邊和右邊轉一轉，看看淤滯壓力是否讓你頸部出了問題。如果頸部其中一邊感受到疼痛或是活動度受限，或是在頭轉到另一邊的時候發現肩膀浮起來了，這些也都是淤滯壓力的徵兆。

▶ 橫膈肌：如果橫膈肌中存在淤滯壓力，下背曲線的形狀以及大小會改變，並且抑制你完整呼吸的能力。

— 理想狀況：你的下背曲線下有個微小、位於肚臍下方的獨立空隙。吸氣的時候，你的肚子還有胸部會往所有方向均勻且不費力地擴張。

— 你可能感覺到：下背曲線的拱形結構感覺比較像是一個位於「中背」部的曲線，弧形的最高點比肚臍還要高。當你吸氣時，也許會覺得僅能將氣體吸到胸部，或是呼吸被局限了。

— 如果你不確定「身體意識」感覺到了什麼，就使用「觸覺」這種一般的感官吧。把一根手指放在肚臍上，而不是去觸摸你的下背部。注意你下背部的曲線是否像是一個從肚臍到骨盆的小小獨立空隙，以及曲線的最高點是否在肚臍上方。

▶ 骨盆：如果淤滯壓力累積在骨盆中，它會讓下半身所有「團塊」及

「空隙」的位置都跑掉。

—— 理想狀況：你會感覺骨盆的重量均勻地落在臀部兩邊，並且大腿與小腿後側重量均勻分布。膝蓋與腳踝處均等地從地面抬起形成「空隙」，而你的雙腳掌像是英文字母V一樣平均地指向外側。

—— 你可能感覺到：你的薦骨或是尾骨貼在地板上。大腿或是小腿後側的重量分布不均，或是有一側或兩側整個離開地面。膝蓋與腳踝的「空隙」分布不平均。你的腳掌指向房間兩側、往腳踝的反方向轉開，或是雙腳轉向外側的角度完全不同。

▶ 這看起來似乎要記住很多東西，但「休息檢測」練習愈多次的話，你就愈容易辨識出淤滯壓力造成的失衡。在你可能感覺到的所有失衡狀況中，我要你特別覺察其中四種，因為這幾種會在不必要的狀況下壓迫到頸部及下背，還會讓「神經核心」失去穩定度。

▶ 不管是你在做MELT、跑步、玩球、做瑜伽，或只是要去工作之前，當你躺在地上時覺得：
　1. 整個背的重量都壓在肩胛骨上面，
　2. 背部中段拱離地面，
　3. 尾骨上的重量比臀部的重量還要多，或是
　4. 你的大腿後側離地了。

你每天就應該至少花10分鐘試著消除這些失衡狀況，才能避免他們累積後造成更多問題。

▶ 我也希望你學著辨識出淤滯壓力是否改變了「自動導航器」與你重心的連結，以及最終是否改變了「自動導航器」維持你身體穩定的效率。

▶ 躺在地上，感覺你身體的整個左側與右側。你是感覺兩邊都很平衡——還是身體有某一邊感覺比較重或是覺得一隻腳比較長？

▶ 記住，「自動導航器」的其中一項功能是在運動及休息的時候調節你身體的平衡及穩定度。如果你身體在某一整側感覺比較重，或是一隻腳感覺比另一隻腳還要長，就是你的「自動導航器」與身體重心失去明確聯繫的徵兆。它會導致你的「自動導航器」每天必須更努力工作才能讓你保持平衡——包括你在休息的時候。這是大家即使在試著休息的時候仍感到筋疲力竭或是焦躁不安的原因。

如果你因為第一次使用「身體意識」而不確定你感覺到了什麼，沒關係，別灰心。學習使用「身體意識」辨識出常見的失衡是需要練習的，一旦我們做了某些技術以及再次檢測，你便可能會注意到有些事情感覺不同了。在每次做 MELT 之前，先執行「休息檢測」，你將會培養出使用「身體意識」的能力，這也是自我照護第一且最重要的一步。學著辨識出疼痛背後的罪魁禍首並且面對它們，而不是專注於疼痛的症狀，其實本來就會讓你感覺到的疼痛變少！

一旦你瞭解你應該試著辨識出的淤滯壓力的徵兆，檢測起來就會變得比較容易，你只需要花費 2 分鐘，甚至更短的時間。

記住：不管你的 MELT 技術做得多好，如果你開始前不「檢測」，結束後也不「重新檢測」，你就會錯過了整個流程中最關鍵的部分，降低「自動導航器」重新開機的能力。

淤滯壓力的徵兆

	理想情況	當淤滯壓力累積時， 你通常可能感覺到的失衡狀況
肩帶	頭部位於正中央	頭部沒有在正中央
	兩手臂重量平均	一邊手臂比較重
	胸部中段的重量落在肩胛骨下方，女性內衣的位置	大部分的重量落在肩胛骨，胸部中段沒有貼地
	頭部能往左右平均旋轉	轉往一側的活動度受限或是有疼痛
橫膈肌	下背是獨立的小空隙，曲線的最高點在肚臍下方	從骨盆到肩胛骨，整個背部中段都拱起來，而且曲線最高點位於肚臍上方
	兩側臀瓣重量分布均勻	重量落在尾骨或是臀瓣重量分布不均勻
	兩大腿後側均勻地貼在地上	大腿後側沒有貼著地面，或是重量分布不均勻
骨盆帶	兩膝蓋與地面之間的空隙平均分布	膝蓋與地面之間的空隙不平均或是察覺不到
	兩小腿的重量分布平均	一邊小腿的重量比較多
	兩腳踝與地面的空隙分布平均	外側腳踝骨骼碰到地面
	重量落在腳跟外側，腳趾的角度像是指向天花板與牆壁的交界處那樣	腳趾指向房間兩側或是往下且遠離腳踝骨骼，或是指向不同的角度
「自動導航器」	你感覺身體的左側及右側呈現平衡狀態	身體其中一側感覺到較多的重量，或是感覺其中一隻腳比較長

休息重新檢測

在你做任何「連續動作」之後，你要回到「休息檢測」的姿勢去重新檢測及評估那組「連續動作」帶來的改變。你可能會發現治療上半身的連續動作會在你的下半身帶來顯著的改變，反之亦然。在你創造屬於你自己的「MELT療法藍圖計畫」時，注意到這些東西是很重要的。

人們因為軀幹中充滿淤滯壓力，骨盆穩定度及腿部控制力受到不良影響，導致下背痛或髖部疼痛，這種狀況並不少見。當你回到「休息重新檢測」時，請先看看你是否消除了任何常見的失衡。

理想上，你會感覺上半身的頭更位於中心，手臂則會感到更加平衡，且你會注意到胸部上有更多重量，重量不會全落在你的肩胛骨上。你或許也更能把頭往左右兩側轉。

你可能也會注意到下背的形狀以及範圍比較沒有拱起得那麼嚴重，下半身「團塊」與「空隙」的位置也比較理想了。

最奇妙的感受之一，是感覺到「自動導航器」重新連接到你身體的重心。在做完整套MELT療法藍圖計畫後，我的客戶常常會說，他們不再感覺身體分成左右兩邊，而是感受到從頭到腳的「團塊」與「空隙」在接觸與離開地板時形成的波狀。

記得，「重新檢測」不只能讓你看出你的自我照護是否有效果，也能讓你的「自動導航器」重新開機，並且改善「自動導航器」與你身體重心的神經性連結。在做其他「連續動作」或是開啟你的一天之前，先花點時間讓這些改變融入你的身體吧。

運動表現訓練法的手部及足部治療

我們因為想提升運動表現而執行訓練和練習訓練動作。然而，我們身體最常用到的兩個部位──手部及足部──卻太少得到關注，不論我們過著什麼樣的生活型態。腕隧道症候群、虛弱的握力、神經瘤、足底筋膜炎，以及其他的手部及足部問題不只會終結運動事業，也會阻礙日常活動。「手部及足部治療」會使用到 4R 方程式的所有項目，對神經筋膜系統製造出整體的效應，而且每天做也很安全。如果在訓練前做手部或足部的任何一項治療，會讓你的身體更穩固，且整體協調性更好。

你將使用「握拳檢測」來評估淤滯壓力是否抑制了你的握力，以及用站姿的「身體掃描檢測」，而非「休息重新檢測」，來判斷你的「自動導航器」是否能有效率地運作，且跟你的身體重心有清晰的連結。手部及足部治療都有助於重新平衡「自動導航器」，因為我們的雙手與雙腳中存在著數十億的感覺神經末梢。刺激這些神經末梢可以製造全身性的訊號，以及在雙手及雙腳的許多關節處釋放張力，讓「自動導航器」裡面如同 GPS 的追蹤系統性能更好。

另外很棒的一點是，在手部及足部治療中，你會學到 MELT 的基本施壓技術。「滑動」、「剪切施壓」、「刷掃」的程序會改善你筋膜的整體支撐特性。

就像使用「休息檢測」一般，你將學到如何以站姿檢測你的握力，以及測試你「自動導航器」的效率。下面幾件需要你放在心上：

- 不論你之後有多擅長這些治療，在治療前後一定要「檢測」及「重新檢測」，以便感受自我照護帶來的改變。

- 一旦你精熟這些技術，任何「手部及足部治療」應該只會花你10分鐘以內的時間。

- 「滑動」是使用大型軟球前的準備技術。而把大型硬球加到你的治療中，可以增加一點具有探索性的覺察。如果你的結締組織不是處於理想的狀態，在你執行「滑動」的時候，會常常能夠感受到它的紋理。如果你感覺到像是米粒或是突起的東西——有些客戶把它稱做「玻璃碎片」——那就是「脫水」感覺起來的樣子。所以當你「滑動」時，你不會透過任何激烈的方式改變結締組織，而是在你建立「身體意識」，以及學習在不感到疼痛的狀態下施加可以忍受的壓力時，給結締組織一些時間漸漸適應，讓結締組織準備好進行「剪切施壓」。

- 當你對組織做「剪切施壓」時，你要試著讓兩個介面朝相反的方向移動。當你正確地施行「剪切施壓」時，你不是在皮膚的層次上治療，而是在皮膚下方、淺層筋膜以及骨骼之間治療。你在施壓及適度的力道之外也製造出了摩擦力，改變了膠原蛋白基質。要記得，膠原蛋白是「導體」。當你執行「剪切施壓」時，你改變了膠原蛋白原纖維的張力，而這對於膠原蛋白結合處之間的小空隙來說，這股張力是把其中的液體擠出或是抽出來的關鍵因素。這和海綿很類似，當海綿適應液體充滿的狀態時，你施加壓力，並等待一下，接著釋放壓力，這些組織就會再次被「填充」。利用這個原理能提升膠原蛋白原纖維的滑行及滑動，改善組織的支撐特性。別忘了，在做「剪切施壓」時，要施壓，然後等一會兒，以產生最大的改變。給你的組織一點時間去適應，以便製造出局部的液體交換。

- 一旦你在結締組織系統中製造出局部液體交換，你將執行「刷掃」

——在一個特定的方向產生壓力，讓整個組織基質中產生全身性的液體交換。在一段時間中以同一方向移動液體，會創造出化學及電學上的改變，就像漩渦那樣。這會創造出細胞與細胞間的聯繫，並且刺激感覺神經末梢。「刷掃」可以在神經筋膜系統中帶來許多全身性的改變，改善穩定度及活動度。

- 你也要把「摩擦」的技術加進去，以刺激血流及循環，得到額外的益處。這會溫和地刺激淋巴系統，幫助降低你雙手與雙腳輕微的腫脹或是發炎。當你執行這個技術時，你要用非常輕且表淺的壓力，溫和地用球摩擦你的皮膚。

▶ 運動表現訓練法的手部治療

你將會需要一顆大軟球以及一顆大硬球。

大的軟球

▍握拳檢測

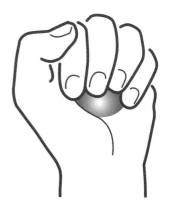

▶ 把大軟球放在一隻手中擠壓三～四次，然後用另一隻手試試看。你能輕易使出強大的握力嗎？你是否感覺到有某一隻手比較強壯呢？在你用力握住時，你是否有在前臂感覺到壓力呢？

滑動

▶ 把球放在雙手之間，十指互扣，把球從3號定位點經過掌根揉到5號定位點，再以相等的力道回到3號定位點。

▶ 持續把球在掌根來回滑動20～30秒。

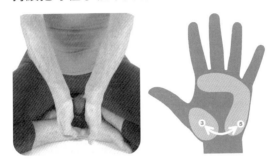

直接剪切施壓

▶ 把球放在3號定位點，也就是拇指墊的位置，持續約30秒，往任一個方向畫小圓。如果你做得正確，球幾乎不會位移。

▶ 溫和地把球壓在你雙手的大拇指根部之間，然後等一下。維持施壓的狀態，在你讓組織產生適應的時候，專注地呼吸兩次。

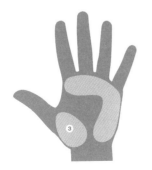 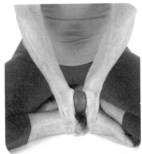

間接剪切施壓

▶ 把球放在3號定位點拇指墊處，在你內外移動拇指時，維持可以承受的力道，對組織執行「間接剪切施壓」。專注地呼吸三～四次。

▶ 當你讓組織產生適應的時候，維持施壓的狀態，專注地呼吸兩次。

前臂刷掃

▶ 一開始時，把球放在你的手指下方，將球壓著，以持續緩慢地將球滾向你的手腕，繼續移到前臂，然後到你的手肘。

▶ 從手指到手肘，以單一方向重複「刷掃」。專注地呼吸且保持持續的力道。

▶ 換邊再做一次。

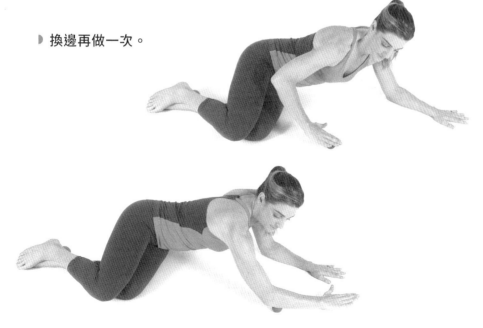

大的硬球

　　用大硬球重複執行這些技術——「滑動」、「直接剪切施壓」、「間接剪切施壓」及「前臂刷掃」。這顆硬球不像軟球那樣會被壓扁，所以不要更用力地壓它。如果你發現大硬球對你的前臂而言太刺激了，你可以用大的軟球來操作這項技術。

摩擦

▶ 使用輕柔、快速、隨意的動作，在你的雙手之間像塗鴉那般摩擦大硬球。記得也要摩擦到手指以及手腕。

大的軟球

握拳重新檢測

　　回想一下你一開始的握力感覺起來怎樣，然後用大軟球重新做握拳檢測。你是否能更輕易地使出更強的握力？你左右手的握力是否感覺起來更一致了？

額外的手指技術

　　一旦你熟悉基本款的「運動表現訓練法的手部治療」，請再加入這些手指技術。對於那些需要強壯握力的運動員來說，用小球做「指節減壓」及「手指刷掃」，會進一步改善握力和手部靈巧度。

指節減壓

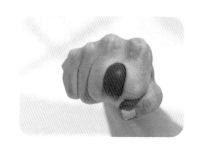

▶ 把一個小的硬球或軟球放在你的食指與中指之間,然後像握拳頭一般彎曲你的指節。以緩慢反覆擠壓的方式,在你的手指頭之間擠壓球五～六次。

▶ 把球放在你的中指與無名指之間,然後放在你的無名指與小指間,最後放在你的大拇指與食指間。重複相同的施壓與擠壓技術。

▶ 換另一隻手操作。這會改善肌腱周圍結締組織的滑行與滑動。

手指刷掃

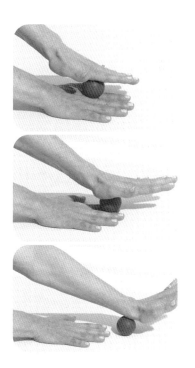

▶ 手心向下放在平面上。

▶ 使用大的軟球。從手指頭根部往你的指尖「刷掃」。

▶ 在你所有的手指頭,包括大拇指,重複這個動作。

▶ 換另一隻手做。

迷你版運動表現訓練法的手部治療

如果時間有限，你可以用大的軟球做「迷你版運動表現訓練法的手部治療」，只會花費不到 4 分鐘。在這裡，請以這個順序，只做以下技術：握拳檢測、滑動、直接與間接剪切施壓、手指刷掃、摩擦，以及握拳重新檢測。

在比賽日很適合做這個迅速的治療，尤其如果你從事揮桿打擊的運動，例如高爾夫球、網球或是棒球，這些運動中旋轉控制力及手部握力是很重要的。

運動表現訓練法的足部治療

你會需要一個大的軟球以及一個大的硬球。

「自動導航器」檢測

當淤滯壓力擾亂了「自動導航器」與你身體重心的連結，你的整體平衡和地面反作用力會受到影響。這會降低運動的敏捷度、破壞良好的時序及正確性。你可以用「身體掃描檢測」的站姿檢測來辨識整體穩定度是否有被影響，然後用「翹腳趾檢測」來測試「自動導航器」的效率。跟所有的 MELT 技術一樣，動作設定是很重要的。

身體掃描檢測

使用「身體意識」的話，你可以辨識出淤滯
壓力是否正干擾著「自動導航器」與你身體
重心的連結，以及是否正在影響「自動導
航器」的整體效率。

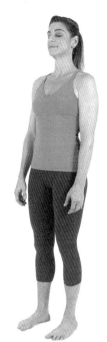

▶ 站直。雙腳並排，與髖部同寬，腳趾向
　前。把雙手放在身體兩側，閉上你的眼睛。

▶ 淤滯壓力的徵兆：
　— 你是否感覺其中一隻腳承受比較多重量
　　　或是與地面的接觸面積比較大，或是感
　　　覺有一隻腳更往地面沉下去？
　— 往上掃瞄你的雙腳。注意看看你是否正
　　　在繃緊大腿或臀部的肌肉，或是把你的膝蓋鎖死。你能自主地把
　　　這些肌肉放鬆，且仍保持站姿嗎？

▶ 雖然你將你的雙腳並列，但你有覺得腿部跟腳掌都並列著嗎？如果
　你感覺一隻腳錯開站在另一隻腳前方，或是一隻腳跟另一隻比較起
　來，有向內或向外旋轉，這些也是「自動導航器」效率不彰的徵兆。

翹腳趾檢測

在前腳掌沒有抓地的狀態下，藉由挑戰維持重心連結以及「團塊」和「空隙」的平衡，這個檢測會測試你身體「自動導航器」的效率。

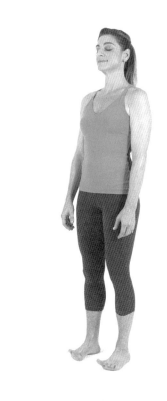

▶ 站直，雙腳與髖部同寬。閉上眼睛，把十隻腳趾頭都翹高，離開地面。維持這個姿勢十秒鐘，給「自動導航器」獲得與身體重心連結所需的時間。

▶ 持續閉著你的雙眼，吸一口氣，然後在吐氣時，把你的腳趾放回地面。注意你是否感覺到身體在飄移或是往前搖晃。飄移是「自動導航器」找不到身體重心的徵兆。

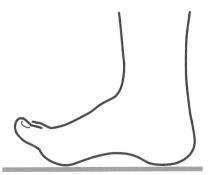

▶ 張開你的雙眼，嘗試做同樣的測試，注意看看，當你可以仰賴你的視覺來保持平衡時，跟只使用「自動導航器」時，飄移減少了多少。

大的軟球

▍定位點按壓

▶ 雙腳與髖部同寬站立。用大的軟球，以可以忍受的力道踩在腳掌中心的 1 號定位點上，專注地吸一口氣。

▶ 把身體的重量從左邊移到右邊，慢慢地反覆擠壓五～十次，找到可以忍受的正確力道大小，壓著並且等待一下。

▶ 為了改善「自動導航器」與身體重心間的連結，保持壓在球上的力道，然後以任何你想要的方式移動關節。把你的手臂舉到頭上，搖搖你的手指頭，拱起脊椎，以任何方式彎曲你的膝蓋，接著回到直立站姿並專注地吸一口氣。

▶ 另一隻腳往後站，把球朝你的腳跟移動 2.5 公分，讓球移到 5 號定位點，也就是腳跟的正前方。藉由稍微彎曲你的膝蓋以及在 5 號定位點上施加可以忍受的力道，溫和地把身體的重量往前傾。停一下，然後稍微往後站，以便減輕力道，然後再重複一次。

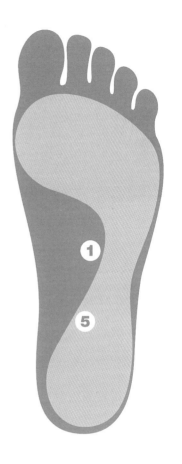

滑動

▶ 把球放在 5 號定位點，即腳跟的正前方，把你身體的重量 1:1 分配在前腳掌與後腳跟。

▶ 你的前腳掌和腳趾應該停留在地上，而腳跟稍微離開地板。

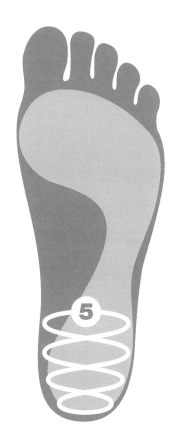

▶ 前腳掌保持在地板上，腳跟跨於球上，讓球在腳跟前方左右移動 15 秒，並以可忍受且一致的力道。

▶ 在往腳跟後方移動的過程中，持續把球從一邊「滑動」到另一邊，然後回到 5 號定位點。

▶ 如果要好好利用「滑動」的話，在腳下左右移動球時，保持力道一致。

直接剪切施壓

▶ 大的軟球置於 5 號定位點上，維持一致的力道，以非常小的動作左右搖擺你的腳掌，所以球幾乎不會移動，持續約 15～20 秒。記得，剪切施壓需要皮膚及骨骼之間的摩擦和施壓——所以球跟你皮膚摩擦的程度，比不上你把肌肉往骨骼「釘住」所產生的剪切施壓力道。這就像海綿吸入液體那樣。

接著停止動作，施壓，然後維持施壓，在讓組織適應的時候，專注地吸兩口氣。這就像是在使用海綿之前先擠壓它一般。然後移除壓力，把球從腳掌底下拿出來。

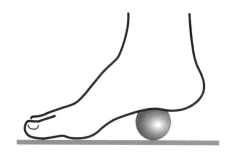

足部刷掃

用大軟球來練習「足部刷掃」。把大軟球放在大腳趾蹠球部，2號定位點處。擠壓趾節以移動球，然後在你把球朝向腳跟，用可承受且一致的力道以單一方向的連續動作移動時，保持同樣的擠壓力道。

把你的重量移到後腳掌，讓你的前腳掌離開球。把球放在第二腳趾關節的下方，對關節施壓，然後從腳趾到腳跟刷掃。

從每個腳趾到腳跟，重複做這個動作，在每趟刷掃的過程中，把你的體重放到球上然後從球上移開。

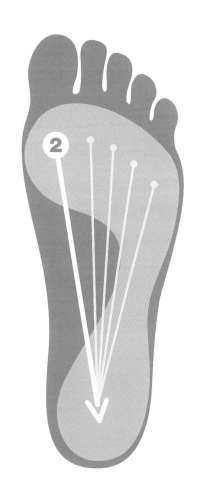

大的硬球

接著，在同一隻腳用大的硬球再做一次以下技術——滑動、直接剪切施壓，以及足部刷掃。但是先在1號定位點加入一個間接剪切施壓。

間接剪切施壓

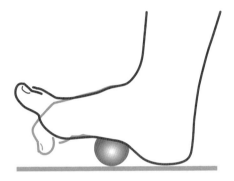

▶ 一腳站在另一隻腳前方，把大的硬球放在你前腳的1號定位點下方。讓你的腳跟靠在地上，腳趾放鬆蓋在球上。膝蓋放鬆。試著把重量平均分配到兩側腳掌。保持腳趾離開地面。讓你的腳「沉」到球裡面，以製造出可承受的力道。

▶ 在你像握拳那樣把腳趾捲起時，維持一致的力道，然後腳趾張開，動一動腳趾。

▶ 重複三次。

▶ 持續施壓，在讓組織適應時，專注地吸兩口氣。

然後用硬球重複「滑動」，但這次要用它在組織中找尋僵硬處。如果你感覺到塊狀物或是疼痛，這就是淤滯壓力的感覺。記得要留心力道。然後用大硬球再做一次「直接剪切施壓」及「刷掃」。

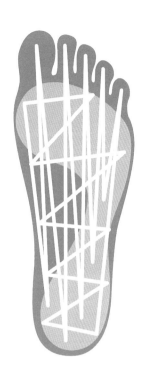

▌ 摩擦

使用輕柔、快速、隨意的動作，用一隻腳掌保持平衡，另一隻腳輕柔地像在塗鴉那般用腳掌及腳趾摩擦球。讓你的腳像是鐘擺那般鬆鬆地懸在球的上方。

▶ 重新檢測

▌ 身體掃描重新檢測

雙腳併攏。你可能會發現你的腳掌感覺起來不一樣了。我要你學習使用「身體意識」，感受看看「腿部液體流動」是怎樣的感覺。當關節沒有液體流動時，你會比較容易感覺到你的關節。在尚未執行MELT的那隻腳，你可能會感受到你的髖、膝，或是踝關節。然而，在已經做了治療的那隻腳，你可能會感覺更流暢且整合了。

▶ 閉上你的眼睛。你有沒有在治療過的那側身體發現什麼改變？

▶ 掃瞄雙腿。你有沒有在雙腿與雙腳的關節處發現什麼不同？

前彎檢測

如果你不確定你用「身體意識」感覺到了什麼，彎曲脊椎讓你的身體前彎，屈曲髖關節，然後雙手伸向地板。

▌當筋膜充滿水分，肌肉便有機會有效率地延長伸展。注意觀察你還沒做 MELT 的那隻腳。如果你的組織缺水，你會發現前彎的動作會比較僵硬。你可能會在關節附近的肌腱感覺到張力，而不是一股流暢的拉力。

▌有補足水分的那隻腳也許會感覺較流暢，而且你會發現從腳掌到髖部的肌肉拉力更整合了。

用兩種球在另一隻腳掌再做一次完整的「足部治療」。結尾時，在你「重新檢測」之前，兩隻腳掌交替，來回做兩次「摩擦」。如果你沒什麼時間的話，你可以只用軟球在雙足做兩次「摩擦」，做為獨立、改善循環的快速治療。

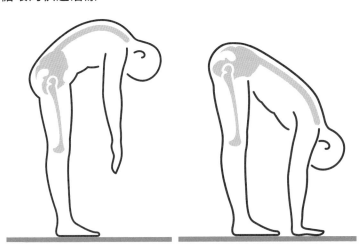

身體掃描重新檢測

你既然已經在兩隻腳掌都做了 MELT，現在就來看看你是不是能夠辨識出「自動導航器」中已經提升的效率。下面是你可能感覺到的理想改變，它們證實了你在自我照護中所得到的進展。

▶ 閉上眼睛，注意你的腳底。你在站姿時，左右重量分布是否更平均了呢？

▶ 往上掃描你的雙腳。如果你剛開始治療時，感覺到你會在不必要的狀況下收縮肌肉，而且必須刻意才能放鬆，那就閉上眼睛，注意治療過後，你的站姿有沒有在自然狀態下更有效率，且雙腳更平行了。

翹腳趾重新檢測

▶ 眼睛閉著，維持站姿，把十隻腳趾全都翹起來離開地面。你也許會發現，跟第一次這樣做的時候比起來，身體能更快地移動回來，且你可以更快穩住自己。這表示有新的神經訊息在身體裡面傳遞著，這是一個好現象。現在你的「自動導航器」需要時間組織這個新的訊息，而這會在你開始走動或是在你做自然的活動時發生。

▶ 腳趾翹起來，閉起眼睛，吸一口氣，然後在吐氣時，把你的腳趾放回地板上。跟你一開始的站姿檢測比起來，晃動的程度是否變小了？

如果你有發現任何一項改變，就表示你已經感受到，僅僅治療腳掌，你就能改善全身效率！你可以在任何例行運動訓練之前或之後執行這個治療。這也是讓你的腳掌保持良好狀態，以及改善腳踝穩定度及活動度的絕

佳方式。腳掌及腳踝對於你的整體壽命都很重要，所以你可以獨立使用「足部治療」，或是把它加到其他任何「連續動作」中。

迷你版運動表現訓練法的足部治療

你可以只用大的軟球，跟著以下順序執行這套「迷你版運動表現法的足部治療」：自動導航器檢測、定位點按壓、滑動、直接剪切施壓、足部刷掃以及摩擦。花一點時間評估看看，當你只治療一隻腳掌的時候會發生什麼事，藉此感受一下你能製造出來的改變。

▶ 上半身再水合連續動作

以下是「上半身穩定連續動作」的基本動作。如果你想得到自我照護的最大效益，那就在加入肩膀穩定度動作之前，練習這組連續動作。最基本的是「上背滑動」、「剪切施壓」以及「刷掃」。如果你時間緊迫，只做這些技術即可。在比較有時間的日子裡，在你加入第七章的「神經力量」動作之前，請加入任一或是所有其他的施壓動作，例如肩胛骨內外側、肋骨側面、手臂及胸部，以便產生更大且更持久的改變。

肋骨長度檢測

在你執行施壓的之前與之後，使用「肋骨長度」做為動作檢測，而不要使用「休息檢測」或「休息重新檢測」。你可以使用一些或是全部的上半身施壓動作（上背、肩胛骨內外側、手臂和胸部的滑動及剪切施壓，以及上

背刷掃）來建立一組上半身施壓連續動作。這會幫助頸部及下背的「空隙」減少不必要的張力及擠壓。

▶ 彎曲你的膝蓋。把肩胛骨靠在滾筒上面。

▶ 在頭部後方，把你的手指交錯，讓頸部放鬆。手肘大大地展開。收縮骨盆，並維持在收縮狀態。啟動你的核心。在你做出以下的動作時，你的核心、下背及頸部要保持不動且穩定。吸氣，然後吐氣時，如圖示這樣，把肋骨捲成屈曲狀。

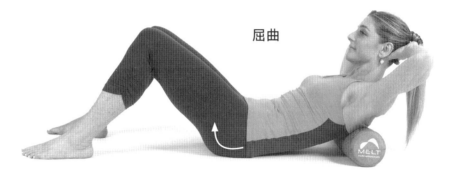

屈曲

▶ 下一次吐氣時，啟動你的核心，並且只有讓你的肋骨往滾筒伸展上去，把胸骨朝著天花板打開。你的核心、下背及頸部維持在原本的位置上。

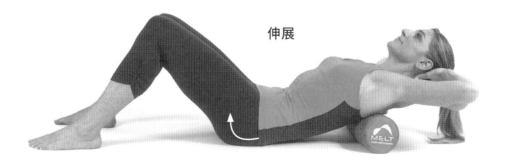

伸展

▶ 專注地把兩口氣吸到肋骨裡面。吸氣。吐氣時，把肋骨往前捲，然後再做一次。

▶ 接著，試試「肋骨側彎」：從伸展開的位置開始，吸氣，然後在吐氣時，慢慢地將你的肋骨往右邊側彎。在你專注地把一口氣吸到你的左側肋骨時，姿勢保持不動。在下一次吐氣時，把你的軀幹回復到中央，然後慢慢地往左邊側彎。在你專注地把一口氣吸到你的右側肋骨時，姿勢保持不動。

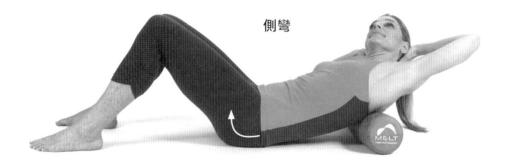

側彎

▶ 每一邊都再做一次。注意看看你是否在其中一邊感受到張力，或是感受到活動範圍受限。請記得這時的你感受到什麼。在你做以下的施壓動作之後，我們會回來重新檢測這個動作。

上背滑動及剪切施壓

▶ 把上背靠在滾筒上。手放在頭後面以利支撐，稍微把你的肋骨往前捲，然後把你的手肘指向天花板最前方。

▶ 啟動你的核心，把髖部稍微從地面提起，然後把髖部往你的腳跟移動，讓滾筒移到上背部。

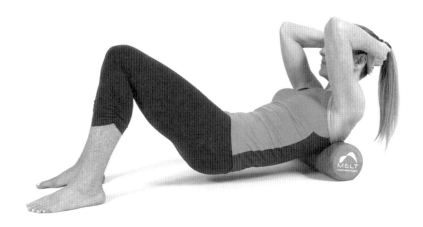

▶ 開始「滑動」，腳掌往下踩，在上背的一小塊地方溫和地把滾筒往上下移動3～4公分就好，做五～十次，藉此在上背區域尋找「障礙物」或是敏感處。把動作幅度漸漸縮小，然後慢慢靠近感覺有一點敏感的區域，不過不要直接落在最痛的那個點上面。

▶ 讓你的髖部以收縮的姿勢回到地面上。稍微把肋骨往前捲，然後藉由慢慢側彎上半身來對組織「剪切施壓」，以小幅度的動作稍微往左右傾斜三～四次，像是在扭轉一塊脊椎周圍的肌肉那般。保持力道一致。

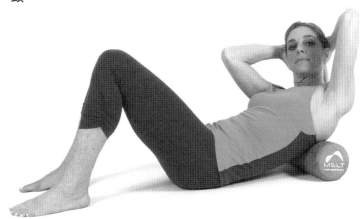

▶ 回到中間，停頓一下，然後專注地吸一口氣，讓你的脊椎沉到滾筒裡面。

▶ 重新踩好腳掌，把你的髖部稍微從地面提起。腳掌往下踩，把滾筒沿著你的背部往下移動3～4公分，移到肩胛骨下方附近的其他區域，重複「滑動」，在「剪切施壓」前先探查和準備。

▶ 找到一個你可以忍受施壓力道的位置，把動作幅度漸漸縮小，然後把收縮的骨盆放回地板上。稍微把你的肋骨往前捲，藉由把軀幹再次稍微往左右側彎幾次來重複執行「剪切施壓」。

你可以在身體一側執行以下四個動作，然後在另一側再做一次。或者你可以嘗試在兩側輪流執行各個動作，或是選其中幾個而非全部四個動作，來當成一組「連續動作」。

肩胛骨內側滑動及剪切施壓

▶ 把滾筒靠在中背部靠近肩胛骨底部的位置，雙手放在頭後方，雙膝彎曲，腳掌平放在地板上。讓核心保持啟動，把上半身稍微往左右傾斜，稍微從地面提起你的髖部。

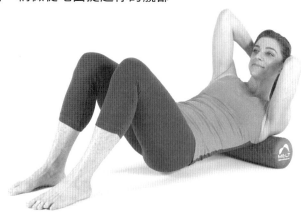

▶ 動作開始時，把滾筒放在你左側肩胛骨的底部，而不是放在脊椎上。保持肩膀放鬆，背部稍微往前捲，然後開始「滑動」。用你的雙腳，讓滾筒在肩胛骨底部的邊緣上下移動。注意看看是否會疼痛。把滾筒往上移到肩胛骨內側的邊緣四～六次。如果你發現一個痛點或是阻礙處，漸漸縮小你的動作，然後慢慢靠近有淤滯壓力的區域──不要直接落在上面。

▶ 讓你的左臀部回到地面上。把你的手臂往前方伸出，上下移動五～十次，以便執行「剪切施壓」，保持肩胛骨內側的力道，刺激肩胛骨與肩關節之間的組織。

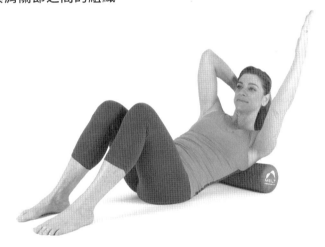

註：如果你有頸部疼痛，那就改把手放在頭後方，把手肘往頭的方向來回移動五～十次。如果你有肩膀疼痛，就改把手放在肩膀上，手肘彎曲，手臂在身體前方畫五～十次小圈圈。

▶ 如果在你做「剪切施壓」後，手離開了你的頭，那就把你的手重新放回頭的後方；暫停，然後等一下。專注地吸一口氣。

▶ 身體回到中間。在另一側肩胛骨重複這些步驟，或者，如果你要一次在身體一側執行所有技術，那就繼續往下做「肋骨側面」及「肩胛骨外側」的技術。

肋骨側面滑動和肩胛骨外側滑動 及剪切施壓

▶ 左側躺，把肋骨中段——在內衣高度附近的位置——以及你的上臂放在滾筒上。頭靠在手中。啟動核心，髖部在地面上。

▶ 屈曲你的軀幹，然後稍微回復到伸展狀態五～十次，以便「滑動」側邊的肋骨。探查組織中疼痛或是有「障礙物」的地方。（我們不會對肋骨做「剪切施壓」）

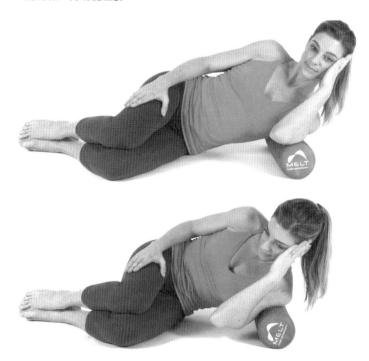

▶ 將你的軀幹及左側手肘轉向天花板，讓左側肩胛骨外側位於滾筒頂端，「滑動」你的外側肩胛骨。溫和地彎曲軀幹，以便讓滾筒在肩胛骨外側上下移動。

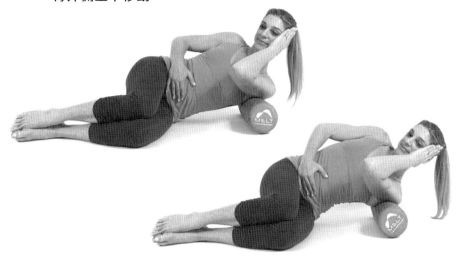

▶ 保持力道一致。如果發現有「障礙物」，把動作縮小，靠近它。

▶ 把左手臂鬆開，像劃一道彩虹那般越過滾筒上方，對肩胛骨做「剪切施壓」。手肘保持彎曲。

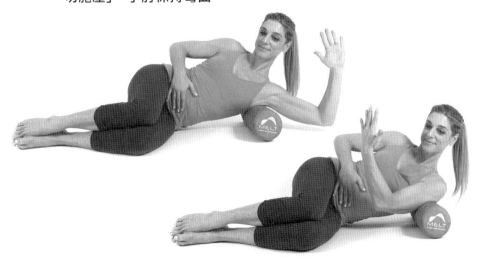

▎ 手掌回到頭部，專注地吸一口氣，讓組織可以產生適應。

▎ 在另一側也做一遍，或是往下接著做「手臂滑動及剪切施壓」。

手臂滑動及剪切施壓

▎ 側躺，滾筒放在左上臂三角肌的下緣。如果你抓著肩膀，整個肩膀
應該會靠在滾筒的頭側。左手肘是彎曲的，手臂放鬆地放在地上。

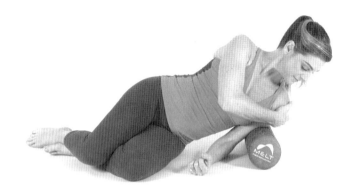

▎ 把你的右前臂靠在滾筒上，手掌朝上，用上方的右手來支撐你的頭
部，把你的頭靠在手中。視線朝向地面，以便減少脖子的壓力。藉
著把上半身捲起來並且回來五～十次，對你的手臂做「滑動」，探
查看看這個區域是否有疼痛處。

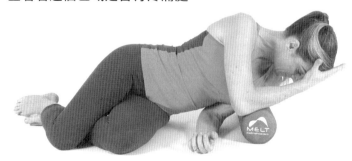

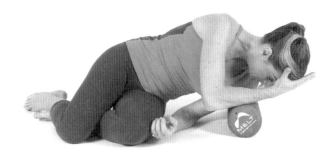

▶ 找一個你可以承受力道的地方，在那個點上面停一下，專注地吸一口氣，然後藉由持續施壓和如圖示般，把你的左手臂收向你自己，再還原，來回四～五次來做「間接剪切施壓」。

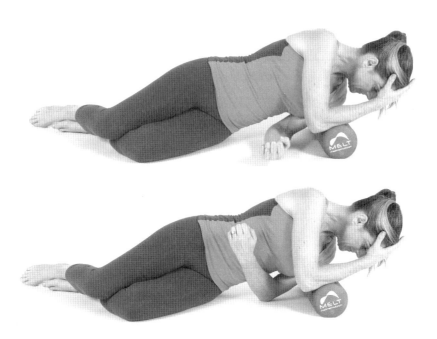

▌把你的左前臂靠在地板上，右手臂往前「搗」出去然後拉回四～五
　　次，製造出「直接剪切施壓」。

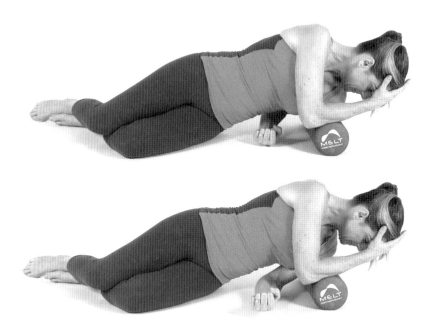

▌在你讓組織去適應的時候，專注地吸一口氣。

▌在另一側再也做一次，或是繼續往下進行「胸部滑動及剪切施壓」。

胸部滑動及剪切施壓

▶ 坐起身，轉動你的軀幹朝向地面，讓左手臂在你身後，手掌放在地上。

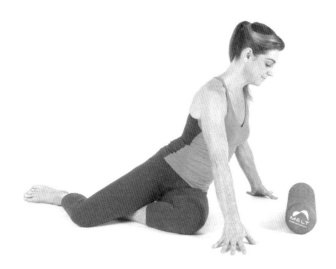

▶ 把左上臂骨骼以及在你鎖骨正下方的胸部位置靠在滾筒上。視線朝
向地板。如果你覺得頸部有壓力，把你的額頭放在右手來支撐頭部。

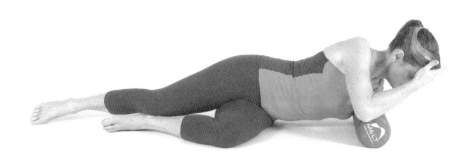

▶ 使用雙手和核心把肋骨往肚子的方向捲進去，然後再稍微伸展，去感受胸骨以及胸部往上且遠離地板移動，好讓滾筒在鎖骨下方的區域上下「滑動」。如果你的頭靠在手心裡面，你會更需要使用核心來把軀幹捲進捲出，才能讓滾筒正確地移動。

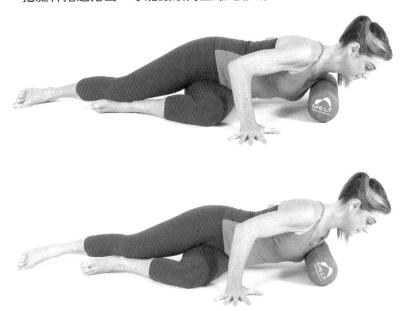

▶ 藉由左右移動你皮膚與肋骨之間的組織，製造出交互摩擦來「剪切施壓」。想像你在智慧手機或平板電腦上來回滑動那般。吐氣時，讓胸部「沉」到滾筒裡面，讓你的組織去適應。

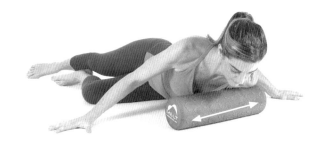

▶ 在另外一側也做一次，或者如果你是一口氣在同一側執行全部的技術，那就回到「肩胛骨內側滑動及剪切施壓」，在另一側把全部的技術再做一次。

在你兩側都治療過後，做「上背刷掃」，在整個身體內製造出全面性的液體交換。

▍上背刷掃

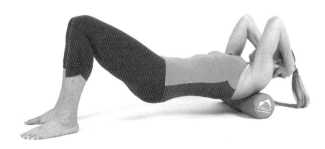

▶「找到你的核心」，然後把腳掌放在膝蓋前方一點點的位置，接著把髖部抬離地面約 2.5 公分。把膝蓋移到腳踝上方，以便把滾筒移到你的上背處。專注地吸一口氣。

▶ 吐氣的時候，啟動你的核心，讓髖部稍微往地板的方向放鬆下沉，溫和地把腳伸直，讓滾筒能以一致的小力道慢慢往下移動到肋骨區域。在你伸展雙腳並讓髖部回到地面時，稍微把你的肋骨往前捲動，以便維持力道一致。

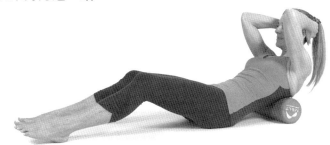

▶ 重新把雙腳放在膝蓋前方一點點的位置，然後確認你的核心穩固，把髖部抬起離開地面，再次把膝蓋移到腳踝上方，讓滾筒移到你的上背。停一下，然後專注地吸一口氣。

▶ 重複做三～四次「刷掃」，來改善你整個身體中的液體流動。

肋骨長度重新檢測

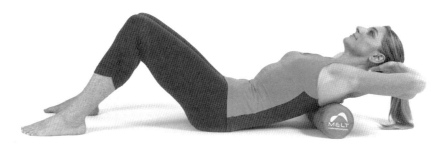

重新檢測肋骨的活動能力來看看你是否已經改善了你的活動範圍。

▶ 彎曲膝蓋。把肩胛骨靠在滾筒上。手指交叉放在頭的後方，放鬆你的頸部。手肘大大地展開，收縮骨盆，並且保持收縮。啟動你的核心。當你做出以下的動作時，你的核心、下背及頸部要保持靜止與穩定。

▶ 吸氣，然後在吐氣時，把你的肋骨捲成屈曲狀。下一次吐氣時，啟動核心，只讓肋骨在滾筒上伸展，並且讓胸骨朝向天花板展開。你的核心、下背及頸部，要停留在它們原本的位置上。

▶ 專注地把兩口氣吸進你的肋骨中。吸氣。吐氣時，把你的肋骨捲成屈曲狀，然後再次慢慢地伸展成檢測「肋骨長度」的姿勢。

▶ 這次，在這個已伸展開的狀態下，吸氣，然後在吐氣時，慢慢地把往右側彎你的肋骨。在你專注地把一口氣吸到左邊肋骨時，保持在這個位置。

▶ 在下一次吐氣時，讓你的軀幹回到正中央，然後慢慢地往左側彎。在你專注地把一口氣吸到右邊肋骨時，保持在這個位置。

▶ 每一側都再做一次。

▶ 注意你的活動度是否增加了，或是肋骨兩側能否更自在地活動了。

下半身再水合及下背減壓的連續動作

這組連續動作，要以基本的「休息檢測」開始，以「休息重新檢測」結束，你才能評估這組連續動作對你的「團塊」及「空隙」可以帶來的直接與間接改變。別忘了也要檢查左右轉動頭部的能力。你也許會發現「下半身再水合連續動作」間接地改善了你頸部的活動度，也間接地改善了「自動導航器」與你重心的連結。

這些是「神經核心穩定度連續動作」的基礎動作。在嘗試「神經核心」動作之前，先獨立練習這組連續動作，之後再練習整組穩定度連續動作。

休息檢測

▶ 留意一下你的「團塊」與「空隙」。在你開始做這組連續動作前，你用「身體意識」察覺到哪些常見的失衡狀況？

▶ 記錄一下你身體排列、轉動頭部的能力，以及「自動導航器」找到你身體中心的能力。請記得你感覺到的東西。

「分離」：收縮及傾斜你的骨盆

對於延展的動作而言，你需要收縮或是傾斜你的骨盆。所以，讓我們來練習這兩個動作，以便讓你能專注於維持這些姿勢，獲得下半身延展動作最大的益處。

註： 能夠把骨盆與雙腿和肋骨分離（differentiate）是很重要的。當你試著把骨盆從收縮的姿勢移動到傾斜的姿勢時，留心看看哪些部位有保持穩定。記得，動作要很細微並且具有控制力。活動範圍可以很小。在保持其他「團塊」穩定的狀態下控制這個動作，你將能把「自動導航器」重新連結到你的身體重心，提升它的控制力與連結。

改良版骨盆收縮和傾斜的挑戰動作

▶ 穩固你的核心，髖部抬高，把骨盆的中心放在滾筒上。髖部骨骼的頂端應該放在軀幹那側滾筒的邊緣，而非滾筒上方。你的下背不應該在滾筒上。

▶ 把你的雙腳放在地板上，與髖部同寬。恥骨要往肚臍捲進去，你將

感覺到下背被延展開來。達成骨盆收縮的過程中，雙腳要輕輕地放在地板上。

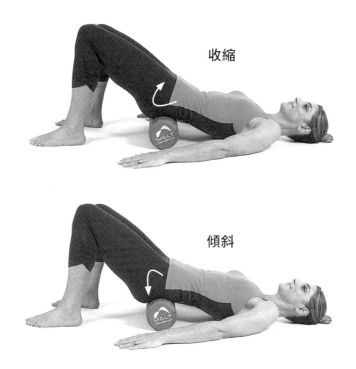

維持在「收縮」的姿勢，專注地吸一口氣。注意一下肋骨中段在地板上的重量。維持肋骨的姿勢不變，試著讓你的骨盆從收縮的狀態回到滾筒上方。你的恥骨會往與肚臍相反的方向移動，而下背曲線會回到中立位置的拱形。這個位置是「傾斜」。

把你的骨盆從「收縮」移到「傾斜」的位置五～十次，不要把腳踩進地板，也不要移動你的肋骨。這叫做「分離」。專注在你想要保持不動的部位，而非做出動作的部位，以便改善「自動導航器」與你身體重心的連結。

薦髂關節剪切施壓

▶ 穩固你的核心，抬起髖部，把骨盆的中心放在滾筒頂端。骨盆的中央在滾筒上，而你的下背不應該在滾筒上。當你把大腿移向胸口時，要「找到你的核心」，在大腿剛超過滾筒時停下來，腳跟貼近臀部，如圖示。

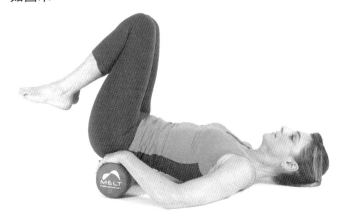

▶ 慢慢地將你的雙腳左右傾斜，把雙手塞到髖部外側下方，以防傾斜過頭，這可以讓你的薦骨以及薦髂關節保持在滾筒上，並避免你的外側臀部傾倒在滾筒上。試著雙膝併攏，以便減少下背的壓力。停留在左側薦髂關節上。

▶ 有三種方式可以對薦髂關節執行「剪切施壓」。(1) 最簡單的方式是保持膝蓋角度，慢慢地前後擺動 3～4 次。(2) 你也可以把傾倒那側的腿往同一個方向畫小圈圈，同時保持骨盆及肋骨穩定。(3) 或者你可以讓膝蓋併攏，兩隻腳同時畫圈，同時

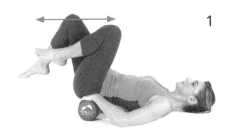

1

保持雙腳稍微側向一邊。
然後，保持你的雙腳往左
側傾斜，停留一下，維持
力道，接著專注地吸兩口
氣，給組織適應的時間。

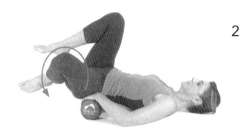

2

▶ 雙膝回到中央，在右側也
做一次。

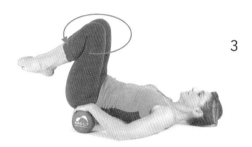

3

▶ 你可以使用一種，兩種，
或全部三種動作來改善你
骨盆的穩定度及含水狀態。

屈膝施壓

▶ 滾筒保持在骨盆下方，把你的左腳掌放在地上，把你的右腿靠往你
的胸口，如圖示。收縮你的骨盆，讓肋骨可以放鬆且沉到地板裡面。
保持核心穩定。

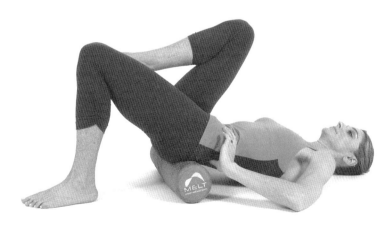

▶ 手指交叉放在右小腿上或是你的大腿後側。左腳穩定地踏在地板上，保持左膝與你的髖部對齊成一直線。別讓左膝超過身體左側了。要確保你左右邊的髖部都在滾筒上方且保持直線和水平。

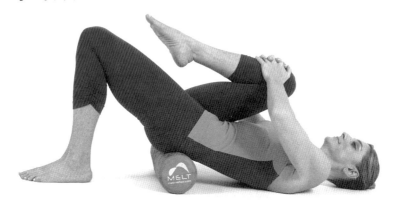

▶ 吸氣，然後吐氣時，加強骨盆的收縮力道，當你把骨盆往鼻子收縮時，用力讓你的左膝蓋往前超過左腳趾，感受你左大腿前側具張力長度（tensional length）。

▶ 再次吸氣，然後吐氣，當你把再次把右膝拉向軀幹時，吐氣以加強在你左大腿前側的張力牽拉。把左膝想成要往反方向朝你的左腳掌上方伸過去。

▶ 專注地吸一口氣。把你的右腳放在地板上，在右大腿再做一次這個延展的技術。

髖部到腳跟的施壓

▶ 右腳掌輕輕停留在地板上，骨盆在滾筒上維持主動傾斜。如圖示般伸展你的左腿。

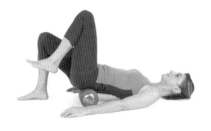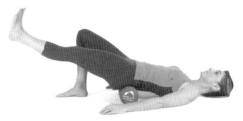

▶ 當你開始慢慢地屈曲髖關節並把左腿移成垂直角度時，專注於保持你的膝蓋完全伸展，骨盆維持主動傾斜，肋骨往下沉。

▶ 在與滾筒的角度超過垂直前，或是膝蓋開始要彎曲時，就把你的腿停下來。

▶ 一旦你在腿後側感受到張力，骨盆就需要再傾斜多一點，並且再次屈曲你的足部。

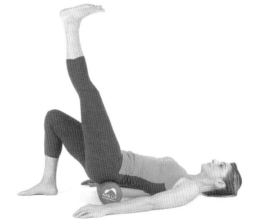

▶ 專注地吸兩口氣，在每次吐氣時，提升從髖部到腳跟的張力長度，接著把左腳掌放回地面，膝蓋彎曲。

▶ 右腿也做一次。

四字腳

▶ 左膝彎曲，把你的左腳掌放在地面上。屈曲右踝，跨過左大腿，靠在左膝旁邊。吸氣。吐氣時，在你把雙腳拉向胸口的時候，穩定你的核心。留心一下你對右髖後側製造出的伸展。雖然那感覺不錯，但我們接下來要先恢復你髖關節周圍的含水狀態。

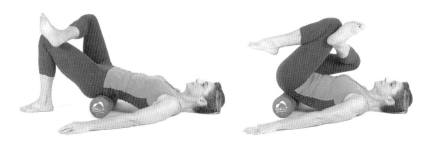

▶ 把你的左手放在右腳掌或是左大腿後方，右手放在右大腿的前側。慢慢地把你的雙腳推離你，直到左腿跟滾筒垂直。你的左大腿應該要盡可能地與滾筒垂直。你的右膝保持彎曲，右踝保持屈曲。保持骨盆水平，避免往側邊傾斜。

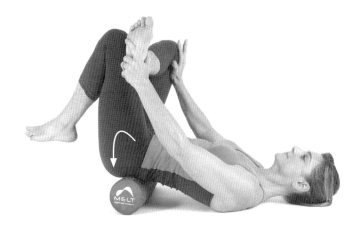

▶ 這時候，溫和地把左大腿往右腳踝壓進去（如同你要把左膝往胸口拉一般），另外以反方向且同樣的力道，用你的右手溫和地推右大腿（想像把它推離髖關節）。你會得到兩種方向的延展來加強右髖關節的外轉。這會提升右髖關節周圍的張力長度。

▶ 一旦這個「推－壓」的姿勢達成後，專注地吸一口氣，在滾筒上將骨盆主動傾斜，肋骨不離開地面。吸氣，稍微減少三個施壓點的力道。吐氣時，在滾筒上傾斜你的骨盆，當你把左膝壓向你的右踝且把你的右膝推離髖關節時，不要拱起你的背部。專注地吸一口氣。

▶ 把你的左腳放回地上，放開你的右腿，然後在另外一側也做一次。

骨盆收縮和傾斜的挑戰動作

▶ 把雙膝靠向胸口。手掌放在大腿前側，靠近你膝蓋的地方。溫和地把膝蓋推向遠離胸部的方向，手臂打直。讓大腿稍微彎向你的軀幹，以避免下背不必要的壓力，且試著保持肩膀放鬆不聳肩。

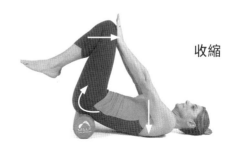

收縮

▶ 專注地吸一口氣，施力把肋骨往地面的方向「沉」到肩胛骨下方，溫和地把你的大腿壓進你的雙手，就像你試著把膝蓋移往你的胸口一樣，

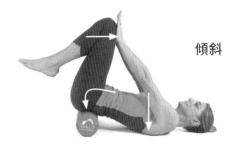

傾斜

但是不要彎曲你的手肘，也不要聳肩。你應該會一動也不動，而且應該會感受到深層腹部的收縮。這些是穩定腰椎的強大肌肉。

▶ 當你達成這個姿勢後，吸一口氣，然後吐氣時，試著收縮你的骨盆，感受恥骨往肚臍捲進去，這時大腿不能往前移動。接著，一邊維持大腿壓進雙手的力量，一邊慢慢地把骨盆傾斜，讓骨盆後側跟薦骨回到滾筒上方。這裡要注意肋骨是否也跟著動起來了。如果肋骨動了，就縮小動作幅度，讓你的骨盆跟你的雙腿與軀幹分離開來。

▶ 重複做四～五次的「收縮」與「傾斜」動作，慢慢地移動；在你每次收縮與傾斜骨盆時吐氣。

  — 如果這個動作難度太高，把你的雙腳放在地板上，練習「改良版骨盆收縮和傾斜的挑戰動作」，來改善骨盆控制力。

下背減壓

▶ 保持三點施壓：骨盆於滾筒上處於傾斜位置，大腿溫和地壓進你的雙手中，肋骨放鬆且沉在地板上。

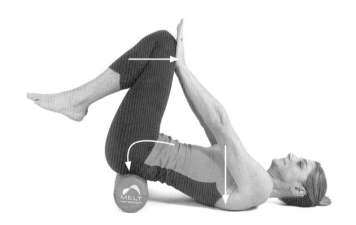

- 吸氣，然後吐氣時，藉由發出「噓」、「嘶」或「哈」的聲音，或只靠專注地吐氣來加強三個點的施壓，並且穩定你的核心。

- 嘗試以上流程三次，然後慢慢地把雙膝靠近胸口，把滾筒從骨盆下方滾出來，然後雙手雙腳展開躺在地上，重新檢測你的「團塊」與「空隙」。

休息重新檢測

- 雙手與雙腳伸直且放鬆，躺在地上，掌心朝上。呼吸，讓你的身體往地面的方向放鬆。閉上眼睛，花一點時間重新檢測。

- 使用你的「身體意識」，留心你的「團塊」與「空隙」。回想一下你在嘗試這組連續動作之前所辨識出的常見失衡狀況。你的下半身團塊是否感覺比較有重量了？骨盆的重量是否有比較落在臀部而不是尾骨？大腿後側有順利地靠著地板了嗎？下背曲線是否有比較放鬆了，而且是否感覺曲線的高度有比較接近你的骨盆了，就像理想狀況下那樣？你的肋骨有比較往地面沉了嗎？

- 把你的頭部左右轉轉。活動度有比較好了嗎？在你轉動頭部時，是否有感覺到疼痛或是僵硬變少了呢？

- 檢測「自動導航器」。身體左右側的重量是否感覺比較平均了呢？身體的左右半邊有沒有感覺比較沒有那麼「分離」了？

- 最後，深呼吸一口氣，注意看看，在你的肺部充滿空氣的時候，軀幹的哪些區域會擴張？你有感覺到較大幅度的動作嗎？是否比較容易深呼吸了？

▶ 記得，如果你注意到有哪些改變，這不只可以讓你辨識出你的自我照護是否有效果，也能讓你的「自動導航器」重新設定，且與你的身體重心有更好的神經連結。

▶ 坐姿施壓的連續動作

以「休息檢測」開始這組連續動作，並以「休息重新檢測」結束這組連續動作，你才能評估它可以帶來的直接與間接性改變。別忘了，也要檢查看看頭部左右轉動的能力。你也許會發現「坐姿施壓的連續動作」間接地改善了頸部的活動度，也改善了「自動導航器」與你身體重心的連結。

以下是「下半身穩定度連續動作」的基礎動作。在嘗試「下半身穩定度動作」之前，先獨立練習這組連續動作，再練習整組的「下半身穩定度連續動作」。

深層髖部滑動及剪切施壓

▶ 坐在滾筒上，膝蓋彎曲。把你的手放在滾筒前方的地板上。在你的坐骨上前後「滑動」。

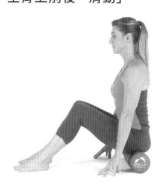 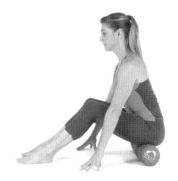

▶ 把左手放在滾筒後方的地板上，來支撐一些體重，在你進行左側坐骨附近的「滑動」時，把你的右手放在膝蓋上。注意其中一側坐骨是否有疼痛感，還有留心一下，當你在坐骨上方及周圍「滑動」時，骨頭會不會「翻越」過滾筒。

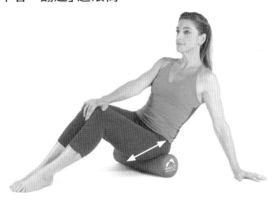

▶ 當你感到比較平衡，而且身體在滾筒上的動作也比較協調後，保持核心穩定，把你的左膝朝向地面放下。把左腿放鬆地擺在這個姿勢，繼續對深層髖部做六～十次的「滑動」，使用你的右腳和核心在滾筒上方移動你的身體。將你的左手持續輕輕地放在地板上，避免肩膀承受壓力。溫和地上下「滑動」。當你感覺到有「障礙物」時，漸漸縮小你的動作範圍。你可以在髖部側邊繞小圈。然後移到「障礙物」那邊，專注地吸一口氣。

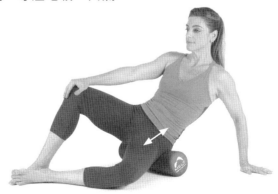

▶ 藉由上下移動你的膝蓋三～四次，在髖關節製造旋轉，製造出「間接剪切施壓」。

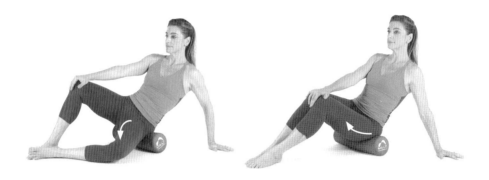

▶ 把左膝打直，製造出「直接剪切施壓」，且在滾筒上移動你的身體三～四次（不要在髖部製造「交互摩擦」的動作，這會刺激坐骨神經）。

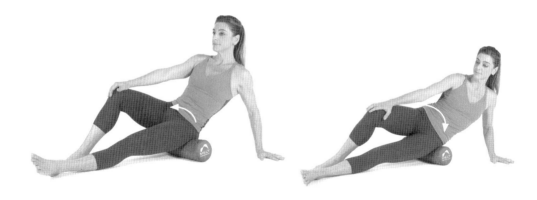

▶ 專注地吸一口氣，在組織適應的時候，等待一下。

▶ 慢慢地回到滾筒上方，往另一邊傾斜，從膝蓋彎曲指向天花板的位置開始，再做一次。

尾骨及薦髂關節滑動

▶ 把滾筒放在薦骨的中央，也就是你骨盆的後方。把手臂大大地張開，放在身體後方，手指往外，手肘彎曲，保持核心穩固，臀部放鬆，膝蓋彎曲。維持肩膀放鬆。

▶ 施力收縮你的骨盆，想像你的手和腳輕輕地放在地板上，啟動你的核心。肋骨應該要稍微屈曲。吸氣。

▶ 吐氣時，在薦骨上下滑動六～十次。

▶ 然後，把雙腳掌併攏，把你的雙膝稍微往左側傾斜，持續「滑動」。你現在是靠在左側薦髂關節上。保持手臂大大地在你身後打開，手指頭朝外，手肘彎曲，核心穩定，臀部放鬆。保持你的肩膀放鬆。骨盆保持在稍微收縮的狀態，核心穩定。

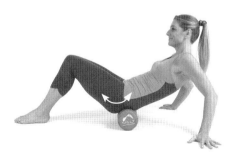

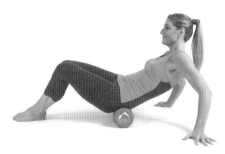

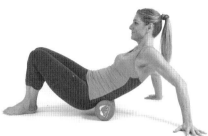

▶ 在左側的薦髂關節「滑動」六～十次，使用你的核心跟雙腿（而非你的手臂）來控制滾筒的速度與動作。

▶ 把你的雙膝稍微往右偏一點，右側薦髂關節也做一次「滑動」。記錄一下哪一側比較疼痛。你可以在換到下一個動作之前，在比較痛的那一側多做一次「滑動」。

髖部側邊滑動及剪切施壓

▶ 把你的左手前臂放在滾筒後方的地板上，保持膝蓋彎曲，滾筒在你骨盆側邊，位於髖部頂端之下跟大腿骨頂端之上的區域。保持肩膀放鬆以及核心穩固。

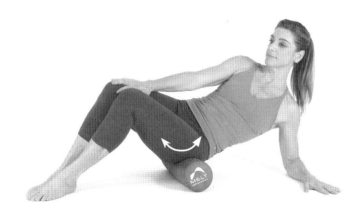

▶ 你可以把右手放在膝蓋上部。吸氣。吐氣，用你的右腿和核心溫和地上下滾動，在髖部的側邊「滑動」。右膝蓋指向天花板，把左膝降到地板上，持續「滑動」。當你發現「障礙物」時，漸漸縮小「滑動」的幅度，然後靠近那個「障礙物」。

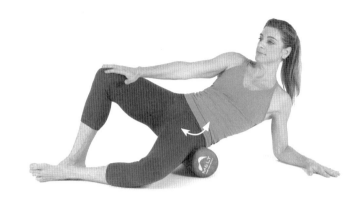

▶ 把你的大腿往地板來回移動三～四次，藉由在髖關節旋轉，製造「間接剪切施壓」。

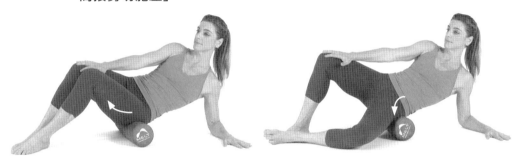

▶ 打直左腳，左右滾動三～四次且維持力道，製造出「直接剪切施壓」。

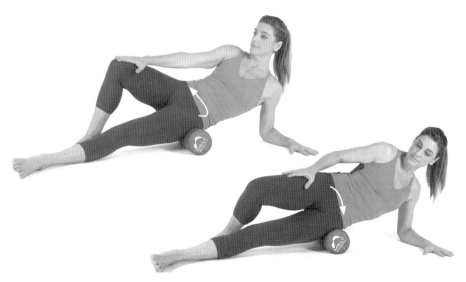

▸ 如果你感覺經過了一個像減速丘那樣的突起物，試試看「交互摩擦」——在滾筒上來回移動你的骨盆三～四次，扭轉骨盆周圍的肌肉。

▸ 專注地吸一口氣，在組織適應的時候等待一下。

▸ 抬起軀幹時，「找到」你的核心，然後轉身到另外一側執行。

▸ 頸部釋放的連續動作

你可以單獨做這組連續動作，或是把它加到任何穩定度連續動作中，以增加頸部的自由度並且提升運動表現。別忘了針對「團塊」與「空隙」，以及你現在轉動頭部的能力做「休息檢測」與「休息重新檢測」。你也許會發現加入這組連續動作緩解了許多其他的常見失衡狀態，也加強了穩定度連續動作的成效。你的顱骨底部充滿了感覺受器，所以這個連續動作可以迅速地改善你「自動導航器」的效率及控制力。

轉頸檢測

▸ 仰躺著，手臂與雙腳張開。掃描你的「團塊」與「空隙」，看看是否有淤滯壓力以及任何失衡狀況。

▸ 把你的頭左右轉轉，留心看看是否有活動範圍受限或疼痛的情形，以及在轉動你頭部的時候，你的肩膀是否會跟著移動。

▶ 花一點時間，注意你左右側的平衡狀態。記得，如果你的「自動導航器」與你的身體重心的連結良好，你會感到左右是均衡的。如果你感覺有比較偏向某一邊，記得在你開始這組連續動作之前先記錄一下。

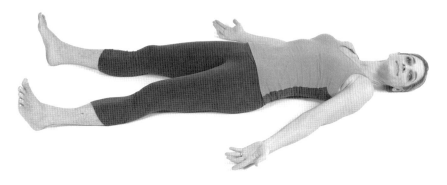

顱底剪切施壓

▶ 仰躺，雙膝彎曲，把頭靠在滾筒上時，稍微把你的下巴抬高，以便把滾筒放在顱骨底部。摸摸你頸背的髮際線，確認你有把滾筒放在正確的位置。顱骨要放在滾筒有弧度的地方，而非放在正上方。

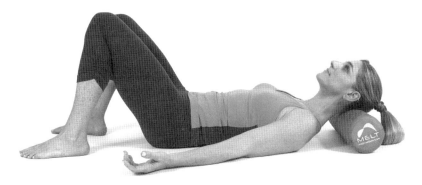

▶ 把你的頭慢慢地左右轉動。如果滾筒的位置正確，它會保持不動。如果滾筒滑進你頸部的「空隙」中，就代表滾筒的起始位置太靠近

頸部的「空隙」了；如果滾筒從頭部下方滑出來，則在你轉動頭部的時候，下巴要再放下來一點。

▶ 當你把滾筒放在正確位置上後，把你的左腳往外放下，讓你的頭稍微偏向左側。

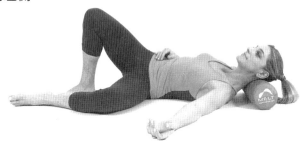

▶ 放鬆你的肩膀，用你的頭畫四～六個小圈圈，把氣吸進去你施壓的地方，執行「剪切施壓」。然後，反方向再畫四～六個圈。慢慢地把你的頭稍微左右旋轉，製造出「交互摩擦」。想像你的皮膚被「釘」在滾筒上，讓你的頭骨與內層的肌肉互相摩擦。當你的頭轉向滾筒時，想著耳後的組織捲起來或是被弄皺，當你把鼻子稍微轉離滾筒時，想著那些組織被拉緊。

▶ 然後靜止，等待，接著專注地吸一口氣。

▶ 慢慢地讓你的身體回到正中央，伸出你的右手臂，讓你的右腿放鬆地朝外放在地板上。朝不同方向畫小圈圈，或是頭部稍微轉動，對你的右側顱骨底部做「剪切施壓」。這時候，你動作的範圍要小而且要具有控制力。靜止，等待，然後專注地吸一口氣。

▶ 在兩側都做完後，仰躺，雙膝彎曲，讓顱骨底部中央回到滾筒上。稍微把你的下巴抬起。一邊保持一致的力道，一邊在你顱骨底部的

中央畫出小的8字形動作。接著，就像在游仰式一般，從顱骨底部往上越過滾筒上方滾動五～六次。保持力道一致，且保持你的下巴稍微抬起。

▶ 停止，等待，然後專注地吸一口氣，給組織有時間適應。

頸部減壓

▶ 把你的雙手放在滾筒上，像是要直直往上看著天花板那樣，把你的鼻子往上翹，將滾筒往上朝著後側頭部的中間部位移動約2.5公分。

▶ 當你把滾筒擺好後，把手拿開，試著以後側頭部中央在滾筒上溫和地施壓，保持這個姿勢。

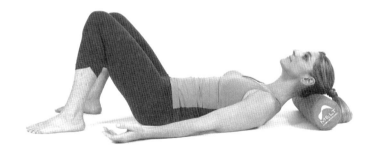

▶ 吸氣，然後吐氣，稍微往你的胸口慢慢點頭，但別壓縮到你頸部的「空隙」。

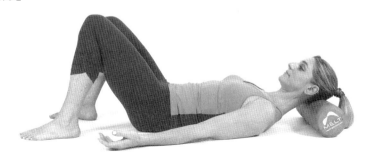

▶ 在這個位置停留一下，保持同樣的力道，在你維持這個姿勢時吸氣。然後吐氣時，像是你聞到空氣中有股很好的味道或是在親吻一個比你高一點的人那樣，把你的鼻子朝天花板抬高。在這個位置停留，吸氣，然後吐氣時，再次往下點頭。

▶ 重複這個點頭動作四次，在吸氣時靜止，吐氣時移動。然後，把滾筒從頭的後方移開，溫和地讓你的頭回到地面上做「重新檢測」。

轉頸重新檢測

▶ 仰躺，手臂與雙腿展開。你可能會發現頸部的「空隙」感覺被拉高和展開了。另外，在頸部感覺到熱氣也很常見，那表示血流跟含水狀態恢復了。把你的頭左右轉轉，注意活動度是否有增加，或是疼痛減少了。

▶ 改善頸部的穩定度會帶來全面性的改變，所以注意一下你的「團塊」與「空隙」。即使你沒有對下背做任何事，但「釋放」頸部有沒有也改變了下背的張力，或是改善「自動導航器」與你身體重心的連結呢？你有沒有感覺左右比較平衡了？

在你已經嘗試「再水合」與「釋放」的連續動作後，你可能會意識到身體可以多快產生改變，而且你可以多快讓身體回到平衡。

學習使用「身體意識」或許是一件新鮮事。對某些人來說可能很簡單，但某些人也可能會一次又一次地質疑自己到底感覺到了什麼。有些客戶說他們什麼都沒有感覺到。直到我指出來，他們才意會到，「什麼都沒有感覺到」在某個程度上是不可能的。你不會「什麼都沒有」感覺到──只是你不確定在那個當下，「改變」的感覺是什麼。如果談到恢復力，「自我照

護」真的就是最好的照護方式，但它需要練習並且重複執行，就像所有其他的運動訓練一樣。你一定要調整你的心智，鼓勵自己去感受身體內部發生了什麼，例如不必要的張力和能透過意識放鬆自己。如果你可以在身體感受到細微的改變，這將會為你的功能，以及你之後如何感知、行動與學習帶來很大的改變。

不管是多小的改變，那對你的壽命而言都很重要。當你想要改變但你又不覺得你可以做到時，你會感覺自己的世界變得很狹小且令人沮喪，我懂。但你**真的**有能力享受「自我照護」製造出的「改變」。「練習不完美」是我的口頭禪。你只要辨識出身體的基本狀態，檢測，然後重新檢測。並且記錄哪些連續動作會帶來顯著的效果。不要把你覺得不太能帶來改變的連續動作丟掉，因為你很快就會學到，如果把「神經力量」的動作放到這些連續動作中，你就能恢復穩定度且讓你感受到更大的改變。

要記得，你不應該問需要多久才可以讓你感覺更好——而是應該問，**我可以僅僅做多微小的事情就能感受到好的改變？**比起危險的躍進，小小的步伐可以更快帶你到一個新的地方。

第六章

「重新整合」與
「重新設定」
「神經力量」的2R

MELT療法的核心是治療結締組織脫水的狀態，也就是「淤滯壓力」。
這些問題會累積，造成四種常見的失衡狀況。要是沒有處理的話，
頸部或下背會出現不必要的張力或壓迫，導致慢性疼痛。

MELT的4R——「重新連結」、「重新平衡」、「再水合」與「釋放」，能
讓你改善筋膜的功能與穩定度。當結締組織被補足水分後，便會改善感覺
運動路徑存在的環境，你的關節與肌肉會得到它們所需的空間與連結，進
而做出更好的動作。如果筋膜是健康的，它能預期你想要怎麼移動，而對
肌肉和關節「預先施力」，讓你動得有效率。除了筋膜以外，有些肌肉也
會特地為了穩定關節而收縮，有些肌肉則是專門為了移動關節而收縮。

而這是「神經力量」的2R──「重新整合」與「重新設定」──要幫助你修復的東西。我將教你如何修復神經路徑及運動反應的自然時序，讓你在運動時具有穩定度。這兩個步驟會讓你擁有穩定、有效率的動作，這是活躍無痛的生活中不可或缺的元素。

　　你在第一章有學到，「原始模式」──我們的基本運動程式──在我們還在子宮中時就已經發育出來了，而且直到兩歲之前都還存在。「原始模式」是我們在生活中持續用來穩定和移動我們自己的基本模式。但是，隨著發展出習慣性的姿勢及動作，我們開始採用代償的模式──即使我們已經認為自己是用正確的姿勢來運動及移動。受傷、懷孕和老化也都會造成穩定度及動作模式的代償。當與生俱來的整合性穩定路徑被改變，我們穩定及移動身體的方式也會開始變化。

　　關於這個狀況有個絕佳例子：幾年前，有個健美運動員在健身房徵詢我的建議，他說每次臥推的時候，肩膀就會開始疼痛。我教他做一套快速的「MELT手部及足部治療」及「肩膀穩定技術」，然後叫他再做一次臥推。他把那一百五十公斤的槓鈴舉起，發出了一聲「哇嗚！」，然後把槓鈴很快地放回去，在我問他是否覺得還可以的時候，他坐起身，這樣對我說：「我以為妳把重量減少了！」

　　「我沒有，」我笑笑地說。「繼續下去吧，做你臥推的1RM。」

　　他輕鬆地做了三下，而不是只做一下，然後驚訝地看著我。

　　「你**做**了什麼？」他問道，「這是**魔術**！」

　　「這不是魔術，」我告訴他。「我們只是讓你的神經系統產生了變化。在這之前，一旦你彎曲手肘，你的肩關節似乎就開始代償，而且不穩定，你啟動肌肉的方式也錯了。我們把你的結締組織補足了水分，然後用『重新整合』的技術轉移你大腦的注意力，在你再次臥推之前去除錯誤的模式。你的肩帶更穩定了，而且你的大腦使用了一條新的神經路徑來移動你的手臂。」

　　「但是臥推的動作是一樣的啊！」他這樣說道，看起來很困惑。

「一樣都是臥推，但其實不一樣。看起來也許很像，但當你把重量往下移向胸口時，執行臥推所需的穩定度與控制力改善了，所以你能更輕易地把它往上推回去。」我這樣回答他，我知道他不會非常瞭解我的意思。

他的眼睛亮了起來。「所以我現在變得更強壯囉？」他問道。

「並不是真的更強壯。你只是更穩定了，所以現在代償的程度沒有那麼嚴重。你的肌肉時序改善了，所以我猜你也感覺比較好推了。這是因為你的肩關節在比較良好的位置上。」我解釋。

我知道他懂了，因為他接著說：「這些技術能這麼快就有效實在有點驚人耶。那我在執行重量訓練之前都應該做這個嗎？」

「是的！如果你在訓練之前花個短短的 10 分鐘穩定肩膀，將會改善你的運動表現，以及減少肩關節被破壞的風險。」

他感受到了 MELT 運動表現訓練法近乎立即性的威力。

這就是「重新整合」與「重新設定」的重點：恢復體內深層穩定機制的正確神經路徑，讓這些神經路徑可以正確地啟動。雖然一般來說，穩定度並不是經由意識控制，但是這些技術會教你如何重新開啟路徑，以及如何重新啟動穩定度的機制。重點是喬好身體姿勢，在你做出任何動作之前，讓你的大腦有機會重新啟動正確的穩定度路徑。

在這個章節中，「重新整合」及「重新設定」會同時出現，我會解釋它們是什麼，以及如何成為 MELT 運動表現訓練法中兩個不可或缺的步驟。即使你「重新設定」了，但如果你沒有先把神經路徑正確地「重新整合」，就只會製造出更多的代償。你將學到如何辨識及感受自己是否處於「重新整合」的正確姿勢。關鍵的祕密是，在「重新設定」動作之前，要先幫穩定度機制「重新開機」。

「重新整合」與「重新設定」讓你的身體在所有活動中移動時可以更穩定。在運動時，手臂與雙腿的肌肉會更有效率地被徵召，你將能夠維持骨盆帶與肩帶的平衡、完整性及穩定度；你將改善所有方向的動態敏捷度；而關節感受到的壓迫會變少，這意味著你將擁有更多的精力、更少疼痛，

以及更好的運動表現。

　　當你開始在這個章節中做這些動作後，你會很快地發現這兩個步驟實在太有效了。任何年紀或是任何體能程度的人幾乎都能執行這些基本的動作，來得到更好的穩定度與動作控制力。

▶ 穩定度機制

　　在我進入「重新整合」與「重新設定」的細節之前，學習骨盆和肩膀穩定度機制的基礎知識是很重要的，因為這是瞭解為何 2R 能如此有效地改善運動表現的關鍵。

　　我發現**機制**這個字會讓大家在學習穩定度時被弄糊塗了，其實非自主性的慢縮肌纖維與自主性的快縮肌纖維之間的差異，只是前者具有「穩定的能力」，後者則具有「運動的能力」。穩定度機制讓我們具有非自主、神經性且感覺運動控制力的能力。有意思的是，不管我們有沒有在移動，大腦都會把訊息傳送到肌肉中。理想上，當我們運動時，必須先擁有能力穩定，才不會讓關節受到不好的影響。這就是穩定度的重要性。我們並不會去思考穩定度，而只是在想要去某個地方的時候，身體開始工作，然後就移動了。

　　骨盆與肩膀穩定度機制會「預期」我們的動作。跟關節靠得最近的非自主性深層慢縮肌會提供穩定度。在運動時，我們對於這個過程幾乎無法用意識控制，但如果我們知道方法，就可以處理控制這些肌肉的機制。

　　以下是穩定肩膀和移動肩膀的例子。理想狀況是，棘上肌（supraspinatus，一條重要的旋轉肌），在「動作肌」(也就是你的三角肌中束)與其他肌肉一起收縮，把手臂往外舉到身體側邊之前，就要施力把肱骨（或者

說是「手臂骨」）拉入肩窩裡面。在這個例子中，棘上肌是肩關節的「穩定肌」，而三角肌被當作「動作肌」，是把肢體往上移動及離開身體側面的肌肉。如果棘上肌沒有啟動，你還是可以移動手臂，不過是透過代償的方式去移動它，而且這個代償也許不會被發現。當我用這個簡單的動作評估客戶時，我常常看到他們聳起或抬起肩膀，頭稍微偏一邊，腰間稍微側彎，然後，你看，手臂抬起了。他們沒有意會到自己的動作是錯的，因為在我請他們抬起手臂時，他們還是有移動手臂。當你做重複性動作時，不管你知不知道，代償都會發生 —— 尤其是你在為特定運動執行訓練的時候。

「重新整合」與「重新設定」會藉由改善穩定度機制來改善穩定肌的時序，進而改善你的功能且讓動作更為精準。

骨盆與肩膀：主要的兩條「帶」

最近一項研究已經開始探討骨盆穩定度如何產生感覺運動控制力。把重點放在骨盆（人體直立時的身體重心）而不是放在脊椎，治療背痛的效果在理想上會更好。這個新的研究探討了三個主要元素：結構（型態或解剖）、功能（感覺運動控制力），以及心智（討論人體運動表現與穩定度時，指的是情緒和意識）。這種「要做多少動作才是最好」的研究執行起來很困難的其中一個原因是，每個人的骨盆在解剖學上都是獨特的，此外，年紀、懷孕以及個人的生命歷史也常常對骨盆帶來獨特的影響。

重要的是，你要知道肩帶與骨盆帶是提供身體穩定度主要的兩個位置。它們被稱做「帶」（girdle）不是沒有原因的——如同女性會把自己繞上腰帶以得到腹部支撐一樣，這些「帶」提供身體所需的支撐，讓你的手臂與雙腳可以自由移動。

在你運動的時候，骨盆帶與肩帶支撐著你的肢體。你把這些

看成是理所當然：不管是抬手臂、開門等簡單的運動，還是在芭蕾舞團跳舞那般複雜的運動。然而，學習如何「重新整合」穩定度與「重新設定」主要運動模式會讓你的脊椎、手臂及雙腿運動地更有效率。

MELT 運動表現訓練法最獨特的地方在於，它瞭解要以「先間接再直接」的方式，來改善「帶」的穩定度。例如，如果想改善肩膀穩定度與運動能力──譬如，讓你能夠用你所想要的方式揮出網球拍而不會疼痛──一開始要先在你的**髖部**建立更好的神經時序和運動控制力。網球擊球不是來自手臂，力量其實是從腳掌往上傳的。如果你的骨盆不穩定，你便無法轉動軀幹，無法得到揮拍所需的速度及準確度。如果你的肩膀受傷了，問題可能源自骨盆的不穩定度，以及在手臂還沒移動時就發生的代償。

如同你將在 Part 3 中看到的，MELT 運動表現訓練法的「下半身穩定度的連續動作」會提升你網球擊球的正確性與爆發力。一旦你的髖部及地面的反作用力更有效率了，你便可以把「上半身穩定度的連續動作」加進去，改善精確度與爆發力。

穩定肌會被什麼東西抑制？

穩定肌會因為幾個不同的原因被抑制：

- 結締組織缺水會造成失衡與無力。這通常是最初導致身體失衡的主要原因，而且會導致運動模式不佳。當筋膜失去彈性與支撐性，感覺運動功能會變得遲緩，所以身體每個層次的運動效率都會變差。
- 使用過度，使用不當與太少使用，當然還有老化，會造成肌肉失衡，導致特定的主要肌肉短縮，而其他肌肉被拉長。當我們想要活動的

時候，如果肌肉無法收縮或放鬆，身體就會產生疼痛、關節壓迫以及代償。不管肌肉是被困在拉長還是短縮的狀態，肌肉的運動反應都會被抑制或者變弱。短縮、緊繃的肌肉不一定是「強壯」的。在這兩種狀態中，肌肉也都會失去適應和回應的能力。說真的，這些肌肉的活動無法滿足我們日常重複性動作的需求。當我們的坐姿不良，或是以無法支撐良好身體排列的方式反覆做動作時，穩定肌便較無法讓我們的關節穩定處於中立位置，此外，有效率地運動所需要的非自主神經性機制也會被改變。當我們談到肩膀或是骨盆穩定肌時，被抑制／無力的肌肉常是被拉長的，這些肌肉所處的的「帶」會變得更不穩定。動作肌於是變得「慢性短縮」，導致關節、神經以及為我們四肢供給血流的血管受到壓迫。這會減少我們雙手的握力及細部動作控制力，也會讓我們在走路、跑步，或是從事運動時，穩定度及對地面反作用力的控制力下降。

在我們活動時關節會痛起來之前，我們並不會注意到肩膀或髖部的穩定度變差了。大部分的人都不知道到底是什麼不對勁，但有九成的機率都是因為穩定度變差而在活動時發生疼痛。

神經力量的2R
如何預防這種狀況出現？

如果你有在執行MELT，而且你的結締組織——感覺神經生存的環境——有被適當地補足水分，感覺運動控制的能力就會更精確。這能讓你擁有更有效率的神經或感覺運動控制力。

「神經力量」專注於重新整合深層穩定肌的時序，這是恢復深層穩定肌功能的起始點。藉由把焦點放在保持不動的身體部位而非注意你的動作，你最終會創造一個起始點，重新開啟身體穩定所需要的神經潛能。

談到穩定度時,「時序」是關鍵。就穩定身體的肌肉而言,肌肉收縮的時序是由大腦中產生複雜動作訊號的神經來啟動。「神經力量」會恢復你關節深層穩定機制的時序,尤其是骨盆帶與肩帶。

與其在一盤散沙上建立基礎,被身體的代償搞得筋疲力竭,不明智地製造出更強壯但更失能的身體,現在你總算有機會重建基礎來改善神經穩定度。這讓你得以在訓練中持續完成新的目標。

▶ 神經力量的開發過程

在我以神經肌肉治療師的身分執行徒手治療時,我開發了「重新整合」及「重新設定」的技術,我使用這項技術來評估大家運動時是否有使用正確的肌肉時序。我學到如何辨識出肌肉時序有延遲,也學到如何使用我的雙手來終止不良的運動模式,以及把更有效率的功能「重新整合」且「重新設定」到身體裡面。我花了許多年在上百位客戶身上施行這些技術,讓它更加完善。

然而,這些技術的問題是,即使我的評估及治療恢復了客戶的神經時序,我卻無法清楚地告訴客戶們要如何在家中複製這些成果,讓他們對抗剛離開我的辦公室就開始累積的新壓力。我可以幫助他們做出對的改變,但如果沒有他們的參與及自覺,改變絕對不會持久。客戶們充滿重複性動作的生活方式和動作模式會製造出新的淤滯壓力,所以我的客戶會不斷回來找我調整。

所以,我開始開發「非手觸」的技術,用它來模擬我在每個客戶身上執行的檢測、治療,還有重新檢測。另外,因為有很多人不知道肌肉的名稱,也不知道什麼是骨性標記(bony landmark),因此我花時間教我的客戶

把身體擺到最好的姿勢，讓他們能感受到執行動作前有哪些部位需要保持穩定。我不討論解剖學，而是跟他們明確地說明，如果「重新整合」的過程發生作用，或是他們依靠習慣性的代償路徑做出動作，他們會在身體哪裡感受到什麼。這常常是最讓人挫折的部分。要記得，每個動作都是一種技術，所以當你開始學習時，你需要思考很多才能製造出這些細微的動作。然而好處是，時間一久，你便不太需要思考就能動得更好，而且關節疼痛也更少了。

重新整合

「重新整合」的目標是處理並且重新獲得深層穩定機制的神經路徑，讓負責穩定「核心」或是穩定「帶」的正確肌肉能在你移動之前，在正確的時間點收縮。動作控制不只仰賴大腦的正確指令，也仰賴肌肉能否執行指令。例如，如果你一天坐八小時，你脊椎的深層穩定肌（例如多裂肌和腰大肌）可能會無法好好收縮。事實上，肌肉的本質會改變，會產生纖維化或是堆積起脂肪（油脂）。即使你想要站起來，大腦也有發出適當的訊息，但如果肌肉無法接收到神經脈衝，在你從坐姿變成站姿時，你的背部就會立刻感覺到疼痛。一旦感覺運動路徑重新開啟，在日常生活中，身體便能夠在運動前及運動中正確地維持關節穩定。神經路徑不只維持骨盆帶及肩帶的穩定度，「重新整合」也會處理運動時，作用在關節並且穩定關節的肌肉群。

雖然我可以看出整合的過程有沒有發生，但客戶並不會從鏡中影像看到「重新整合」的效果，所以他們需要學習去感覺它 —— 而你接下來也會學到。如果穩定的過程沒有整合好，當身體開始運動的時候，就會很容易產生不穩定。再說一次，想要有技巧地執行 MELT 運動表現訓練法的動作，你必須有辦法知道身體正在代償，並且知道穩定度機制已經啟動時，**感覺**起來是什麼樣子。如果神經路徑整合良好，骨盆或是軀幹的「團塊」會在相對同樣的位置保持穩定。如果身體使用了代償路徑，在你開始做任

何手臂或是腿部的動作時，身體的「帶」就會移動。你不會在正確的位置感覺到動作；這是你要停止，然後重新來過的徵兆。如果你繼續做更多次動作，你只會繼續強化錯誤的路徑。

由於「神經力量」是一種自我治療技術，因此正確「重新整合」的挑戰在於動作設定 —— 如何擺好你的身體 —— 以及如何執行動作，而且你要有辦法辨識出你是做對還是做錯。

▍ 為何「重新整合」的概念
沒有更廣為人知？

神經系統及感覺動作控制力並不是健身產業的核心組成，雖然它們應該要如此。今日的體適能概念跟七〇年代比起來沒有改變多少，仍然集中在肌肉上 —— 建立肌肉、調整肌肉、強化肌肉 —— 以及，老實說，集中在虛榮心上。健身產業的重點在於你的外在看起來怎樣，而不是如何讓身體更有效率地運用，以及避免疼痛及傷害。

做一堆二頭肌彎舉並不一定能改善關節穩定度、肌肉控制力或姿勢。以神經學來說，你的大腦不能製造適當的感覺動作控制。你還是可以做二頭肌彎舉，但是代價其實在你不知情的狀況下正發生著，使你變成一個更強壯，但也更失能的人。你變得擅長處理自己的失衡狀態，但你根本沒有真的改善關節穩定度。這些是導致壓力性傷害的真正原因。

「重新整合」**的確是**孤立動作，但它的目的不是為了要提升肌肉力量或是肌肉大小。「重新整合」是為了幫助大腦接收及傳送訊息，讓我們可以做出更精準且有效率的感覺運動反應。

健身產業不瞭解的是，關節是身體中的**替代道路**。關節是積聚壓力的區域，你的身體必須為了它們付出代償。代償會開啟一連串被延遲或是被抑制的感覺運動反應。代償會製造出神經性的抑制、不良的動作路徑，以及結構性失衡。雖然我們將學習如何啟動特定的動作路徑，但要記住：**這**

跟肌肉的力量無關，關鍵是神經性穩定路徑及機制，以及他們是如何啟動的。挑一條肌肉讓它更大塊或是更強壯並不是「神經力量」的重點。

　　根據傳統的肌肉理論，作用肌是主要的動作肌，拮抗肌是抵抗作用肌的肌肉。例如，如果二頭肌彎舉的作用肌是二頭肌，而你上臂另一側的三頭肌是拮抗肌。但是這裡有個問題：筋膜會幫助我們管理動作，所以肌肉並不會獨立作用。這意味傳統的重量訓練並沒有處理功能 —— 而只是改變肌肉的形狀及肌肉大小。

　　當我開始瞭解神經肌肉治療，以及筋膜如何側向地利用力道及分散力道 —— 而不是線性地經由肌肉肌腱 —— 我在大學時學到的，那個非常基本的動作肌／拮抗肌理論立刻被我拋棄了。人體的動態動作並非那麼機械性，而是更為「流～」動的，且更像是經由全身共同形塑出來的。事實上，人體的動作跟你多強壯比較沒有關係，相較之下，你的運動路徑能如何維持暢通且與你的感覺系統連結，讓訊號可以有效率地來回傳遞，與人體動作的關係更為密切。根據近期的研究，我們已經知道筋膜會把力道往側邊分散出去 —— 不只是一條肌肉收縮，另外一邊的肌肉放鬆，而是在所有動作中都製造出全身性的活動，讓我們在運動、收縮一條肌肉，或是活動一個關節時，身體可以保持穩定。當筋膜因為重複性動作或是受傷而失去了支撐的能力，穩定關節的動作時序就會出問題，但我們不知道這一切正在發生著，因為我們仍然活動著。就像前面那位肩膀痛的健美運動員 —— 他覺得一樣都是臥推 —— 所以，那到底是哪裡不同呢？

　　我體認到，身體的力量與爆發力不是來自肌肉的大小，而是神經肌肉控制力與穩定度。我瞭解如果你的關節不穩定，運動模式會有問題。為什麼呢？因為你的大腦會試著避開不穩定關節而改道，隨便啟動某些肌肉，讓你用你覺得應該運動的方式運動。而如果必須一直繞路，會帶來以下一連串的反應：

1. 筋膜變得過於僵硬，且失去支撐性及適應力。

2. 肌肉時序改變。

3. 動作控制及功能出問題。

4. 肌腱或韌帶扭傷。

5. 關節排列不良、被壓迫、偏離中心，或是過度可動（hypermobile）。

6. 肌肉收縮時被抑制、延遲或局限，且無法依照正確的時序放鬆。

7. 更多肌腱與肌肉扭傷。

8. 你發現你走路時會一拐一拐，或是在你試著站起身走動時，或是在你照樣做下犬式、打高爾夫球、像你已經深蹲過上百次那樣深蹲時，膝蓋、髖部或是背部會疼痛，且有東西破了、裂了或是斷了。沒錯，你受傷了。

你一直運動，直到突然來到這清單的第八項。所有在你走路一拐一拐或是受傷前，身體老早就發出的「疼痛前訊號」都被你忽略了。那些肌腱與肌肉扭傷是「突發性慢性疼痛症狀」。它們看似來得突兀，但其實壓力的累積以及神經穩定度不佳的情形已經持續很久了。但是，沒人告訴你該注意「疼痛前訊號」。

當你能辨識出常見的失衡狀況，讓結締組織回復到有適應力且有支撐性的狀態，就表示你已經準備好要「重新整合」深層穩定度機制的時序以及控制力了。當筋膜補足了水分，要重塑正確的路徑會比較容易，因為路障已經被排除了。

▶ 「重新整合」的主要原則

「神經力量」讓身體能夠避免錯誤的運動、突發性慢性疼痛，以及重

複性壓力傷害，而「重新整合」是賦予身體「神經力量」的第一步。「重新整合」的**動作設定**是成功的關鍵。當你把自己準備好，並且讓大腦記得身體位置時，你便已經成功一半。一旦你能讓自己進入並且記得那個動作設定，身體就能產生精準的運動和煞車動作。一旦你「重新整合」了穩定度，你會很容易做到「重新設定」，因為「重新設定」基本上是以不同的速度，且有時是以較大的活動範圍，來執行相同的動作。

「重新整合」有三個關鍵原則：

1. **妥善的動作設定及姿勢是很重要的。**「動作設定」是達成神經穩定度最重要的步驟。「神經力量」的動作不能隨意做做。主要「團塊」的位置—肩帶、肋骨／軀幹，以及骨盆—對於重新整合神經性穩定機制來說非常重要。只有動作設定維持良好，主要路徑才能啟動。只有在主要「團塊」穩定的狀態下，你才能加入重複性的動作，來「重新設定」深層穩定肌的時序。

   在本書的第三部分，你會讀到執行這些動作設定的詳細指令，而且如果你愈常執行，這些動作就會變得愈容易。

2. **專注於保持不動的身體部位—而非有做出動作的身體部位。**「重新整合」穩定度不是為了提升活動度或是整體肌肉力量，而是為了啟動正確的神經路徑，讓對的肌肉得以適當收縮，讓關節可以被穩定。你現在要緩慢且深思熟慮地做這些動作，之後才能不假思索地做出來。

   執行動作時基本的原則如下：不要想著哪些部位在動。你反而要去思考在你運動之前以及運動的時候，什麼部位是保持不動的。每個姿勢的精準度都攸關之後是否能得到豐碩的成果。

   雖然你可以使用鏡子幫助你看看自己的髖部或是肩帶是否維持在你希望它們停留的位置，但你可能會沒看到自己的代償狀況。你必須學著

感受自己是否擁有保持穩定的能力。當你正確地設定動作以及執行動作時，你的骨盆、肋骨以及肩膀的團塊會保持靜止不動。如果你有將路徑正確地重新整合，你會很快地感受疲勞和這些深層穩定肌的施力。如果你沒有在正確的地方感受到這些團塊，最可能的原因是，在你剛開始移動的那一刻，你的設定位置就跑掉了。在做「重新整合」以及「重新設定」的時候，你要重來並檢查你的動作設定至少兩次！

3. **時序極為重要。**「重新整合」程序中的最後一個元素是時序。一旦你找到正確的路徑，你需要在不產生代償的狀態下稍微停頓，讓你的身體可以「重新整合」這個路徑。

　　首次停頓之後，在「重新整合」時，你要做出緩慢、小範圍的動作，然後在到達你的極限時，再停頓一次。接著，用同樣緩慢的速度，肌肉不要放鬆，讓身體回到一開始的位置。你要再次停頓然後重複做這些動作，總共只做四次。就這樣子而已！這是「重新整合」發生的時刻。你只有四次機會來「重新整合」正確的路徑，然後你要繼續進行下去（你可以之後再回到這個步驟試試看）。不要匆促地做完任何動作，因為你會破壞「重新整合」的目的還有成果。你要花必要的時間，設定好正確的位置，執行精確、小範圍的活動。

　　當我們做「神經力量」動作時，我會給你我稱之為「多工作業指示」（multitask cues）的指令，讓你持續專注於「重新整合」，而且讓你不出現代償。

重新設定

　　某次我上完一堂 MELT 課程之後，有個強壯、充滿活力的二十多歲男性來找我。他很精瘦結實，一週運動五到六次，也喜歡規律參加鐵人賽。但是，他身體痛得很慘。為什麼呢？因為他每天訓練及訓練後坐在桌子前面工作八小時所累積的壓力，導致代償模式出現。他在不穩定的根基上建立力量，而在結構上，他「卡在用力的狀態」。他的髖部穩定肌與過度訓練的強壯動作肌兩者存在嚴重的失衡。在很多方面來說，他的下背在為這個狀況付出代價。因為他的背實在太緊了，導致他在不知情的狀況下，藉由收縮骨盆以及擠壓臀部把自己的身體繃緊，讓他整個結構全部失去平衡。他告訴我他最愛的訓練是騎好幾英里的單車然後去跑步，但接下來，他的背部會讓他痛不欲生。於是，我問他在這些激烈的晨間例行訓練後他會做什麼。

　　「我會去上班。」他說道。

　　「你有伸展或是做任何基本的穩定度訓練嗎？」我問。

　　「不太會耶。我聽說伸展會讓肌肉變弱，所以我不太伸展。但有時我會在泳池訓練而不是去跑步。」他回答，彷彿游泳是伸展及做穩定度訓練的替代方案。

　　「那無法取代穩定度或是恢復運動效率的訓練。我知道你以為訓練得愈多，做這些運動時就會更有力且做得更好。但在我看來，你正把自己訓練成失能的狀態。」

　　我們決定測試他的髖部穩定度，讓我能夠證明其實他的髖部並不穩定，即使他以為他的髖部很有力。於是我要他做一個正確的「側抬腿」，來檢測他髖部的外側穩定肌。他完全無法抬起他的腳，除非他作弊且移動了他的髖部，他才會看起來像是在抬他的腳。

「我不懂，」他說道，「如果我能騎好幾英里的單車接著跑馬拉松，我為何無法把腿向外側抬起呢？這完全說不通啊。」

我跟他解釋，你可以在結構方面像頭公牛一樣強壯，但因為執行了重複性的動作，讓你在神經方面處於慢性代償的狀態。當我用「神經力量」的動作在髖部疼痛的健美運動員身上測試肌肉時，他們常常會往前傾，使用他們的腹斜肌，因為他們無法在髖關節單獨做出外展的動作，他們的骨盆做用起來就像鉸鏈一般。他們動作肌的肌力大於髖關節的動作範圍，而且因為代償的狀況太嚴重了，比起從來沒去過健身房的人，他們通常神經穩定度更差。他們是怎麼變成這樣子的？健美運動員很善於做重複性、看似是孤立的動作。那是重量訓練的本質。他們不斷地做相同的孤立動作，讓肌肉的形狀變大，卻沒有意識到他們正在傷害關節的神經穩定度。

我一天到晚看到這種現象發生 —— 當然，不只是健美運動員，而是包括那些覺得自己所做的訓練只會對身體帶來好處的人，例如練瑜伽的人。瑜伽是種很棒的訓練，對你的力量、柔軟度、呼吸控制及心智狀態可以有神奇的效果 —— 如果有做正確的話。我有碰過很多很多的瑜伽老師及練瑜伽的人 —— 他們很顯然是瑜伽體位的專家 —— 但仍然有肌腱與韌帶扭傷、拉傷，以及關節受損。我常常跟他們解釋，以前我還在舉啞鈴的時候，我的動作無懈可擊到別人會在健身房裡面看著我的動作學習。那些曾是我老師的健美運動員們教了我動作精準度及動作模式，以及要放慢，並控制每個動作，做十二下，然後增加重量。如果我動作開始變差，我會停下來。做四下完美的動作總比做八下很糟的動作好。那是我的重量訓練基礎。因為我的動作太漂亮了，所以我以為我的基礎很好 —— 但其實打從最初就是錯誤的，因為我並沒有對神經穩定度有任何真實的瞭解，而在健身房裡慷慨教我的那些人也不瞭解。

這就是為何很多練瑜伽的人以及舞者會遭遇重複性壓力的傷害。他們強壯，且在身體的某些區段是柔軟的，但在其他地方則超級緊繃，而且關節附近的活動度過大。

你以及所有這些受傷、正在忍受疼痛的運動狂熱者及工作者需要的，是使用 MELT 運動表現訓練法的原則，藉由恢復神經穩定度來改變你運動的方式。藉著執行「重新整合」，你會恢復關節的穩定度，然後用那個新找到的穩定度來「重新設定」動作。這是讓你可以過上好幾年無痛且有活力生活的藥方。

▶ 回復主要運動模式

神經科學家以前相信，一旦你在年輕的時候建立了（語言、動作或其他功能的）神經路徑後，路徑就是那樣了。但現在我們已經知道，你可以在任何年紀改變運動行為，並且重塑你的神經路徑。你要把「重新設定」的動作當作一種幫助你大腦建立嶄新神經連結的方式。

「重新設定」的重點是藉由肌肉時序及穩定關節來恢復功能模式。「重新設定」必須在「重新整合」**之後**執行，目標是藉著把基本動作應用在一條「重新整合」過的路徑上，來恢復正確、有效率的動作模式。一旦啟動了正確的穩定路徑，你可以改善你天生、原始的動作模式，重獲或恢復你手臂或雙腿的動作效率。隨之而來的是，日常生活中的動作可以不靠代償，更輕鬆地執行，且你將會以你本該運動的方式運動！你的身體愈穩定，你的動作就會愈協調。

你要記得，「重新整合」的這組動作會讓穩定肌獲得正確啟動所需要的時間。如果你做「重新整合」時代償了，你必須多次重設你的動作設定姿勢，否則治療效果會在錯誤的地方出現。如果你注意到這些現象了，這表示你還不能執行「重新設定」。我知道這可能會讓人沮喪，特別是那些已經習慣硬碰硬，讓自己「撐」過疼痛和疲憊的人，但問題是，你還沒有

找到你應該使用「重新設定」來強化的那條神經路徑。

　　然而，一旦你找到了正確的路徑，而且有能力感受自身的穩定度，你可以用「重新設定」技術來強化穩定肌與動作肌之間的正確時序，減少肩膀、髖部和膝蓋受傷，以及下背與頸部疼痛的風險。事實上，一旦使用了正確的神經連結且重新獲得穩定度，你會注意到你能更自在地活動了，且整體活力的恢復力也更好了。

▶ 「重新設定」的主要原則

　　在你重新整合正確的神經路徑之後，就代表你已經準備好要「重新設定」你的動作了。「重新設定」有三個主要的原則：

1. **專注在不動的部分─而非移動的部分。**你又在這裡看到一樣的概念。跟「重新整合」一樣，當你移動手臂或是雙腳時，你需要專注在那些保持不動的「團塊」。這個概念在這裡更為重要，因為現在你移動的範圍更大。你的大腦會想要主導局勢，把你導回到小路上。這又是個絕地武士的「迷心術」：你一定要使用「身體意識」；在處理活動度之前，更加專注在穩定度。別急著跑完操作行程（range of motion）。確實把注意力放在保持核心連結，然後在這些動作重複四次時，盡你所能地做得流暢且具控制力。

2. **在你從一個點移動到下一個點的時候，不要停頓。**一旦你在「重新整合」中正確地擺好身體的位置，且為了功能的正確性而挑戰身體穩定機制之後，如果你有「重新整合」正確的路徑，疲勞會來得很快。記得，

在「重新整合」這組動作中，動作只會重複四次。然後，你要重塑實際的感覺運動路徑。如果要做到這些，你得增加活動範圍，並且不要在活動範圍的極限處停頓，以便整合基本、原始的模式。在你做「重新設定」的動作之前，要先確保你有在對的地方感覺到治療效果。「重新設定」的動作應該要緩慢、平順且具控制力，但速度比「重新整合」操作行程稍微快一點點。當你製造出一個動作模式時，你需要保持動作一致。你可以把它想成是走路，你的腳不會在每次要碰到地面的時候都停頓一秒鐘。當身體穩定的時候，動作是流暢且充滿活力的。因此，專注在動作模式意味著在整組動作中能順暢、一致且緩慢地活動。

3. **四是你的幸運數字。**做四次動作來「重新整合」穩定度路徑，然後做四次動作來鎖定動作模式。如果做得正確，你只需要做這些就能開始改善感覺運動控制力。做更多下動作並不會強化新發現的路徑。記得，身體被設計成會去代償且找到阻力最小的路徑，那是錯誤的，不是你想要強化的路徑。

　　既然你已經瞭解「重新整合」與「重新設定」的基本概念，讓我們用「側抬腿」來開始實行這個理論。

▌ 側抬腿

▶ 動作設定

1. 舒適地側躺，手臂枕在頭部下方，或是拿一個枕頭支撐你的頸部。下方的膝蓋呈90度彎曲。你要感覺你是側躺在大腿外側，而非側躺在髖部骨骼上面。如果你感覺你很不自在地躺在髖骨上，表示你的髖部要往後移一點。把你的右踝放在滾筒上方。

2. 把上方的手放在髖部上面，做「前傾、堆疊及捲起」（見第254頁），穩住你的核心。

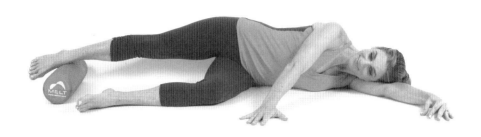

▶「重新整合」第一組

1. 保持骨盆穩定，慢慢地抬起上方腿，讓它與地面平行。保持腿部與軀幹呈一直線；避免屈曲髖關節。腿繼續抬著，重新設定你的「前傾、堆疊及捲起」，維持這個姿勢10~15秒。把上方的手放在地板上來穩定你的軀幹與核心。

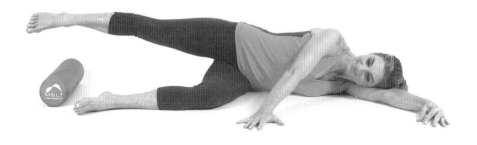

2. 接著，把你的上方腿內旋，停留，數到2，然後從你的髖關節把你的腿外旋，保持骨盆穩定，停留，數到2。這個旋轉的動作重複做四次，

專心保持你的骨盆靜止且停留在「前傾、堆疊及捲起」的位置。

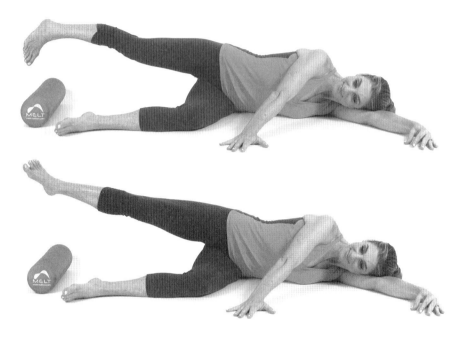

▶「重新整合」第二組

1. 重新檢查骨盆位置，你的大腿要保持稍微內旋，然後把你的腿抬高
   2.5公分，停留在空中，數到2。把你的大腿放低，讓大腿與地面平
   行，停留，數到2。

2. 這個小範圍的動作重複四次，腳每次抬到最高以及平行地面的時候
   要停一下。

▶「重新設定」第一組

1. 重新檢查「前傾、堆疊及捲起」的位置。再次慢慢地把腿抬到最高，

骨盆要完全不動，然後腿放低，直到你的腳踝碰到滾筒，但肌肉不要放鬆。

2. 緩慢且平順地再次把腳抬起，做完整個動作，且中間不要暫停，共四次。

▶「重新設定」第二組

1. 把你的腿抬到你的極限，大約是比平行地面還要高出 2.5 公分的地方，同時骨盆要保持在最佳位置，然後如同在「重新整合」裡面那樣，做四次腿部內旋接著外旋，只是這一次中間不要暫停（內旋是把你的大腿往內轉動讓它面向地面；外旋是把大腿前側轉動朝向天花板且不移動骨盆）。

休息重新檢測

1. 掃描你的「團塊」與「空隙」，看看失衡狀況有沒有任何減輕的跡象。

2. 你的肋骨、骨盆以及大腿是否有比較放鬆地靠在地面上了？你的下背是否較不緊繃也比較不拱起了？你是否能更有效地轉動頭部了？

3. 你的「自動導航器」是否跟你的身體重心有更清晰的連結？
   —— 你是否有覺得左右比較對稱了？

4. 留心並且記得你感受到的東西。

　　雖然你在 MELT 運動表現訓練法中做的「側抬腿」跟珍芳達運動的名字看起來很像，但兩者差很多。你只需要做四次旋轉及四次範圍很小的抬

腿、放下動作，就能「重新整合」髖部側面穩定肌的時序。「重新設定」的時候你會做相同次數的動作，但要增加活動範圍，且每組動作中間不再停頓。如果你想要做更多下，我要很遺憾地告訴你，你只是在使用錯誤的路徑，而且完全不會改善你的穩定度。穩定度機制很快就會疲乏，所以當你以沒有代償的方式使用且取得穩定度機制時，身體的疲勞會讓你知道你已經「找到它」了。

事實上，在 MELT 運動表現訓練法的第一支影片中，我們的朋友兼同事葛雷格・庫克（Gregg Cook），一個身材如阿多尼斯（Adonis）般完美，事業有成的體適能專家，在做我的「側抬腿」時，一開始掙扎了很久。他簡直不敢相信要正確地維持以及執行如此微小又簡單的動作會如此困難。即使是強壯的身體也會有穩定度的問題，所以不要搞錯了。一旦你放慢速度，專注在「保持不動」的部分，然後執行那些非常精確、非常緩慢的動作，你會重塑你的神經路徑──讓你走上提升運動表現的道路。短時間後，你將會發現自己已經得到更好的控制力，且能更輕鬆地執行這些動作。再一次強調，穩定肌不喜歡跟動作肌分開工作；事實上，因為真正的穩定肌一開始就被抑制而無法啟動，使得動作肌變得常常試著要去穩定關節。但是如果動作肌把穩定身體的額外任務攬在身上，當你試著活動時，動作肌就會因為已經忙著穩定身體而應接不暇了。這導致你的動作變得不太正確，而你的關節會為你付出代價。

第七章

「神經力量」的動作

現在你已經知道知覺及專注對於改善「神經力量」是非常重要的。如同「休息檢測」以及「休息重新檢測」對於幫助你改善「身體意識」和建立自我覺察能力的重要性一般，每個動作的「動作設定」，是你能否真的「重新整合」穩定度時序的最重要元素。

藉由感覺哪裡在「出力」，你會知道自己已經妥善地重新整合正確的穩定路徑了。舉例來說，當你做「側躺手臂開展」時，要確保手肘維持在髖部前方，並且感覺肩膀側面在用力，這兩者是你要特別專注和感受的。如果你把姿勢擺好，頸部或前臂卻感覺到壓力，那是因為你的身體正在告訴你，它還是在用錯誤的方式把肩膀穩定在那個位置上。這時，你最好停下來，試著重新設定身體的姿勢。如果你仍然覺得身體無法「重新整合」穩定度，不要沮喪，而是要轉過身，先做另外一邊的動作。

身體的某一側常常會比另外一側更快且更正確地重新整合穩定度。然而，當你翻過身的時候，你應該要跟身體對話，「要求」它找到並且連結你剛剛在另一側做的那個姿勢。你也許會訝異，當你有意識地鼓勵身體並

且集中精神，你就能夠在「那個當下」重新設定身體的穩定度機制。如果你有錯誤的路徑，你的身體只會經由最小阻力的路徑運動。如果代償已經存在好多年了，你可能會需要嘗試幾次，才能達成我希望你獲得的成果。要有耐心，給你的神經路徑一點時間，重新打造一條通往穩定度的高速公路。

如果你發現有個動作對你來說很困難，或是你無法做到「重新整合」，試試看其他動作，看你是否可以重新整合穩定度機制。例如，如果最初幾次「側躺手臂開展」做得很不順，那就改做「側躺手後擺」，看看你能不能重新整合那個穩定度路徑的時序，然後再回頭嘗試把「側躺手臂開展」做得更好。

對自己的身體要有耐心，給「重新整合」的程序一些時間。你的身體是被設計來適應變化的，但是重新設定身體的基準線有時需要一點額外的專注力和時間。加油，你可以的！

你用彈力帶做上半身的動作時，把彈力帶擺好，以及一開始抓著彈力帶的方式是很重要的。兩側要使用同樣的力道。在你嘗試做這個動作時，試試每次都用一樣的方式擺好位置。另外，在做這些側躺的動作時，你可以在頭部下方放一個枕頭，會比較舒服。

記得，對於重新整合穩定度路徑來說，「動作設定」是關鍵要素。如果要「重新設定」感覺運動控制力，做動作時，務必要把專注力放在身體保持不動的部分。代償的路徑隨時都等著要掌控你的身體，所以不要硬是用蠻力或是匆促做完這些動作。

上半身的穩定度動作

側躺手臂開展

這個動作會重新整合「旋轉肌群」的肩膀深層穩定肌。你的目標是重新設定「外旋」這個動作。這些穩定肌常常被抑制住且缺乏力量。

註：如果你在頸部或是前臂感覺到壓力或疼痛，停下來，回到動作設定，或是翻過身，先在另一側的手臂試著做做看。

▶ 動作設定

1. 把彈力帶放在地上，舒適地左側躺，彈力帶壓在你的髖部下方，以便把帶子固定在原地。

2. 把你身體下方的手臂伸出去，讓你可以更容易地躺在肋骨及肩胛骨外側，而非躺在你的肩關節或是手臂上。

3. 把髖部的底部往後方挪動，讓你較能躺在大腿側邊，而非髖部骨骼外側。雙膝彎曲約45度。

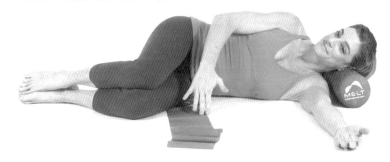

4. 不使用彈力帶,先練習一下這個動作的動作範圍。把肩關節內旋及外旋,手肘要持續靠在你的髖骨前側。在你把肩關節外旋的時候,別讓你的手肘浮到後方。

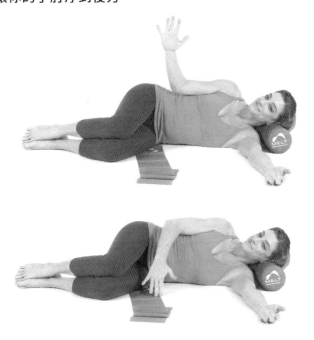

5. 手肘保持在髖骨前側的位置,往地板伸過去,拿起彈力帶。把彈力帶捲起來,弄出一個可以抓著的握把。

6. 拉起帶子,前臂回到與地面平行的位置,手腕與手掌保持與手臂呈同一平面。在你保持這個姿勢10～15秒來開啟「重新整合」的程序時,你應該會開始感覺到適度的壓力。

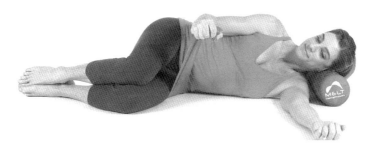

▶「重新整合」第一組

1. 慢慢地把你的手臂往前伸，增加帶子的張力（往髖部前方伸出，而非往肩膀的方向），停留，數到2，然後慢慢地彎曲手肘，讓手肘越過你的髖部，保持前臂與地板平行與彈力帶上的張力。你的手應該要懸在髖部上方。把這個動作重複四次，當手臂在髖部前方伸出時，保持帶子的張力，停留2秒。

2. 重複這個動作三～四次，以便「重新整合」肩膀的穩定肌以及克服動作肌（前三角肌）。當你做最後一次時，在手肘要越過髖部之前，放慢速度，然後停下來。

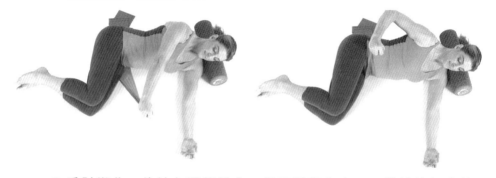

3. 手肘彎曲，位於在髖部前方，但不要靠在上面，維持這個姿勢10~15秒。如果有必要，你可以把另一手的食指或是拳頭放在手肘下方，幫助你維持手肘的正確位置。

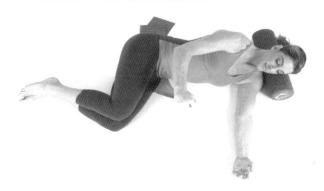

▶「重新整合」第二組

1. 在這組動作中，有需要的話，把另一手的拳頭或是手指放在你的手肘下方，幫助你保持正確姿勢。

2. 一邊數到4，一邊把帶子拉起來，增加它的張力，前臂往上指向你前方天花板與牆壁的交界處，你的手肘保持靜止不動，然後停留數到2。

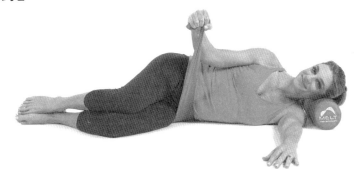

3. 數4下，讓前臂回到與地面平行的位置，然後在這個地方停留2下。

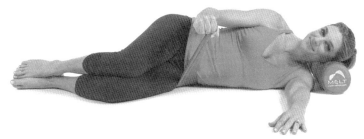

4.「多工作業」，重複執行以上動作四次。

「多工作業」： 當你以肩關節外旋你的手臂時，手肘要停留在身體前方，耳朵遠離肩膀，不聳肩，手腕與前臂呈一直線。不要在你外旋肩關節的時候伸展你的手腕。

註：就像是絕地武士一樣，你務必持續把心思從動作上移開。「多工作業」是必要的。「多工作業」的部分過程是，持續注意你的動作設定姿勢，而身體不動的部位也要保持精確。我要你在移動的時候想著這些事情。這對大腦來說會有一點累，但這是「重新整合」神經路徑的一部分，讓你的身體不滿足於現有的動作狀態。

▶「重新設定」第一組

1. 在同樣的操作行程內，稍微加快速度，但不要在動作到底的時候停頓，以便「重新整合」肩膀外旋旋轉肌的時序。重複這個動作四次。

註：除非你需要協助維持正確的姿勢，否則請移開手肘下的手指或是拳頭。

▶「重新設定」第二組

1. 把彈力帶放掉，一邊「多工作業」，一邊重複動作 4 次。試著增加動作範圍。

2. 在另外一邊的手臂也同樣操作。

你應該要感覺到

╋ 在肩關節或是上臂後方感覺疲勞或是灼熱。

感覺到這樣時要立刻停止

━ 在頸部、鎖骨、前臂、二頭肌，或是手腕出現壓力或疼痛。

> [!NOTE]
> **MELT 預備連續動作小幫手**

- 用以下任何一個或是所有連續動作，讓你的身體準備好執行「側躺手臂開展」：「運動表現訓練法的手部治療」(第165頁)、「上半身再水合連續動作」(第180頁)、「頸部釋放的連續動作」(第212頁)

- 如果這個動作做不好，試試「側躺手後擺」(第249頁)。

常見的代償　如果你的肩帶不穩定，你的手肘會往後越過身體，肩胛骨會往脊椎移動，你的手腕會伸展，或者發現前臂會旋轉。

側躺手後擺

這個動作會重新整合後三角肌的後側肩膀穩定肌，你將能夠重新擁有「外展」這個動作。這些穩定肌通常被抑制住且缺乏力量。

註：如果你在頸部或前臂感到壓力或是疼痛，停止動作，回到「動作設定」這個步驟，或是翻過身，試著先在另一邊手臂嘗試這個動作。用意象來輔助這個動作，可以讓你對於活動範圍更有概念。想像在水不會潑濺出來的狀態下提起一桶水，這樣活動範圍就會一直保持在身體前方。

▶ 動作設定

1. 跟「側躺手臂開展」一樣，左側躺，彈力帶置於臀部下方。

2. 把底部的手臂從身體下方伸出去，讓你比較可以躺在肋骨還有外側肩胛骨上面，而非在你的肩關節或是手臂上。

3. 把下方的臀部往後挪一點，讓你比較可以靠在大腿側邊而非靠在髖骨外側。雙膝以約45度角彎曲。

4. 把你的右手臂往天花板舉起。留心一下肩膀跟手臂自然地疊在彼此上方的感覺。讓肩膀遠離耳朵，讓你的手臂稍微傾斜，這樣你的手掌會在髖部上方，而非在肩膀上方。

5. 保持手臂打直，往地面來回移動四次。感受肩膀沉在關節中的感覺。

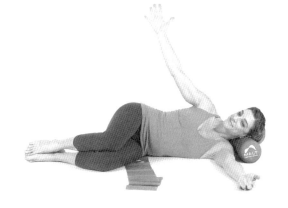

6. 把你的肩膀沉到關節中，在你把手臂下降到地面時，
軀幹保持完全靜止，然後在與手臂同長的位置抓住彈力帶。把彈力帶抓皺，做出一個鬆鬆的把手。

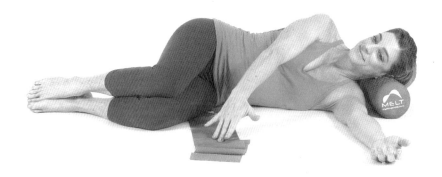

▶「重新整合」第一組

1. 在你把手臂拉起時，手腕要保持與前臂呈一直線 (不要屈曲或是伸展手腕)，這樣手臂才會跟地面平行。你應該要感覺到彈力帶上有適度的張力。手掌要看似在髖部前方。停留在這個位置10秒鐘，以便啟動「重新整合」的程序。

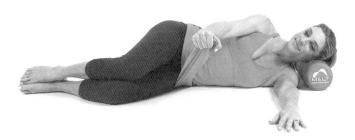

2. 跟你做「側躺手臂開展」一樣，慢慢地把手臂往髖關節前方伸出去 (而不是朝著你的肩膀) 來增加彈力帶的張力。停在那邊，數2下，然後慢慢地彎曲手肘，讓手肘越過髖部，保持前臂跟地面平行，同時維持彈力帶上的張力。你的手應該要浮在髖部上方。重複這個動作四次，在抵達動作極限的時候停2下，彈力帶上的張力要保持一致。

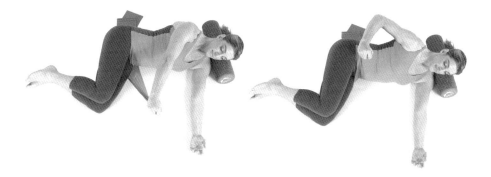

3. 手臂與地面平行，在髖部前方伸展開來，停留10~15秒，結束這組動作。

▶「重新整合」第二組

1. 保持彈力帶上的張力，慢慢地把手臂舉起來，數到4。想像是由你手臂的內側來帶動這個動作，不要旋轉前臂，手心保持向下。當你的手指著天花板與牆壁交界處的時候停下來，在那邊停留數到2。

2. 數4下，一邊慢慢地把你的手臂降回到與地面平行的位置。在整個動作過程中，注意彈力帶要保持繃緊。在這個位置停留一個呼吸，數到2。
   ── 你的手臂應該要跟髖部對齊，而非指向你的肩膀。
   ── 手臂的動作是往上，而非往後 ── 像是提起一桶水那樣。

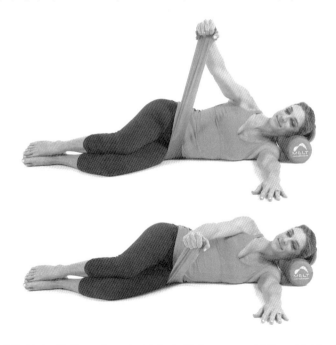

3. 慢慢地重複這個動作四次。在最高處停留2下，然後一邊數到4，一邊慢慢把手臂降回與地面平行處。如果你把另一側的手掌放在肩

關節前面以提升「是什麼在移動手臂」的知覺，在手臂移動的時候，你應該不會感覺到軀幹在移動。

4.一邊「多工作業」，一邊重複這個範圍內的動作四次。

「多工作業」：這個動作是在手臂及肩胛骨之間產生，而不是肩胛骨跟脊椎中間。你的手腕保持與前臂呈一直線，肩膀遠離耳朵，不聳肩，你的軀幹要穩定。不要過度伸展你的手肘。手臂持續指向肩膀與髖部之間。核心保持穩定。

▶「重新設定」第一組

1.一邊「多工作業」，一邊在同樣的範圍內，慢慢地把手臂舉起並放下四次，中間不停頓。

▶「重新設定」第二組

1.把彈力帶放掉，軀幹不移動，一邊「多工作業」，一邊把動作做到你的極限範圍，共四次。

2.換另外一邊做。

你應該要感覺到

＋ 肩關節後面、側面，以及後側上臂疲勞或是灼熱。

感覺到這樣時要立刻停止

－ 頸部、鎖骨、前臂、二頭肌或是手腕有壓力或是疼痛。

— 很輕鬆，或是你無法感覺到肩膀在出力。

— 手臂比肩膀出的力還要多。

> **MELT 預備連續動作小幫手**

▶ 先做以下動作，身體才能準備好執行「側躺手後擺」：「運動表現訓練法的手部治療」（第165頁）、「上半身再水合連續動作」（第180頁），以及「頸部釋放的連續動作」（第212頁）。

▶ 如果「側躺手後擺」你執行不來，試試「側躺手臂開展」（第244頁）。

常見的代償　你可能會發現你轉動了軀幹，發現手臂跟你的肩膀或是臉部呈一直線，或是注意到手肘往外側鎖死或過度伸展。你也許會察覺肩膀朝著耳朵聳起，或是肩膀傾向後側，讓肩胛骨與脊椎之間的動作肌施力。

▶ 下半身的穩定度動作

▍前傾、堆疊及捲起

在你試著「重新整合」骨盆穩定度路徑之前，要先把骨盆位置設定正確。就這三個下肢穩定度動作而言，你已經練習過的「前傾」是動作設定中很重要的一部分。為了減少側躺時的代償情形，你也需要主動地把上方的髖部疊在下方髖部的上面。

「蚌式」和「側抬腿」都需要一個額外的細節：當你在這些動作中把腳抬起來的時候，上方的髖部會想要往後捲。所以就這兩個動作而言，你會需要稍微把上方的髖部往前捲，以便減少這種常見的代償。

這個重要的骨盆位置有三個組成，讓我們每個都練習看看：

1. 稍微「前傾」你的骨盆，讓下背呈現自然的曲線。肋骨保持中立，不要為了「前傾」而把胸口挺出去。

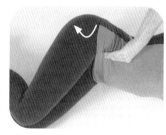

前傾

2. 把身體上方的手放在髖骨頂端，然後把它遠離肋骨伸出去或是推出去，讓你的髖部「堆疊」起來。把這個感覺看成是腰部空隙增加的感受。你的肋骨要持續放鬆地靠在地板上。

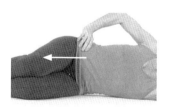

正確的堆疊

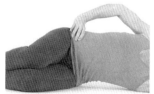

錯誤的堆疊

3. 把你上方的髖部往前「捲動」，讓你上方的膝蓋越過下方的膝蓋 2.5 公分。肋骨要往地面沉下去，保持放鬆。現在上方的膝蓋會在下方膝蓋前面一點點的地方。

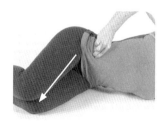

捲起

蚌式

這個動作會重新整合髖部外旋肌的時序，例如梨狀肌、閉孔內肌與閉孔外肌、孖下肌與孖上肌，以及股方肌。這些穩定肌通常都被抑制且缺乏力量，所以在做一些運動，像是跑步和跳躍時，會無法展現出這些動作需要的控制力。改善這些穩定肌的時序可以減少髖骨－股骨，以及前十字韌帶受傷的風險——這對運動能力來說是一項重要的優勢。

註：如果你的下背感到壓力或是覺得靠在地板上的髖部在出力，要停下來且重新設定動作。這些是代償的徵兆。對於有薦髂關節疼痛、膝蓋與腿後肌群問題，以及腳掌疼痛的人來說，這是一個很棒的動作。

▶ 動作設定

1. 側躺，把你的頭靠在滾筒上面。

2. 把下面的手臂稍微往前伸，這樣你才不會躺在肩關節上。放鬆你的手臂。

3. 雙膝彎曲約45度。你的腳跟應該要跟坐骨在同一直線上。你的髖部應該要跟肩膀呈一直線，下面腳掌的外側應該要落在地板上。

4. 把下方的髖部往後送一點，這樣你才不會把身體壓在髖骨上。你要感覺好像躺在外側大腿上一般。

5. 「前傾、堆疊及捲起」：稍微「前傾」你的骨盆，讓你的下背產生自然的曲線。肋骨要保持中立，不要為了前傾而把胸口「挺」出來。

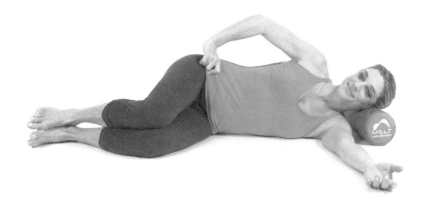

「堆疊」你的髖部，把你的手放在上方髖骨上面，並且讓髖部伸出或是用手將它推出去遠離肋骨，增加腰部的空隙。感受腰部與地面之間增加的空隙，但不要讓你的肋骨浮起來了。把上方的髖部往前「捲起」，讓你上方的膝蓋超出下方的膝蓋約2.5公分。肋骨要放鬆地往地面沉下去。上方的膝蓋現在會在下方膝蓋前面一點點的地方。

6. 用「3-D呼吸」找到你的核心，以便維持動作設定的姿勢。

▶「重新整合」第一組

1. 腳跟併在一起，上方的那隻腳慢慢地往外側旋轉到蛙式的姿勢。在你抬起上方的腳時，想像上方膝蓋是往前伸出去，骨盆和軀幹不要往後方移動。在這個位置停頓。

2. 當你在這個位置停留10~15秒的時候，在你沒有意識到的狀況下，「自動導航器」會試著代償還有重新調整你的動作設定姿勢。你要再次藉由重新設定「前傾、堆疊以及捲起」來除去這個天生的代償，只是這次腳是在蛙式的姿勢。

3. 你的兩個腳跟要繼續壓在一起（腳趾可以分開沒關係），然後試著把腳
　　更外旋一點。

4. 你在維持這個姿勢的時候，要確認「重新整合」是否有正確地產
　　生：把你上方的手放在面前的地板上，伸展你的手肘。慢慢地試
　　著把下面那條大腿壓在地板上的重量減輕。這是一個非常細微的
　　動作（你不需要把腳抬離地面。這個指令是為了減少「把下方大腿壓入地面以維
　　持上方腳的位置」這種代償）。在你把上面那條大腿維持在蚌式位置時，
　　讓下面的大腿撐在這個稍微減輕重量的狀態5~10秒。

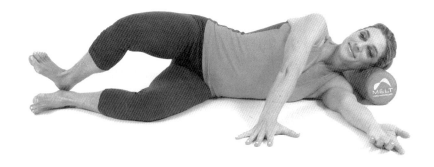

5. 臀部不要往後挪動，一邊試著把上方的腿再更打開一點，一邊讓下
　　方的那條腿回到地面。

6. 維持這個姿勢5秒，讓上方髖部可以開啟更好的整合程序。你花在
　　維持在姿勢、重新設定以及增加活動範圍的時間，總共30秒左右。

▶「重新整合」第二組

1. 慢慢地把你上方腿降回下方腿的位置。注意，上方膝蓋還是要在下
　　方膝蓋的前面。

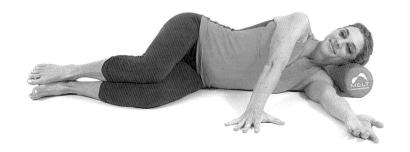

2.一邊從 1 數到 4，一邊慢慢地把上方大腿再次抬起到髖關節外旋的
位置，停頓，然後在極限的地方維持 4 下。然後，一邊從 1 數到 4，
一邊慢慢地把上方腿降回到下方腿的位置，上方的膝蓋仍然要維持
在下方膝蓋的前方。動作時，髖部不要前後移動。在你抬起腿的時
候，想著把你上方的膝蓋往前伸出。

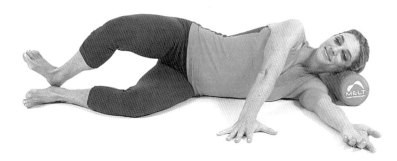

3.檢查你「前傾、堆疊以及捲起」的姿勢。

4.重複做四次，「多工作業」，並在動作到底的時候停留一下。在整個
動作過程中，四次都要維持髖部穩定。

「多工作業」： 維持並且檢查「前傾、堆疊以及捲起」的姿勢。上方膝
蓋要一直維持在下方膝蓋的前面。肋骨要維持在後方，而且不要參與
這個動作。

▶「重新設定」第一組

1. 一邊「多工作業」，一邊抬起然後放下，把整個動作做四次，中間不要停留或是放鬆。

你應該要感覺到

十 在髖部下半部，腿跟骨盆的交界，感到疲勞或是有在出力。

感覺到這樣時要立刻停止

一 在前側大腿或是往下到小腿的地方，或是（在地面上的）下方髖部感到疲勞或是在出力。

一 下背、腰部、肩膀或是頸部感到疼痛或是壓力。

MELT 預備連續動作小幫手

▶ 先做這些動作，讓你的身體準備好做「蚌式」：「坐姿施壓的連續動作」（第206頁）、「下半身再水合及下背減壓的連續動作」（第195頁），及「運動表現訓練法的足部治療」（第170頁）。

▶ 如果用「蚌式」來重新整合深層髖部對你而言很吃力，試試「迷你橋式」（第270頁）或是「側抬腿」（第266頁）。

常見的代償 當你的髖部外旋肌沒有正確發力，常見的代償模式是在你把上方腿抬到外旋的位置時，骨盆會往後捲動，並且在啟動這個動作時，徵召了下背穩定肌而非髖關節穩定肌。你的髖部不會「堆疊」好，而且骨盆會往內縮。另外一個代償模式是把下方腿往地面壓進去。

內側大腿抬腿

髖部內收肌是「根基核心」的一部分，協助我們做出從站立到走路的所有動作，還有讓我們能快速地左右移動。髖部內收肌的時序對於減輕髖部、膝蓋疼痛，以及減少意外跌倒及腳踝扭傷來說是很重要的。

對於那些有下背或膝蓋問題、失禁、頸部疼痛、產後疼痛或曾經剖腹產的人來說，這是一個應該努力練好的重要動作。

▶ **動作設定**

1. 側躺，將滾筒放在你的前方。

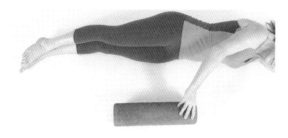

2. 上方膝蓋彎曲，把你的下半條腿，從膝蓋到腳掌的內側足弓放在滾筒頂端。你的腳掌要一直抬離地面，不能碰到地板。如果需要的話，調整一下滾筒的位置。下方腳保持筆直。

   — 不要為了把小腿放在滾筒上而往前翻滾。要保持完美的側躺姿勢，動作設定才會正確。

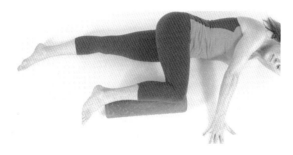

3. 把你的上方手放在髖骨上，把你的骨盆擺成稍微前傾的姿勢。肋骨要保持不動。

4. 把上方的髖部「疊」在下方髖部之上。腰線會稍微抬起來，但你的肋骨應該要保持沉沉地靠在地上。這個動作不要做過頭。

5. 用「3-D呼吸」來穩定你的核心。

▶「重新整合」第一組

1. 把你的上方手移到腰線，瞧瞧你在把下方腳抬離地面的時候，是否有感覺到骨盆上方的肌肉啟動。

2. 如果你感覺腰部的肌肉有用力，把腳放下來，把上方的髖部往後「捲」2.5公分就好，骨盆要保持前傾並且堆疊起來，穩定核心，放慢速度，再次把下方腳抬離地面。把下方腳的腳跟往與下方髖部相反的方向施力，但髖部的「堆疊」不能垮掉。

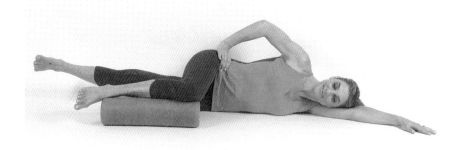

3. 維持腳抬起來的姿勢，髖部屈曲，慢慢地把下方腳往滾筒移動，然後把腳再抬高一點，上方的髖部不能往肋骨移動。

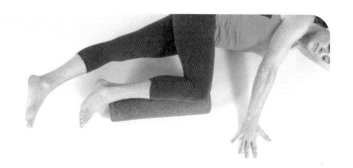

4. 撐住這個姿勢30秒。如果要檢查大腿內側有沒有正確施力，就把你的上方手放在地板上，想著把小腿壓在滾筒上的重量減輕，共4秒，但不要把小腿完全抬起來（小腿本身不用從滾筒上面提起來；只要試著把小腿壓在滾筒上的重量減輕，以減少代償）。讓上方腿的小腿慢慢地靠回滾筒頂端，為「重新整合」第二組做準備。

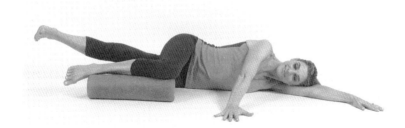

▶「重新整合」第二組

1. 這時下方腿仍舊是抬起的，你要試著把這隻腳再抬高3~5公分，停頓，數到2，然後降回原本的位置（不是靠在地板上！），數到2，然後再次停頓。你要確保每次在動作最高跟最低處停頓時，都沒有把力量放掉或是讓肌肉放鬆。

2. 一邊「多工作業」，一邊重複做四次。

「多工作業」：在你抬高還有放下下方腳時，把下方腳遠離你的髖部伸出去。你的腰要持續伸長，核心穩定。檢查上方腳掌的內側足弓是否與地面保持平行。不要把腳踝往內彎或捲起來（足內翻），也不要把你的腳趾往上指（髖內旋）。

註：這個動作幅度可能會滿小的。這個動作是為了「重新整合」身體之間的連結以及控制力，所以重點不在於做了什麼動作或是動作範圍有多大。

▶「重新設定」第一組

1. 緩慢平順地把下方腿抬到最高。

2. 肌肉完全不要停止收縮也不要放鬆，慢慢地把腿降到地面，然後用同樣的速度把腿抬上去。在這兩個位置都不要停頓。

3. 一邊「多工作業」，一邊重複做四次。

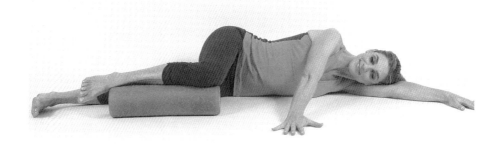

▶「重新設定」第二組

1. 在腿抬到最高時，停頓而且撐在那個位置，檢查你的動作設定，然

後緩慢且有控制力地上移2.5公分就好，停一下，接著往下移動2.5公分再停1下，共四次。

2. 撐在最高點5秒鐘，然後完全放鬆。

你應該要感覺到

十 在內側大腿靠近髖部的地方感到疲勞或是在出力。

感覺到這樣時要立刻停止

一 膝蓋或是下背疼痛或是有壓力。

MELT 預備連續動作小幫手

▶ 先做以下任何一個連續動作，讓你的身體準備好執行「內側大腿抬腿」：「下半身再水合及下背減壓的連續動作」（第195頁）、「坐姿施壓的連續動作」（第206頁），或是「運動表現訓練法的足部治療」（第170頁）。

▶ 如果你無法做出「內側大腿抬腿」，試試「迷你橋式」（第270頁）或是「核心挑戰」（第275頁）。

常見的代償　當內收肌沒有正確發力，腹外斜肌以及腰方肌（在你腰線上方，骨盆移動時會作用的肌肉）常常會被拉進來做為啟動動作的肌肉。把你的手放在腰上，確認你沒有發生這種代償，還有確認你骨盆的動作設定位置沒有跑掉。

側抬腿

你在第六章已經練習過這個動作了。這動作特別重要，因為髖部外展肌其中一個重要角色便是在走路的時候穩定你的骨盆。當這些穩定肌被抑制，會影響到你走路的步態以及你全身的平衡，導致下背痛，並且影響「神經核心」的控制力。腰方肌，一條重要的下背與骨盆穩定肌，會變得過度活化，以代償髖部的不穩定性，而這會進一步造成下背與頸部的壓迫及疼痛。

對於有下背或是膝蓋問題、薦髂關節疼痛，或是足部疼痛的人而言，這是一個很棒的動作。

▶ 動作設定

1. 側躺，把你的頭靠在手臂或是枕頭上。下方腿呈90度彎曲。記得，你要躺在你的大腿側邊，而非髖骨上，所以如果需要的話，讓上方腳的腳掌在地上推一下，把下方的臀部往後擺，讓你可以躺在大腿外側，而非髖部上面。然後，重新把你的上方腿擺直，讓你的腳踝、膝蓋、髖部、肩膀以及耳朵都呈一直線，腳踝內側靠在滾筒上。

2. 「前傾、堆疊及捲起」：在肋骨不往前移動的狀態下，前傾骨盆。肋骨不動，把你的手放在上方髖部，延伸你的上方腳，讓腰際下半部感覺被稍微提離地面，做出「堆疊」。稍微往前「捲動」你的髖部，協助維持正確的骨盆姿勢。

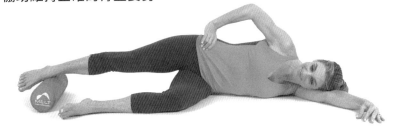

3.使用「3-D呼吸」穩定你的核心。

▶「重新整合」第一組

1. 把腿抬離滾筒，讓腿與地面平行。核心保持穩定，同時重新設定你的「前傾、堆疊及捲起」。維持10~15秒。把你的上方手放在地板上，以穩定軀幹和核心。

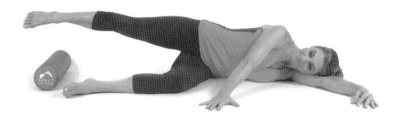

2. 保持骨盆穩定。腿與地面平行，把你的腿往內轉進來，讓你的腳趾朝下，停留（數到2），大腿往外旋轉，讓腳趾朝上，停留（數到2）然後回到正中央，停留（數到2）──骨盆和軀幹都不可以移動。一邊「多工作業」，一邊把這個旋轉的動作重複做四次，每個位置停留2下，以內旋的姿勢結束。記得要轉動整隻腳，而不是只有轉動小腿。

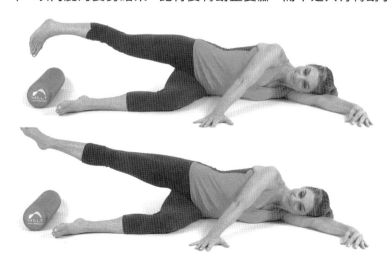

▶「重新整合」第二組

1. 上方腿保持在內旋的位置，慢慢地把上方腿往上抬高3~5公分，停留數到2。然後慢慢地把腳放下到剛好與地面平行的位置，再停留2下。

2. 慢慢地用數到2的時間把腳放回與地面平行處，再數到2。

3. 一邊「多工作業」，一邊重複做四次。

「多工作業」：維持「前傾、堆疊及捲起」，並且保持核心穩定。把手放回骨盆上任一處，讓「重新整合」時能建立骨盆動作的知覺，以及幫助你維持正確的姿勢。

▶「重新設定」第一組

1. 再次檢查「前傾、堆疊及捲起」的姿勢，同時持續啟動你的核心。

2. 慢慢地把腳抬到平行地面的高度，然後再降下來，腳踝輕輕在滾筒上點一下，不停頓。一邊「多工作業」，一邊慢慢地抬高並放下。

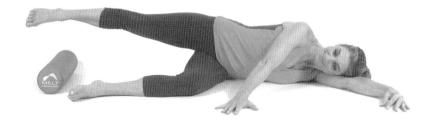

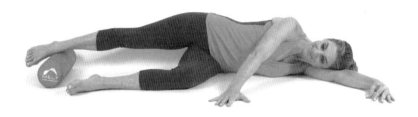

▶「重新設定」第二組

1. 腳抬著，重新檢查骨盆位置（「前傾、堆疊及捲起」），跟你在「重新整合」
   時一樣，把腿緩慢順暢地往內及往外轉，中間不停頓。保持骨盆還
   有軀幹穩定且靜止不動。要確保你是旋轉整條腿，而不是只有旋轉
   小腿或腳掌。

2. 一邊「多工作業」，一邊重複做四次。

你應該要感覺到

十　髖部的上半部感到疲勞或是在出力。

十　腿不自主地晃動。

感覺到這樣時要立刻停止

一　小腿感到疲勞或是在出力，背部有壓力，或是下背痛。

一　大腿側邊（髂脛束）有灼熱感。

一　髖關節前側感到疲勞，而不是髖部外側。

　MELT預備連續動作小幫手

▶ 先做以下任何一個連續動作，讓你的身體準備好執行「側抬腿」：
　「坐姿施壓的連續動作」（第206頁）、「下半身再水合及下背減壓的連

續動作」（第195頁），或是「運動表現訓練法的足部治療」（第170頁）。

▶ 如果你無法做出「側抬腿」，試試「迷你橋式」（第270頁）、「蚌式」（第256頁），或是「內側大腿抬腿」（第261頁）。

常見的代償 當外展肌沒有正確啟動時，常見的代償方式是骨盆移動，然後腰線以上的外斜肌及腰方肌施力。要確認這些肌肉有沒有過度參與動作的話，把你的手放在腰線，去感受你在移動或是抬腿的時候，這些肌肉有沒有施力。

上方腿移向前方也是很常見的狀況。髖屈肌會跟其他肌肉一起收縮來代償。腳不要往前移動，要把你的腳稍微伸展到軀幹後方，但留意肋骨不要往前移動。

迷你橋式

臀大肌是身體中最大塊的肌肉。這塊肌肉有八成連接到闊筋膜張肌及髂脛束（它是重要的筋膜組織），而且即使這塊肌肉高高地位於髖部，它依然會幫助膝蓋伸展。臀大肌剩下的兩成是深層肌肉纖維，它形成一塊腱膜（緻密的纖維性結締組織），直接連結到股骨的臀肌粗隆。髖部伸展的時候，這些肌肉纖維會幫忙穩定並維持橫跨薦髂關節的「力封閉」（force closure），以及支撐薦髂關節的位置——這對於所有運動表現都非常關鍵。這些肌肉對於髖部伸展、旋轉、外展，甚至內收很重要；然而，久坐及日常的重複性姿勢，會降低它們的張力和支撐特性。

雖然臀肌是很有力的動作肌，但最深層及「較遠端的肌肉纖維」會用很多方式去穩定骨盆——例如，當你爬樓梯的時候。為了改善薦髂關節的支撐

性與穩定度，「迷你橋式」會探索髖伸的動作範圍極限，而最深層臀肌的無力常常會使得這個動作受限。

對於有下背痛或是頸部疼痛、曾經剖腹產、產後疼痛、薦髂關節失能、骨盆或是髖部疼痛、失禁和／或鼠蹊部不適的人而言，這是個很棒的技術。

▶ 動作設定

1. 仰躺，把滾筒放在骨盆下方，雙腳與髖部同寬。

2. 骨盆呈中立（在你「重新整合」之前，練習改良版的「收縮與傾斜」，以避免主動內收骨盆），保持你的肋骨中段沉在地面上。你甚至可以把手指交錯放在肋骨下緣，以保持肋骨靜止不動。

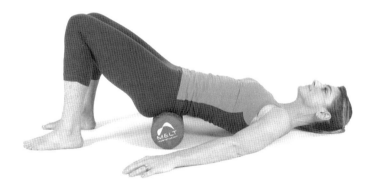

3. 輕柔地把腳掌踩進地面，用「3-D呼吸」穩定你的核心。想著把你的大腳趾蹠球部、腳掌外側及腳跟全都壓進地面，來啟動下半部的臀肌，這些肌肉常常因為回應身體的動作而被抑制住。把你的手放在大腿跟臀部交界處（臀皺褶）。如果你的動作設定正確，你的手應該會在臀部下半部感覺到肌肉稍微在出力。試著不要主動「擠壓」你的臀部，你只要注意你是否能感受到這個細微的出力。

▶「重新整合」第一組

1.把你的腳踩進地面，稍微減輕臀部壓在滾筒上的重量，停頓一下。
不要試著把你的骨盆從滾筒上「抬」起來，而是減少臀部壓在滾筒
上面的重量。記住，動作範圍不重要，目標是要在動作開始的時候，
讓臀肌下半部的肌肉纖維發力。把雙手繼續放在臀皺褶，去感受一
下當你把臀部壓在滾筒上的重量減輕時，肌肉應該要從哪邊啟動。

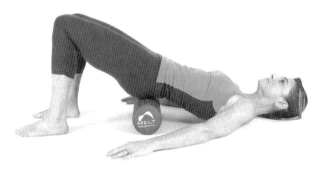

—— 注意，把背部拱起，骨盆明顯地抬得比較高是錯誤的姿勢。(見下圖)

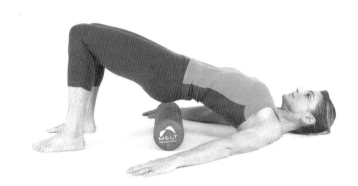

2.再來，想著把你的腳跟滑向滾筒相反的方向 (不要真的做出動作，但這
個想法應該會讓你的肋骨更往地面沉)

3.然後，將雙膝稍微靠攏2.5公分，想著把膝蓋的角度縮小。

4. 最後，想著膝蓋用力越過你的腳趾，完全展開髖關節前方的皺褶，做出完整的髖伸。

5. 撐住數到4，然後骨盆慢慢地下降，完全靠在滾筒上。

6. 一邊用這些想法「多工作業」，一邊重複這組連續動作四次：
   — 當你抬起髖部時，腳掌要變沉重，骨盆重量要變輕。
   — 當你把髖部放下來時，腳掌要變輕，而你的骨盆要變沉重。

「多工作業」： 你的肋骨及上背部必須沉重又穩定。專注在立足點，保持腳掌外側以及大腳趾跟部肉墊有強大的連結。把你的雙手放在肋骨上，當髖部伸展到極致的時候，專心保持肋骨穩定。

▶ **「重新設定」第一組**

1. 肌肉不要放鬆，下背不要拱起，一邊「多工作業」，一邊平順緩慢地把骨盆抬起並且放下四次。

2. 臀部從滾筒上稍微抬起，到最高點時，撐5秒再完全放鬆。

▶ **額外的挑戰**

1. 把一隻腳掌抬到與地面平行，髖關節屈曲，膝蓋彎曲，腳跟放鬆地靠向臀部（如圖）。

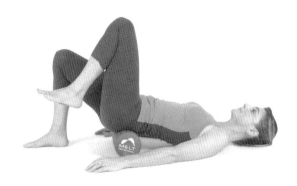

2. 試著減少骨盆壓在滾筒上的重量，不要移動骨盆，也不要讓骨盆往其中一邊傾斜。

　—　專注把兩側骨盆一起抬起來。

3. 一邊「多工作業」，一邊慢慢把骨盆流暢地抬起放下4次，然後休息一下。

4. 另外一邊也做一組。

如果只有一隻腳放在地上時，你無法保持骨盆水平，或是肋骨無法沉沉地靠在地上，回去做雙腳的「迷你橋式」。

你應該要感覺到

十　在臀部下半部（臀皺褶）還有大腿內側感到疲勞或是在施力。

感覺到這樣時要立刻停止

一　膝蓋或是下背感到疼痛或是有壓力。
一　大腿前側感到疲勞或是大腿後側（腿後肌群）抽筋。

MELT 預備連續動作小幫手

▶ 先做以下任何一個連續動作，讓你的身體準備好執行「迷你橋式」：「下半身再水合及下背減壓的連續動作」（第195頁）、「坐姿施壓的連續動作」（第206頁），或是「運動表現訓練法的足部治療」（第170頁）。

▶ 如果你無法做出「迷你橋式」，試試「核心挑戰」（第275頁）、「蚌式」（第256頁），或是「側抬腿」（第266頁）。

常見的代償　背部拱起及為了移動骨盆而抬起肋骨，以及為了抬起髖部而把手臂後側往地面壓下去。如果臀部肌肉的深層肌肉纖維時序不佳，你會常常大腿後側抽筋、以下背伸肌來啟動動作，以及／或是在做動作的時候下背疼痛或是拱起。你可能也會發現膝蓋感到疼痛，或是大腿前側肌肉有灼熱感而且變得疲勞。這些都是代償的徵兆。

▶ 核心挑戰

改善「神經核心」的控制力與時序可以改變你的運動能力，以及降低背部及髖部受傷的風險。這個技術不是一種「腹部」運動；相反地，這個動作會重新整合「反射核心」及「根基核心」的時序與彼此之間的協調性。

你會學到在整個動作之中都維持「反射核心」的連結性。你也會啟動「根基核心」中關鍵的脊椎與骨盆穩定肌；特別是其中一條肌肉——腰肌——需要在整個動作中都持續啟動。然而，你在這個動作過程中所處的位置，會改變這條肌肉的啟動以及收縮狀況。

腰肌會歷經等張（靜止的收縮）、離心（延展的收縮），及向心（縮短的收縮）啟動的過程。你就像是在「擠壓」或是按摩從脊椎連到腳的組織一樣，這會提升你在做任何動作時，肌肉保持脊椎穩定的能力。當「神經核心」的這些穩定度機制失去平衡時，你就無法做到「不動」——相反地，你會代償。

這個技術可以改善這些穩定肌的控制力，以及改善你的整體穩定度。這是個很有挑戰性的動作。第一次練習的時候要利用呼吸來輔助，吐氣的時候才做動作。

▶ 動作設定

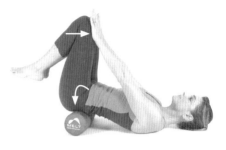

1. 執行「薦髂關節剪切施壓」
   以及「骨盆收縮和傾斜的挑
   戰動作」以後，骨盆放在滾
   筒上，以細微但是主動施力的前傾姿勢收尾。

2. 讓大腿幾乎與地面垂直，膝蓋彎曲，小腿放鬆地垂向臀部。

3. 把你的手掌放在大腿上，讓指尖靠近膝蓋。手肘打直。

4. 骨盆在滾筒頂端持續主動施力傾斜，肋骨要往地面沉，大腿輕輕地
   壓進你的雙手，手臂打直。肋骨要持續沉在肩胛骨之間，骨盆一定
   要維持傾斜，以維持下背的自然曲線。尾骨的重量應該要保持在滾
   筒上面。

▶「重新整合」第一組

1. 吐氣時，用「噓──」、「嘶──」，或是「哈──」的聲音，穩定你
   的核心。持續把一邊大腿壓進你的手掌，另外一隻手掌蓋在另一個
   手掌上，讓兩隻手都在其中一邊大腿的前側。

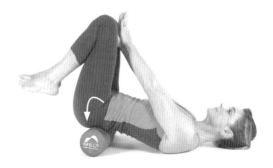

2.穩定你的核心,慢慢地把另外一邊的腳掌移向地面,膝蓋保持彎曲。想著把你的髖關節與膝關節打開至剛好可以挑戰「根基核心」是否正確啟動的程度。當你移動腿,讓腳掌處於與滾筒等高、懸浮在地板上方的位置時,要維持肋骨以及骨盆中立(在滾筒上稍微前傾)的姿勢。在你稍微吸氣而且保持核心連結時,停頓一下。

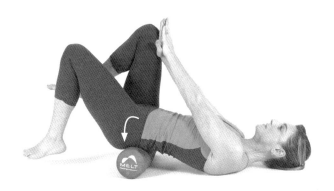

3.吐氣時,再次發出聲音來穩定核心,把大腿多壓進你的手裡面一點,肋骨不要抬起來,也不要收縮骨盆,然後,將剛才降下去的腿慢慢地回復碰到手,動作時完全不要抬起肋骨或是收縮骨盆。

4.把你的手放在另外一邊大腿上,重複這個動作範圍以及動作控制。兩邊再各做一次。

註:「核心挑戰」沒有「重新設定」。

「多工作業」:你必須讓骨盆在滾筒上保持些許前傾的姿勢。在做這個動作時,你隨時都要盡你所能地避免收縮你的骨盆,或是將下背打直。在這個動作中,肋骨下緣要保持沉重且與骨盆分離。要維持身體一側大腿對抗你手掌的力道。專注在你髖關節的動作。

做這個動作之前，一定要先做「薦髂關節剪切施壓」以及「骨盆收縮和傾斜的挑戰動作」。

當你掌握這個動作後，試著在一次吐氣中做完整個動作，而不是在動作上下之間呼吸。另一邊也做一次。兩側各做兩次足以「重新整合」你的「神經核心」。這個動作不要做更多次，會做過頭，使你最後在不知情的狀況下壓垮核心反射，造成代償。

你應該要感覺到

十 軀幹與腹部一路連結到你的脊椎。

感覺到這樣時要立刻停止

一 髖關節或是大腿感到灼熱，或是下背疼痛。這些是代償的徵兆。如果你在對側腳的大腿前側感到疲勞，稍微把你的大腿往身體屈曲，以減少代償。

MELT 預備連續動作小幫手

▶ 先做這些動作，讓你的身體準備好執行「核心挑戰」：「薦髂關節剪切施壓」（第198頁）以及「骨盆收縮和傾斜的挑戰動作」（第203頁）。

Part 3

提升
運動表現的
「神經力量」
連續動作

你已經學會了 MELT 的 4R 及「神經力量」的 2R，也練習了「神經力量」的七個動作，現在我們可以把它組合在一起，創造出 MELT 運動表現訓練法的基本連續動作──「神經核心穩定度」、「上半身穩定度」以及「下半身穩定度」連續動作。

這些連續動作的好處是，各種年紀和體能程度的人都能從中受益。不論你是為了特定運動項目而訓練的精英運動員，受傷／術後想要加速復原過程的「運動咖」，想要減少關節疼痛風險或在自我照護中採取主動出擊的路線，或者純粹想要減少重複性生活型態的負面影響，這些連續動作是你該確實掌握的。一旦你能純熟地做出這些連續動作後，你可以試試在 Part 4 裡面的任何一個 MELT 療法藍圖計畫，同時你會知道如何把自己的身體準備好，以及如何正確地執行動作。你會知道你有沒有把動作做對，因為你將會在這些動作要「重新整合」的特定身體部位感覺到疲勞。

即使你是個很有經驗的世界級運動員，這些動作剛開始時還是會頗具挑戰性，因為在平凡的一天中，我們不會有意識地自主使用這些穩定度機制。另外，如果你身上有代償性的路徑，你就會需要嘗試幾次才能回到原本的高速公路上。記住，這跟你的肌肉多強壯無關；如果你有把自己正確地準備好，並且投入「重新整合」的過程，任何人做這些「神經力量」動作應該都會滿吃力的！如果你發現任何一個動作很簡單，或是你沒有正確地感受到這些動作，並不是因為你很強壯──而多半是因為你的動作設定不正確。

相信我，我知道運動員在想什麼，因為我這輩子當了很多年的運動員，也重新訓練了很多受傷的運動員，幫助他們回復最佳運動表現。所有運動員都渴望讓別人開心、渴望獲得掌聲，以及渴望感覺自己很強壯。你無法用意志力或是蠻力做這些運動技術；如果你這樣做了，那便如同我已經說過的，你只是駕駛在一條小路上而已，而非走在那條「神經高速公路」上。記得，你內心的運動員正等著要跟你重新連結。把你最極致的專注力投注在內心的那個運動員身上，讓你以嶄新的方式與你的身體連結吧！

連續動作的基本要素

加速你的學習曲線

在你第一次練習第八、九、十章中的三組「神經力量」連續動作時，每組會花你 20~30 分鐘。當你對這些動作愈熟悉，每組連續動作所花的時間就會愈少，例如我做一組會花 10~20 分鐘。「神經核心穩定度的連續動作」所花的時間最少，接著是「上半身穩定度的連續動作」以及「下半身穩定度的連續動作」。接下來我們要討論整組的連續動作，而在 Part 4，你會讀到如何選擇動作，並且針對你特定的需求及目標，創造出強效的MELT療法藍圖計畫。至於現在呢，你要練習所有的連續動作，並且多認識自己一點。

我應該多久練習一次連續動作？

把一個月想成三週，十天為一週。接下來的六十天，我要你將這裡**每一組**連續動作，最少每十天努力練習一次。所以基本上，每三天就要嘗試一組。然而，如果你想要加速學習曲線以及磨練你的技術，你可以每隔一天做一組連續動作，但是同一組連續動作不要超過三天才做一次。一旦你的身體真的具有「神經力量」了，你可以不用那麼常做這些連續動作。你可以沒那麼常訓練但仍然能保持核心、肩帶及骨盆帶的穩定度及控制力。

連續動作的動作設定極為重要

如果你需要更仔細地複習其中某一個動作，請往前翻閱有逐步說明那

些動作的章節。對於提升運動表現的動作而言，執行動作前的「動作設定」是非常重要的，所以如果你需要複習或者確認是否有把「動作設定」做對，請回去讀第七章的內容。

把這些連續動作想成是瑜伽體位的流動。你會從一個動作接到另一個動作，然後到下一個動作，在每個動作之間，你要以專注和連結串起每個動作。每個連續動作是以「休息檢測」開始，以「休息重新檢測」結束，讓你可以評估連續動作帶來的改變，同時給「自動導航器」一些時間，讓它根據改善後的身體基準重新設定，以及跟你的身體重心重新連結。不管這些動作你做得多好，在跳到下一個動作之前，都要花點時間「掃描」身體目前的位置，並且留意一下你注意到了哪些常見的失衡狀況。如果你有好好記得第 161 頁裡面四個最常見的失衡狀況，做身體的「休息檢測」以及「休息重新檢測」應該不會花超過幾分鐘的時間。相信我，這是回復穩定度的祕方，所以要花時間搞清楚你目前的狀態，還有珍視你可以為自己帶來的改變。

當你用「再水合」的技術讓身體組織準備好了以後，你要做特定的「神經力量」動作來處理身體在特定部位的深層穩定度機制。每個動作都分為三個部分：動作設定、「重新整合」，以及「重新設定」。要記得它們各自的關鍵概念。

▶ 動作設定

▹ 確認骨盆帶或是肩帶位於正確的位置。在你試著啟動穩定度機制的時候，專心地讓骨盆帶或是肩帶保持穩定。把你的注意力放在應該保持不動的部分，而非想著將要做的動作。記得，「神經力量」不是在強化肌肉，重點是回復穩定度的神經路徑。

▶ 重新整合

▶「重新整合」由數個緩慢、精準的動作所組成，在每組動作中以及組間會有停頓。如果你在「重新整合」的時候感覺到疼痛或是壓力，要停下來重頭來過，因為你發現你無法「重新整合」穩定度了。疼痛是一種訊息，讓你知道需要回去檢查「動作設定」的位置，放慢腳步，練習「重新整合」，直到你能用正確的姿勢無痛地做出這些動作。

▶一組「重新整合」只會重複做四次，如果你感覺你已經找到穩定度路徑了，就往下接著做「重新設定」。如果你在身體其他部位感覺到疼痛或是肌肉施力，要停下來然後完全地放鬆。要嘛等待一會兒，要嘛翻過身，在另外一邊嘗試原本的那個動作。有意思的是，如果你身體的其中一側是被抑制的，另外一邊也許會比較有感覺。然後，回到有問題的那一側再試一次，在你再次嘗試「重新整合」的動作之前，把更多注意力放在「動作設定」以及身體的姿勢上。

▶ 重新設定

▶「重新設定」由緩慢、精準的數個動作組成，而且沒有停頓。「重新設定」會讓穩定度路徑、控制力以及動作時序恢復正常，還有把你的神經系統從小巷子導回「高速公路」上。

▶ 跟「重新整合」比較起來，「重新設定」的速度稍微快一點，中間沒有停頓，而且比較困難，但你還是要注意動作設定的姿勢，還有注意在活動時，哪些部位要保持穩定不動。

▶ 同樣地，重要的是，要記得只重複四次，穩定度機制就會疲乏造成代償，所以，「少即是多」。我保證如果你覺得你有辦法做更多下，

這表示你的神經系統仍然是在抄捷徑，而且你其實只是在強化代償路徑。

當你把這些動作組合在一起的時候，身體會產生巨大的改變。我已經在我自己身上見識並感覺到，也見證過這些連續動作的效果數千次。我希望你帶著兩個基本的目標去嘗試這些連續動作：短期目標是改善你的「身體意識」，讓你有辦法更容易地感覺到身體的改變；長期目標是提升你的運動表現與恢復力。

最後要記得，使用MELT的目標是提升知覺，做為改善穩定度及運動表現恢復力的基礎。當你感覺到失衡狀況，或是嘗試了一組連續動作卻沒有感受到任何改變時，不要開始苛責或是批判自己。即使你沒有發現改變，這仍然會建立知覺！你很快就會學到連續動作中的動作順序會完全改變你得到的成果。

另外，有些連續動作會帶來大幅度的改變，有些動作造成的改變則不會那麼大。也許某一組連續動作似乎沒有帶來任何改變，但當你下次嘗試時，你會感受到改變──這是身心重新連結的徵兆之一！在「主動出擊」式的自我照護之中，覺察是關鍵。我們常會等到已經感受到問題才去解決，而非先辨認出現在已經學到的這些常見失衡狀況或是疼痛前訊號。但「自動導航器」檢測及「休息檢測」會讓你對身體的瞭解更深入，因此你將擁有超越你體能目標所需的工具。

完美是遙不可及的目標，追求完美會讓你感到很挫折，但你已經非常優秀了。這個我懂，因為我跟你是同一種人。如果你不優秀，你就不會讀到這裡。你是一個追求進步與幸福的人，你比一般人的程度還要高出許多。在你加強神經性穩定機制的時候，你要以這個認知做為根基。

我要再說一次：練習不是為了完美──而是為了提升身體有效率及有恢復力的自然運作能力。練習會建立關鍵的知覺。你愈能察覺目前的狀態，愈能察覺你想要去哪裡，你就會愈快到達目的地。

成為一位「非手觸」身體工作者本身就是一項需要學習的技術。你也許要在鏡子前面做這些連續動作，以便改善自己的技巧。雖然使用視覺來看到代償狀況可以幫助你學習正確的動作設定，可是我們的目標是改善你的「身體意識」。所以，當你在正確的位置感覺到發力後，花些時間往內在探索，移除視覺的提示，如此才能得到這個訓練法完整的益處。

第八章

神經核心穩定度的
連續動作

許多人都因為日常生活而有某種程度的神經核心失衡狀況。骨盆內縮坐在桌子前會抑制「神經核心」，最後導致下背痛嗎？不好的飲食會導致腸胃問題，接著破壞身體的反射機制嗎？把腹部肌肉「操」過頭會導致肌肉的機制出錯嗎？是的！不管「神經核心」的失衡狀況是如何開始的，很多人都有這些問題。

這組連續動作的主要目標是重新平衡還有重新整合「反射核心」及「根基核心」機制，以便改善脊椎活動度、維持腸道健康，以及骨盆穩定度和控制力。如果想得到最好的效果，就要能覺察自己的核心啟動狀況，要注意在你移動之前以及移動的時候，哪些部位是要保持穩定不動的。

休息評估

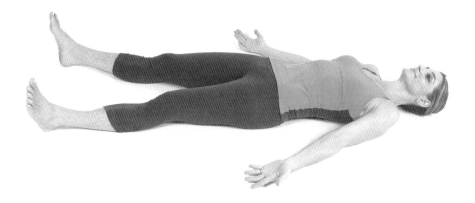

1. 使用你的「身體意識」掃描「團塊」與「空隙」，找尋淤滯壓力，留心是否有失衡狀況。把頭左右轉一轉，找找頸部「空隙」的局限處。如果你在辨識下背「空隙」是否有過度拱起時需要一個參考點，可以摸摸你的肚臍。

2. 從頭到腳觀察你的左右兩側。在你開始做連續動作之前，你的「自動導航器」是否與你的重心（骨盆）有明確的連結？你是否有覺得身體左右是平衡的？

3. 注意並且記得你感覺到了什麼。

薦髂關節剪切施壓

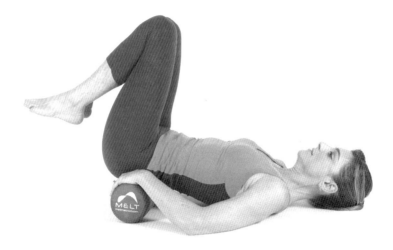

▶ **動作設定**

1. 骨盆的中心要位於滾筒上方。膝蓋彎曲並且稍微指向你的軀幹。

2. 把膝蓋稍微倒向左右兩側五～十次。

▶ **動作**

1. 保持膝蓋傾向左側，用雙腳或是只有你的左腳畫小圈圈，或是用膝蓋做出行進的動作前後移動，做四～六次，對你左側薦髂關節做「剪切施壓」。

2. 在左側薦髂關節停頓一下，專注地吸兩口氣。在右側也做一次。

3. 雙膝回正。

屈膝施壓

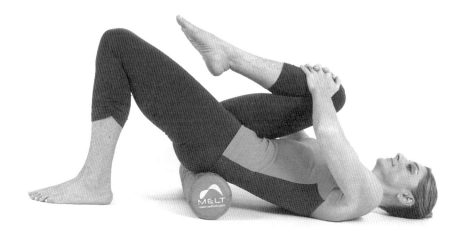

▶ **動作設定**

1. 滾筒置於骨盆中間。把左腳掌放在地上,膝蓋彎曲。

2. 專心把骨盆主動內縮。

3. 把右膝帶往胸口。十指互扣繞著右小腿,或是扣在右大腿後方。

4. 左大腿與髖部呈一直線,膝蓋像車頭燈一般直直地指向前方。髖部保持水平。

▶ **動作**

1. 專注地吸一口氣,然後在吐氣的時候,左膝往左腳腳趾的方向用力,用你的手把右膝往鼻子方向拉過來,藉此加強骨盆的內縮。

2.吸氣，稍微拋開延展身體的念頭，然後在吐氣時，再次增加拉近膝蓋的力道。

3.把你的右腳放開，把你的右腳掌放在地上。在另外一邊也做一次。

░ 髖部到腳跟的施壓

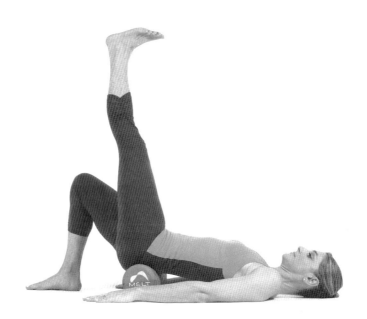

▶ **動作設定**

1.滾筒置於骨盆中央。把右腳放在地上，膝蓋彎曲。

2.骨盆處於前傾的位置；另一腳的膝蓋要維持完全伸展。

3.把左腳伸成與地面平行，腳踝屈曲，保持右腳輕踩在地上。

▶ **動作**

1. 在不彎曲膝蓋的狀態下，髖部屈曲，把你的左腳移動到與滾筒垂直的地方，但是在剛好達到垂直前，或是膝蓋會想要彎曲時就要停下來。

2. 吐氣時，藉著屈曲腳踝還有在滾筒上加強前傾，增加張力牽拉。吸氣，稍微拋開延展身體的念頭，然後再做一次。

3. 把左腳放下來，左腳掌放在地上。在另外一邊也做一次。

四字腳

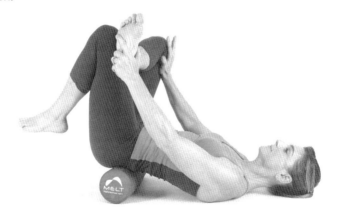

1. 把你的左腳放在地上，左膝彎曲。右腳踝屈曲，把右腳踝跨在左大腿上；在你把雙腿帶往胸口的時候，「找到你的核心」。

2. 保持髖部穩定，要確保身體不會在腰線處側彎。把左手放在右腳掌或是左大腿後方，以維持正確姿勢。用同等的力道製造出「推－壓」的動作：用右手把右大腿推離髖關節，用同等的力道把左大腿壓進你的右踝。

3. 當你來到這個「推─壓」的位置後，在滾筒上前傾你的骨盆，打開
  髖關節，延展開來。吸氣，緩慢且小心地回復張力長度；吐氣時，
  再試一次，在滾筒上面前傾骨盆，而且當你用相等的力道把右膝推
  離髖關節，以及把左膝壓向右踝的時候，下背不要過度拱起。

4. 把左腳掌放回地上，鬆開右腳，在另外一邊也做一次。

骨盆收縮和傾斜的挑戰動作

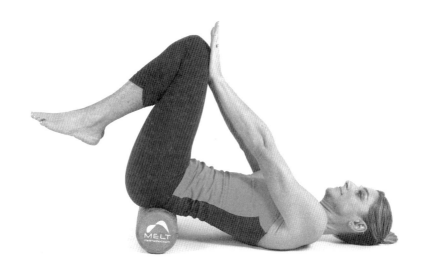

▶ 動作設定

1. 一樣是將滾筒放在你的骨盆下方。膝蓋彎曲，把大腿移往你的胸
  口。把手放在大腿上，把大腿推離胸口，直到手臂打直。

2. 輕輕地把大腿壓向雙手，讓位於肩帶下方的肋骨中段可以往地面沉
  下去。

1. 要維持大腿對雙手以及肋骨對地面的主動施力。吐氣時，手臂不彎曲，藉著內縮骨盆，專心把骨盆跟肋骨和髖關節分離，接著，別減輕大腿對雙手施壓的力道，也不要把肋骨移開地面，把你的骨盆前傾回到滾筒上面。

2. 再吸一口氣，吐氣的時候做「收縮－傾斜」的動作四～六次。

核心挑戰

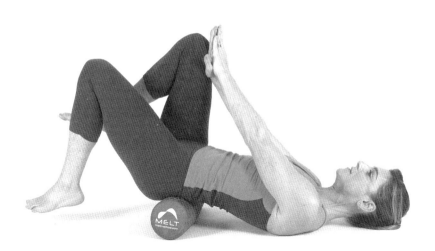

▶ 動作設定

1. 滾筒也是置於骨盆中央下方。輕輕地把右大腿壓進你的手掌，肋骨沉沉地在地面上靜止不動，然後前傾你的骨盆到滾筒上方。保持雙邊腳跟垂向臀部。

1. 吐氣的時候，讓你的左側髖關節展開，慢慢地把左腳往地面降下，
   膝蓋保持彎曲。

2. 在這個姿勢停頓一下，確認你有保持同樣的動作設定，然後在吐氣
   時，慢慢地讓你的左腳回到原來的位置。在身體兩側各做兩次。

你應該要感覺到

╋ 從軀幹和腹部一路連結到你的脊椎。

感覺到這樣時要立刻停止

━ 髖關節或是大腿有灼熱感，或是下背疼痛。

迷你橋式

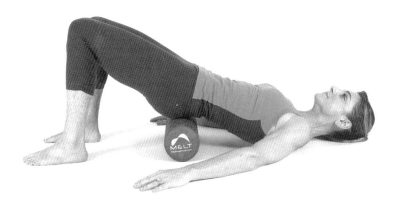

▶ 動作設定

1. 雙腳與髖部同寬，膝蓋彎曲，骨盆放鬆地處於中立位置。歡迎使用

「改良版骨盆收縮和傾斜的挑戰動作」來設定姿勢。

2. 專注在保持不動的部分：保持肋骨中段，肩胛骨下方，放鬆且沉沉地靠在地上，核心要保持穩定。

▶ 重新整合

1. 把腳穩穩地踏好；當你把髖部壓在滾筒上的重量提起來的時候，雙腳重量增加，髖部重量變輕。當你來到這個位置時，用最小的動作多工作業5~10秒：
   — 把你的雙腳往髖部相反的方向用力，把更多的重量移到你的肋骨。
   — 把膝蓋內夾2.5公分。
   — 讓膝蓋用力超過你的腳趾。
   — 維持這個姿勢5秒。

2. 把你的骨盆的重量全部放到滾筒上（髖部變沉，雙腳掌變輕），專注地吸一口氣，穩定核心，再重複三次。

▶ 重新設定

1. 不要放鬆肌肉，一邊「多工作業」，一邊把骨盆抬起、放下四次——腳跟往髖部反方向用力、膝蓋夾起，膝蓋越過腳趾，持續保持專注，肋骨沉沉地靜止不動。
   — 額外的挑戰：讓一邊大腿與滾筒垂直，膝蓋彎曲，只用一隻腳把髖部的重量從滾筒上抬起來，骨盆要保持水平。抬起然後放下四次，然後換另外一邊做。

你應該要感覺到

╋ 臀部下半部以及內側大腿用力。

感覺到這樣時要立刻停止

━ 大腿前側疲勞，膝蓋或下背疼痛，或是大腿後側抽筋。

休息重新評估

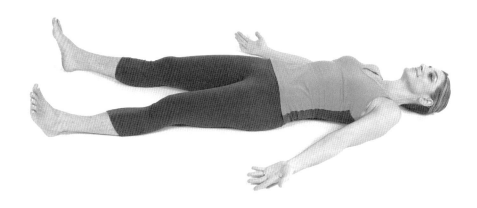

1.用你的「身體意識」掃描「團塊」與「空隙」；注意看看失衡狀況有
  沒有減少。

   ── 你的肋骨、骨盆還有大腿有沒有更放鬆地靠在地板上了？你的下
      背有沒有較不緊繃或是不拱起了？你能不能更有效率地轉動你的
      頭部？

2.你的「自動導航器」跟你的身體重心有沒有明確的連結？

   ── 你有沒有覺得左右更平衡了？

3.留意還有記得你感覺到了什麼。

第九章

上半身穩定度的
連續動作

我們每天慣常的活動，例如坐在電腦前工作、使用智慧型手機、揹背包，或是為了某項運動訓練，都會讓身體上半部出現許多錯誤的動作模式以及不必要的壓力和僵硬。除此之外，軀幹常常被屈曲且固定住，造成頸椎活動度過大，且破壞了肩帶的完整性。這些都是痠痛與疼痛的常見原因。

這個連續動作的主要目的是恢復肩帶、頸椎與胸椎，以及肩關節的穩定度、控制力及活動度。想得到最佳成果的話，你要覺察核心啟動的狀況，留心在你移動前與移動中，哪些部位是保持不動的。

休息檢測

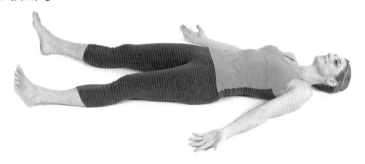

1. 用你的「身體意識」掃描「團塊」與「空隙」，看看有沒有淤滯壓力，並且要留心有沒有失衡的狀況。

2. 在你開始做這組連續動作之前，你的「自動導航器」跟你的身體重心（骨盆）是否有清晰的連結？

3. 留意還有記得你感覺到了什麼。

肋骨長度檢測

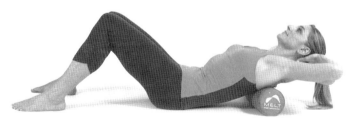

▶ 動作設定

1. 把你的肩胛骨靠在滾筒上，膝蓋彎曲，雙手放在頭部後方，手肘大大地張開。保持骨盆內縮。輕輕地把頭放在你的手中，以免在移動的時候頸部過度伸展。

1. 把肋骨往前捲至屈曲以擺好你肋骨下緣的位置。伸展時，專心讓你的肋骨下緣保持不動。避免把你的頭拉向前方，也不要改變頸部的位置。

2. 吐氣的時候，把肋骨往滾筒頂端伸展。你的下背和頸部要維持不動——要避免過度伸展你的「空隙」。

3. 在你吸氣時，留意整個胸部中是否有壓力。當你吐氣的時候，回到肋骨屈曲的姿勢。重複兩次。

4. 你在做第二次的時候，維持伸展的姿勢，評估肋骨獨立左右側彎的能力，在每一側停頓時，專注地吸一口氣，評估你的軀幹中是否存在著壓力或是有局限處。回到正中央，專注地吸一口氣，然後回到肋骨屈曲的姿勢。

上背滑動及剪切施壓

▶ 動作設定

1. 把你的上背靠在滾筒上，手放在頭後方，頸部放鬆，手肘指向前方，肋骨放鬆，骨盆內縮。

▶ 動作

1. 啟動你的核心，髖部稍微抬離地面，以小幅度、具控制力的動作，在肩胛骨之間的上背區域開始「滑動」，找出任何疼痛處及「障礙物」。

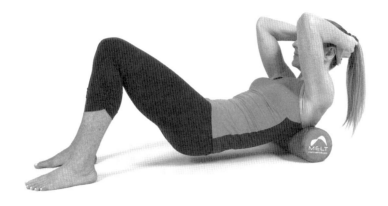

2. 找一個你有辦法忍耐的點，停止移動，把內縮的骨盆降回地面，軀幹捲得更屈曲一些，執行「剪切施壓」。像是在開一個兒童安全瓶蓋那樣，把軀幹稍微倒向左右兩邊擠壓和扭轉四～五次。要保持小幅度的動作。

3. 等待一下，讓組織有時間適應，然後把髖部抬起，藉由腳掌往地面踩，把滾筒往下移到肩胛骨的下緣，中段肋骨的位置，或者說是女性內衣的高度，找到一個新的點之後，再次執行「滑動」以及「剪切施壓」。

註：你可以一次把下面四個「滑動」及「剪切施壓」全都做完後，回到正中央，再到另外一邊做這四個動作。你可以來回做其中幾個動作或是全部都做，或者跳過其中幾個或是全部的「施壓」動作，直接做「上背刷掃」，依你的時間還有能力而定。當你能更自在地在滾筒上移動身體時，可以多加入一些動作。

肩胛骨內側滑動及剪切施壓

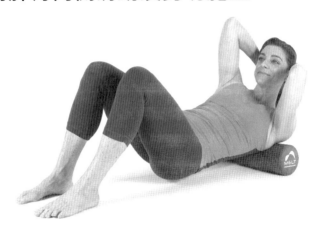

▶ **動作設定**

1. 把你的上背靠在滾筒上，雙手放在頭後方，頸部放鬆，手肘指向前方，肋骨放鬆，骨盆內縮。

2. 核心保持穩定，稍微把上半身傾向左邊，然後把兩側髖部稍微抬離地面。

▶ **動作**

1. 用你的腳掌前後移動身體，在左側肩胛骨的尖端及內緣做「滑動」。找到「障礙物」後，停止移動，把左側臀部放回地板上，然後開始「剪切施壓」。

2. 把你的手臂舉起並往你前方的任何方向伸出去四～五次，刺激肩胛骨跟肩關節之間的組織。

3. 記得，如果你有頸部疼痛，手放在你的頭部，把手臂內外移動四～五次。如果你有肩膀疼痛，把你的手放在你的肩膀上，手肘彎曲，在身體前方移動手臂四～五次，做改良版的「剪切施壓」。

4. 停下來，頭部靠在你的手中，給組織一些時間去適應。在另外一側也做一次，或是做下一個動作。

肋骨側面滑動和肩胛骨外側滑動及剪切施壓

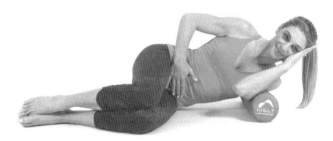

▶ **動作設定**

1. 左側躺，肩胛骨的下緣以及胸部中間靠在滾筒上。把左手的前臂和側邊靠在滾筒上面，頭靠在你的左手，脖子放鬆。

▶ **動作**

1. 把軀幹捲成屈曲，再伸展，來回共五～十次，對你的側邊肋骨做「滑動」，然後在你有辦法忍受力道的一個點停下來，專注地呼吸兩次，在每次吐氣時穩定你的核心。

2. 軀幹稍微倒向後方，讓你的左肘更指向天花板一點，用滾筒對肩胛

骨的下緣以及外緣施壓，對外側肩胛骨執行「滑動」。軀幹輕柔地側彎，在你的肩胛骨外緣上下移動滾筒五～十次，找尋「障礙物」或是疼痛的地方。

3. 把下方的手臂朝向及遠離臉部做開合動作，手掌支撐你的頭部，或是把手掌放開，手臂像在劃一道彩虹那般，由滾筒上方越過，共四～五次。

4. 手掌回到頭部的位置，放鬆，專注地呼吸兩次，給組織時間去適應。換邊做，或是繼續往下做「手臂滑動及剪切施壓」。

手臂滑動及剪切施壓

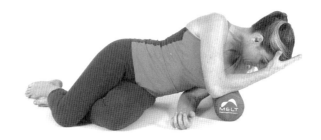

▶ **動作設定**

1. 把左上臂三角肌的底部靠在滾筒上。把你的頭靠在右手上，減輕頸部的壓力。

▶ **動作**

1. 把軀幹朝你的肚子屈曲然後伸展，對你的手臂執行「滑動」，尋找

組織中的「障礙物」。

2. 找到障礙物，逼近它，準備做「剪切施壓」。

3. 間接剪切施壓：藉由肩關節旋轉，把你的左前臂朝向你的肚子，從地面抬起然後放下四～五次。

4. 直接剪切施壓：前臂停留在地板上，將手臂往前伸出再收回四～五次。

5. 放鬆，專注呼吸兩次，給組織適應的時間。在另外一側也做一次，或是往下做「胸部滑動及剪切施壓」。

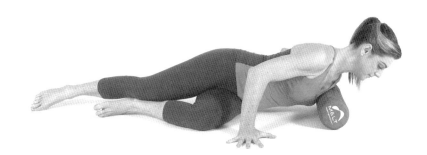

胸部滑動及剪切施壓

▶ 動作設定

1. 把你的左肩前側還有胸部靠在滾筒上；左臂在身後，手掌朝下。如果頸部感覺有壓力，把你的頭靠在你的右手上面，或是把雙手放在地板上，手掌朝下。

▶ 動作

1. 把一隻或兩隻手放在地板上，使用核心幫助你把滾筒往上移到鎖骨底部；身體稍微向內捲起來。然後把你的軀幹往前方伸展，讓滾筒往下移動。重複這個動作五～十次，尋找「障礙物」。找到一個你可以忍受的點，緊靠著那個「障礙物」的邊緣，做「剪切施壓」。

2. 把你的軀幹稍微左右移動四～五次，對胸部做「剪切施壓」。記得，不是要讓皮膚抵著滾筒摩擦；你要把肌肉「釘」在滾筒上，把皮膚以下的區域抵著你的肋骨做「剪切施壓」。

3. 停下來，專注呼吸兩次，讓你的身體「沉」到滾筒裡面，每次吐氣的時候，給組織時間適應。

在另外一邊也做一次，或者，你如果已經在其中一邊做完所有動作，回到起始姿勢，背部中段靠在滾筒上，在另外一側重複上面四組「滑動」與「剪切施壓」動作。

上背刷掃

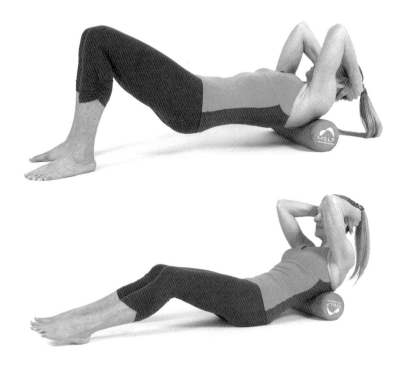

▶ 動作設定

1. 把你的背部中段靠在滾筒上，手放在頭部後面支撐，手肘朝內，軀幹稍微屈曲。

2. 穩定你的核心，把雙腳擺在膝蓋前面一點點的地方，把髖部抬離地面 2.5 公分，然後把你的膝蓋移到腳踝上方，以便讓滾筒移到你的上背。

▶ 動作

1. 專注地吸一口氣。吐氣時，啟動你的核心，髖部位置要低，把腳踩進地面，讓滾筒慢慢沿著軀幹往下移，同時肋骨屈曲。在你雙腿伸展的時候，保持力道一致，髖部要持續靠往地面。滾筒沿著背部往下移動，移到女性內衣高度的正下方，也就是肩胛骨的下緣。

2. 把你的腳掌重新踏在膝蓋前面一點點的地方，然後穩定你的核心，把髖部從地面提起來，再次讓膝蓋超過雙腳，讓滾筒移到你的上背部。暫停一下，專注地吸一口氣。

3. 重複做三～四次「刷掃」，以改善你體內液體的流動狀態。

註：「側躺手臂開展」以及「側躺手後擺」可以雙邊做完後換到下一個動作，也可以一邊都做完後再換到另一邊。這兩個動作中，彈力帶都是放在你的髖部下方。

側躺手臂開展

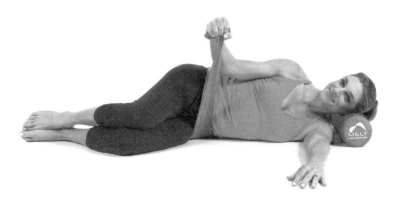

▶ **動作設定**

1. 舒適地左側躺，彈力帶置於左側臀部下方。膝蓋與髖部彎曲約45
度。把底部的手臂稍微伸出去，讓你可以躺在外側肩胛骨上面，而
非躺在肩關節上。你應該要躺在靠大腿外側的地方，而非靠在髖骨
側邊。

2. 把你的右肘靠在你的右側髖部，從肩關節內旋你的手臂，直到手指
尖碰到彈力帶。

3. 把彈力帶捲起來，弄出一個可以抓著的握把，把彈力帶拉起，前臂
與地板平行，手腕與你的前臂呈一直線。

▶ **「重新整合」第一組**

1. 把你的右手臂往前伸並且收回來共四次，調整好角度，確保你的手
都維持在髖部前方。

2. 手臂朝著你的髖部退回來，但是在手肘碰到你的髖部之前停下來。維持這個姿勢10~15秒，讓「重新整合」發生作用。

▶「重新整合」第二組

1. 從肩關節外旋你的手臂，保持手腕與前臂呈一直線，在外旋到最高點的時候停留2下。然後慢慢地降回一開始與地面平行的位置，停頓2下。重複做四次。

▶ 重新設定

1. 以一致的節奏外旋你的手臂四次，中間不要停頓。然後把彈力帶放開，稍微增加活動範圍，外旋四次。

你應該要感覺到
＋ 肩關節以及後側上臂疲勞或是灼熱。

感覺到這樣時要立刻停止
－ 在頸部、鎖骨、前臂、二頭肌或是手腕出現壓力或是疼痛。

在另外一側也做一次，或是往下繼續做「側躺手後擺」。

側躺手後擺

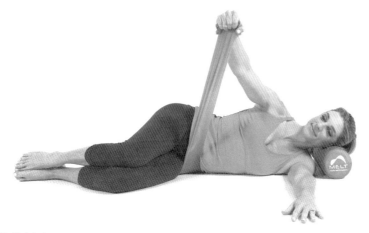

▶ 動作設定

1. 舒適地側躺，彈力帶置於左側臀部下方。舉起你的右臂，然後把你的肩帶沿著肋骨下收，讓頸部空隙能夠伸展及放鬆。把你的手臂稍微指向髖部。

2. 肋骨保持靜止不動，把你打直的手臂降到與地面平行處，把彈力帶抓皺，做出一個把手然後把彈力帶拉起來，手臂與地面平行，手掌不是朝向肩關節外面，而是稍微指向髖部。

▶「重新整合」第一組

1. 把你的手臂前後移動四次，讓前臂在手肘彎曲的時候會越過髖部，像在「側躺手臂開展」那樣。當手肘打直的時候，把你的手臂往前還有往外伸出，手掌保持在髖部前方。在最後一次的時候，保持手臂伸直，手掌朝向髖部前方。維持這個姿勢10~15秒。

▶「重新整合」第二組

1. 手臂打直，手掌指向髖部前方，像是拎起一桶水那樣，把彈力帶往上拉離地面，慢慢地增加彈力帶的張力。停頓，數到 2，然後慢慢地降回與地面平行的起始處；停留 2 下。這個動作要做四次。

▶ 重新設定

1. 動作範圍相同，但稍微增加動作的速度，動作在抵達極限的時候不要停頓；重複做四次。把彈力帶放掉，再做四次，稍微增加動作範圍。

你應該要感覺到

十　肩關節前面、後面以及後側上臂疲勞或是灼熱。

感覺到這樣時要立刻停止

一　頸部、鎖骨、前臂、二頭肌，或手腕有壓力或是疼痛。

另外一邊也做一次。

肋骨長度重新檢測

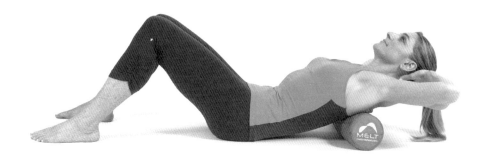

1. 肋骨中段回到滾筒上面，重新檢測肋骨與頸部還有下背是否能分離開來。收縮你的骨盆，把你的肋骨捲成屈曲狀，然後在滾筒上面伸展肋骨。

2. 專注地吸兩口氣，看看你的活動範圍是否增加了，還有看看軀幹受限的情形是否減輕了。

3. 在每次吐氣時啟動你的核心，以便增加延展效果。

4. 屈曲然後伸展兩次，在伸展開來的位置停留兩個呼吸。

5. 停在伸展的位置，左右側彎，看看你是否活動度提升了或是局限程度減少了。在兩邊都停頓一下，專注地吸兩口氣，增加你軀幹的長度以及活動度。

6. 回到正中央，把滾筒移開，然後做一次「休息重新檢測」。

休息重新檢測

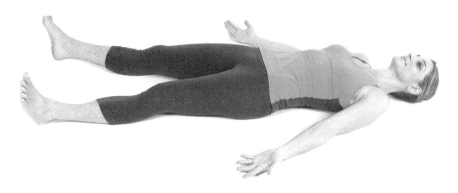

1.掃描你的「團塊」以及「空隙」，看看失衡狀況是否減輕了。

　— 你的肋骨、骨盆以及大腿有沒有更放鬆地靠在地板上呢？你的下
　　背有沒有較不緊繃以及較沒有拱起了？你能否更有效率地轉動你
　　的頭部了？

2.你的「自動導航器」是否與你的重心更清晰地連結了？

　— 你有沒有覺得左右比較平均了？

3.注意還有記得你感覺到了什麼。

第十章

下半身穩定度的
連續動作

淺層動作肌通常會為了肌力與爆發力而被訓練，但如果使用過度以及使用不當，常會抑制下半身的穩定度機制。這組連續動作的主要目標是恢復骨盆帶的穩定度與控制力。如果想要減少代償和錯誤的動作模式，你應該要常常檢查並且重新設定骨盆位置。如果想要得到最好的成效，要覺察你核心啟動的狀況，留心在你移動前與移動中，哪些部位是保持不動的。

休息檢測

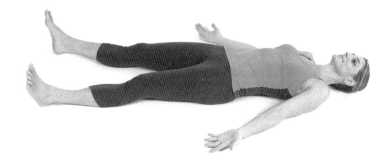

1.掃描你的「團塊」與「空隙」，看看有沒有發現失衡的狀況。

2.在你開始做這組連續動作之前，你的「自動導航器」是否與你的重心（骨盆）有清晰的連結？

3.留心並且記得你感覺到了什麼。

髖部深層滑動及剪切施壓

▶ 動作設定

1.坐在滾筒上，膝蓋彎曲，腳掌平放在地板上。把手指放在滾筒前的地板上以保持平衡。

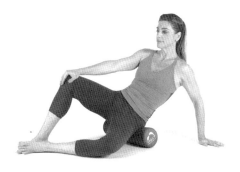

2.利用腳掌的力量讓骨盆在滾筒上移動，讓滾筒在你的骨盆底部以及坐骨來回移動五～十次。

▶ 動作

1. 把你的身體傾向左側，把左手放在滾筒後方的地板上以保持平衡；把你的右手放在膝蓋上面。以腳掌施力，讓滾筒在帶有深層髖部肌肉的左邊坐骨外側處來回移動五～十次，執行「滑動」。在髖部深層處探查是否有「障礙物」。

  ― 如果要增加深層髖部的施壓，把你的左側髖關節打開至外旋的位置，讓深層髖部肌肉往滾筒下沉地更深，然後繼續「滑動」，主要以右腳向下踩。

2. 藉由慢慢逼近找到「障礙物」，然後做「剪切施壓」。

  ― 間接剪切施壓：活動髖關節，把腳像做蚌式那樣開合四～五次，然後暫停，專注地吸一口氣，或是試試「直接剪切施壓」。

  ― 直接剪切施壓：把你的左腳打直，把你的髖部在滾筒上左右滾動四～五次。停下來後，專注地吸一口氣，讓組織有時間去適應。

3. 在另一邊重複相同步驟。

尾骨及薦髂關節滑動

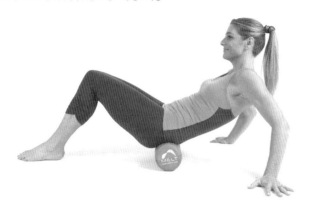

▶ **動作設定**

1. 把兩隻手放在滾筒後方，手掌張開，手指頭朝外。保持肋骨放鬆且
   下沉，骨盆內收，膝蓋彎曲。你的雙手還有雙腳要輕輕地放在地板
   上，以便啟動你的核心。

▶ **動作**

1. 把你的身體前後移動，讓滾筒在骨盆後面上下滑動五～十次，藉以
   對你的尾骨（薦骨）執行「滑動」。移動時要保持核心穩定。

2. 把你的左膝蓋稍微倒向左邊（在腦中想像一個時鐘，然後把膝蓋對準十一點
   鐘的方向倒過去）。藉由腳掌施力，讓滾筒在你的左側薦髂關節上下移
   動五～十次執行「滑動」。

3. 把你的右膝蓋稍微倒向右邊，一樣「滑動」五～十次，然後回到正
   中央。

髖部側面滑動及剪切施壓

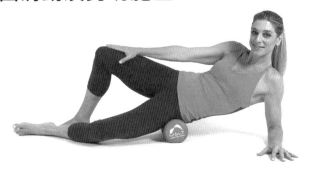

▶ 動作設定

1. 把你的左前臂放在滾筒後方的地板上，雙膝彎曲，讓滾筒對左側髖部的外側施壓；把你的右手放在大腿或是膝蓋上，幫助你控制「滑動」的動作。

▶ 動作

1. 腳掌施力，讓滾筒在髖部側邊上下移動五～十次，在這個區域尋找「障礙物」。
   — 要增加力道的話，你可以讓左大腿垂到地上，並且主要使用你的右腳來引導「滑動」的動作。你愈是放鬆，便愈能改變從表皮到髖骨之間的所有組織。

2. 找到「障礙物」，逼近它，然後做「剪切施壓」。
   — 間接剪切施壓：左腳掌放在地上，髖關節做內旋與外旋的動作，把腳內外開合四～五次。
   — 直接剪切施壓：把你左膝打直，讓你的整個身體可以在滾筒上左右滾動。如果你覺得你碰到一個突起處，或是抵在「障礙物」上的

力道消失了，稍微前傾，藉由把髖部前後移動四～五次，製造出一個垂直摩擦的動作。記得，不是在滾筒上面「揉」皮膚，而是在移動的時候，藉由把皮膚「釘」在滾筒上，將肉抵著骨骼扭轉。

3.停頓，專注地吸一口氣，讓組織有時間去適應。

4.在另外一側也做一次。

蚌式

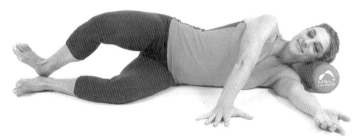

▶ **動作設定**

1.舒服地側躺，下方的手臂稍微往外伸出，讓你躺在肋骨而非躺在你的手臂上。把下方的髖部稍微往後挪，讓身體的重量傾向壓在大腿外側而非壓在髖部上。

2.找到你「前傾、堆疊和捲起」的姿勢，啟動核心。

▶ **「重新整合」第一組**

1.腳跟互相靠著，把上方的那條腿打開，不要把上方的髖部往後捲動。你可以把上方的那隻手放在髖部上面，使用觸覺來協助你在上

方的那條腿往上移動的時候，髖部保持靜止。

2. 停在蚌式的姿勢，重新調整你的「前傾、堆疊和捲起」。維持這個動作10秒鐘。

3. 維持這個姿勢，把上方的那隻手放在地板上，試著減輕下面那隻大腿在地面上的重量。這個姿勢也維持10秒鐘，然後把下方的腿回到地板上休息。重新調整「前傾、堆疊和捲起」，專注地吸一口氣。

▶「重新整合」第二組

1. 慢慢地把上方的大腿降到下方那條大腿的位置，但不要放鬆。把上方大腿再度打開呈蚌式，腳跟互相靠著，骨盆位於「前傾、堆疊和捲起」的位置；在頂端停留4下然後慢慢地回到起始位置。重複四次，每次在動作到底的時候要停留一會兒。

▶「重新設定」

1. 不要停頓，順暢地把這個動作重複四次。

2. 另一邊也要這樣做。

你應該要感覺到
十　髖部下半部感到疲勞。

感覺到這樣時要立刻停止
一　在大腿前側、下背或是頸部感到疲勞。

內側大腿抬腿

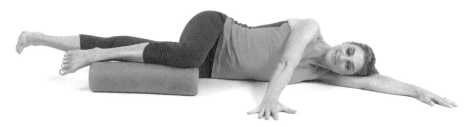

▶ **動作設定**

1. 側躺，把上方那條腿的小腿放在滾筒上面並彎曲膝蓋，下方腿打直。骨盆稍微前傾，保持肋骨穩定。把上方的髖部稍微「堆疊」好。專注地吸一口氣，「找到你的核心」。

▶ **「重新整合」第一組**

1. 下方腿伸長，慢慢地把它從地面抬起來，同時保持骨盆穩定；然後把下方腿朝滾筒移動 3~5 公分，讓下方的髖關節稍微屈曲。

2. 把你的上方手放在地板上來檢查是否有代償；接著慢慢地把上方腳的小腿重量從滾筒上減輕，然後把下方腿再往上抬 2.5 公分。維持 4 下，把上方小腿放回滾筒，維持這個姿勢共 30 秒。

▶ **「重新整合」第二組**

1. 這時下方腿仍然抬起，試著把下方腿再抬高 3~5 公分，停留 2 下，然後把腿往地面降低一半的高度。停頓，然後在這個範圍重複四次，在兩邊動作到底的時候停頓一會兒。

▶「重新設定」第一組

　1.慢慢地把腿放到地板上，接著抬到最頂端四次，中間不停頓。

▶「重新設定」第二組

　1.動作到最高點時，以緩慢、有控制力的韻律，把腿抬高然後降低2.5
　　公分。停留在頂端2下後再把腿放回地板。

你應該要感覺到
　✚　大腿內側靠近髖部的部分感到疲勞或是有在出力。

感覺到這樣時要立刻停止
　▬　膝蓋或下背疼痛或是感到壓力。
　▬　在骨盆上方腰線區域的肌肉有在施力。

在轉身到另外一邊做「內側大腿抬腿」及「側抬腿」之前，先停留在這一
側，試試「側抬腿」。

側抬腿

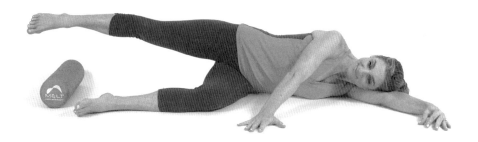

▶ **動作設定**

1. 舒適地側躺，下方手臂往外伸出去，這樣你才不會躺在你的肩膀上。下方的膝蓋彎曲90度。你要感覺你是躺在你的大腿外側而不是躺在髖骨上。把滾筒放在靠近上方腿腳踝的位置。

2. 骨盆進入「前傾、堆疊和捲起」的位置，上方手的手掌放在髖部上，然後啟動你的核心。

▶ **「重新整合」第一組**

1. 保持骨盆穩定，慢慢地把上方腿抬起，讓它與地面平行，腿與你的軀幹呈一直線。髖關節不要屈曲。重新調整你的「前傾、堆疊和捲起」，在這個姿勢保持10~15秒。

2. 然後把你的腿內旋，停頓2下；接著從髖關節外旋你的腿，保持骨盆穩定，停留2下。這個旋轉要做四次，要專注保持骨盆靜止而且處於「前傾、堆疊和捲起」的位置。

▶「重新整合」第二組

1. 重新檢查你的骨盆位置，保持大腿稍微內旋，然後把你的腿再抬高 2.5 公分，停留 2 下。把大腿降回與地面剛好平行的高度，停留 2 下。重複這個小範圍的動作四次。

▶「重新設定」第一組

1. 重新檢查你「前傾、堆疊和捲起」的姿勢。慢慢地把腿抬到高於與地面平行的位置，然後把它降下來，直到你的腳踝碰到滾筒；中間不停頓，再次慢慢地抬起，做四次完整的動作。

▶「重新設定」第二組

1. 把你的腿抬到最高，約比平行地面超出 2.5 公分，骨盆維持在最佳位置；做四次內旋－外旋的動作，中間不停頓。

你應該要感覺到

＋ 腿部不由自主地晃動。

感覺到這樣時要立刻停止

－ 小腿感到疲勞或是在出力，背部感到壓力，或是下背痛。

－ 大腿側邊（髂脛束）感到灼熱。

－ 髖關節前方而非髖部外側區域感到疲勞。

翻身，在另外一側試試「內側大腿抬腿」及「側抬腿」。

休息重新檢測

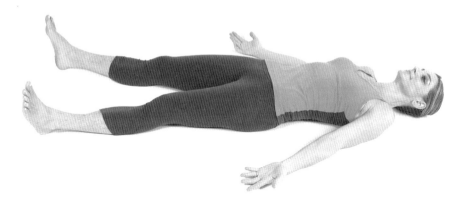

1. 掃描你的「團塊」及「空隙」，注意看看失衡狀況是否減輕了。

    — 你的肋骨、骨盆還有大腿有沒有比較放鬆地靠在地上呢？你的下
         背有沒有較不緊繃及拱起？你可以更有效率地轉動你的頭部嗎？

2. 你的「自動導航器」有沒有與你的重心更明確地連結了？

    — 你是否感覺左右比較平均了？

3. 注意還有記得你感覺到了什麼。

Part 4

以神經力量
創造運動表現的
藍圖

第十一章

穩定度的藍圖

你已經嘗試過MELT運動表現訓練法的基礎連續動作了，現在你可以把這些動作組合起來，創造出新的MELT藍圖。為了讓你踏出第一步，我製作了一些基礎的藍圖，讓你看看如何混搭這些動作，幫助你改善穩定度和運動表現，以及完成更遠大的目標。

我把這些藍圖計畫分成三大類：運動表現藍圖計畫、疼痛及關節損傷藍圖計畫，以及生活版藍圖計畫。每個藍圖你都可以試試，即使你完全沒有在打棒球，或是你最近有做髖關節置換手術，或是你的工作需要一整天都坐在桌子前面。另外要記得，這本書裡面的動作是「神經核心」之中最需要好好掌握的動作——但並不是全部。還有很多可以學習！在你試過這些連續動作以後，可以觀看在MELT隨選視訊系統（MELT on Demand, MOD）上面的影片。你會看到串流的影音教學、連續動作以及各種藍圖，幫你學習更多並且磨練你的技術。

很多運動同時有「訓練日」及「比賽／運動表現日」的藍圖，瞭解兩者的不同之處是很重要的。在比賽日，你要專心做「再水合」動作，改善活動度與穩固身體的能力；而訓練日，你要專心做關節穩定度及「神經力量」

的動作。知道什麼時候做哪種連續動作是提升運動表現的關鍵。

　　這個章節中，我將提供你十幾種的藍圖。每個都很相似，但為了特定的原因，裡面的動作順序以不同方式編排。從你覺得最符合你的生活方式以及目標的類別開始做，然後試試看其他幾種。我也建議你應該要寫些紀錄，以便追蹤你的成果。

▶ 運動表現藍圖

　　雖然每種運動有各自特定的細節，但很多運動都需要類似的穩定度。例如，不管是棒球、高爾夫球、網球，或是飛盤，你應該知道握力、旋轉控制力，以及地面反作用力都是很重要的。

　　我與數以千計的運動員、業餘及專業人士共事過。雖然跳舞、排球和籃球對肌肉力量的需求不同，以精準時序跳躍和著地所需要的側向穩定度，以及動作正確性所需要的肩膀穩定度卻非常相似。這些運動常見的傷害除了腳踝及膝蓋外側扭傷，還有慢性下背痛及頸部疼痛。如果想避免這些常見的不幸事件以及改善側向敏捷度及穩定度，我們可以為這些運動製作相似的「運動表現藍圖」。

　　一開始，你可以使用跟你從事的運動最相似的藍圖，然後試試看其他藍圖，且追蹤你的成果。記得，不論是哪種運動，所有運動員都需要握力及正確的地面反作用力時序，也需要穩定但具活動力頸部。在訓練日時，「MELT 運動表現訓練法的手部及足部治療」是你的首選，並且，不管你喜歡從事哪種運動，「迷你版運動表現訓練法的手部及足部治療」都很適合在比賽日的時候執行。我每晚睡前都會做「頸部釋放的連續動作」，它讓我睡得更香甜，以及持續擁有無痛的頸部。

給籃球、舞蹈、體操、溜冰、排球及綜合格鬥的藍圖

▶ 訓練日藍圖（約30分鐘）

休息檢測

運動表現訓練法的手部治療

坐姿施壓的連續動作

側抬腿

側躺手臂開展

內側大腿抬腿

　　另一側也要做「側抬腿」、「側躺手臂開展」以及「內側大腿抬腿」。

休息重新檢測

薦髂關節剪切施壓

屈膝施壓

迷你橋式

骨盆收縮和傾斜的挑戰動作

核心挑戰

休息重新檢測

▶ 比賽日藍圖（約12分鐘）

休息檢測

　　如果你還有五分鐘，在「休息檢測」之後加入「迷你版運動表現訓練法的足部治療」。

深層髖部滑動及剪切施壓

薦髂關節剪切施壓

骨盆收縮和傾斜的挑戰動作

核心挑戰

四字腳

休息重新檢測

給美式足球、足球／橄欖球、冰上曲棍球，以及滑雪／雪板的藍圖

▶ 訓練日藍圖 (約25分鐘)

休息檢測

運動表現訓練法的足部治療

尾骨及薦髂關節滑動

深層髖部滑動及剪切施壓

蚌式

內側大腿抬腿

休息重新檢測

薦髂關節剪切施壓

骨盆收縮和傾斜的挑戰動作

核心挑戰

屈膝施壓

休息重新檢測

▶ 比賽日藍圖 (約12分鐘)

休息檢測

　如果你還有五分鐘，在「休息檢測」之後加入「迷你版運動表現訓練法的手部治療」。

尾骨及薦髂關節滑動

髖部側面滑動及剪切施壓

上背滑動、剪切施壓以及刷掃

顱底剪切施壓

頸部減壓

休息重新檢測

給網球、高爾夫球、拳擊、棒球／壘球、舉重／極限運動、角力、攀岩、賽車／越野摩托車以及飛盤的藍圖

這些運動都需要絕佳的手眼協調力、穩定的下肢，以及控制握力的能力。另外，側向移動及處理上半身旋轉也需要髖部及膝蓋穩定度。

▶ 訓練日藍圖（約25-30分鐘）

休息檢測

運動表現訓練法的足部治療

上半身再水合的連續動作

側躺手臂開展

側躺手後擺

　　翻過身，在另外一邊做「側躺手臂開展」以及「側躺手後擺」。

內側大腿抬腿

　　翻過身，另外一邊也要做。

薦髂關節剪切施壓

髖部到腳跟的施壓

四字腳

骨盆收縮和傾斜的挑戰動作

核心挑戰

休息重新檢測

▶ 比賽日藍圖 (約12分鐘)

休息檢測

迷你版運動表現訓練法的手部治療

改良版骨盆收縮和傾斜的挑戰動作

薦髂關節剪切施壓

屈膝施壓

髖部到腳跟的施壓

肋骨長度檢測（檢測肋骨的動作）

上背滑動及剪切施壓

手臂滑動與剪切施壓

上背刷掃

肋骨長度檢測

休息重新檢測

給跑步、單車、田徑、衝浪、滑板以及游泳的藍圖

這些運動都需要敏捷度，你需要一雙可以動得很快的腳，且軀幹有適當的旋轉能力。這些藍圖藉由恢復軀幹活動度、核心控制力及骨盆穩定度來改善肩膀穩定度。

▶ 比賽日藍圖 (約25分鐘)

休息檢測

運動表現訓練法的足部治療

肋骨長度檢測（檢測肋骨的動作）

上背滑動及剪切施壓

肩胛骨內側滑動及剪切施壓

肋骨側面滑動和肩胛骨外側及剪切施壓

上背刷掃

肋骨長度檢測

髖部側面滑動及剪切施壓

側抬腿

薦髂關節剪切施壓

骨盆收縮和傾斜的挑戰動作

核心挑戰

迷你橋式

四字腳

下背減壓

休息重新檢測

▶ **比賽日藍圖**（約12分鐘）

休息檢測

迷你版運動表現訓練法的手部治療

坐姿施壓的連續動作

肋骨長度檢測

顱底剪切施壓

頸部減壓

休息重新檢測

疼痛及關節損傷藍圖

　　毫無疑問地，運動會造成傷害。為了修復關節中心化以及穩定度，我製作了三份針對三種特定關節的 MELT 運動表現藍圖。如果你現在沒有疼痛，但想要減少你在完全休息日及恢復日時受傷的風險，做做看其中一種 MELT 藍圖能讓你保有無痛的身體。

　　講到處理疼痛，我推薦你採取「先間接再直接」的方式。不要把焦點放在疼痛的區域，而是先在身體的其他部位做 MELT，這樣可以間接地對有問題的區域「再水合」，而且不會過度刺激神經系統。這絕對是消除疼痛最有效率的方式。

　　雖然這些藍圖以間接地方式做為起點，但它們也會直接治療你身體有疼痛的地方。如果你發現頭一兩次執行這些藍圖的時候，身體變敏感了，那就用間接一點的方式，往下試試其他藍圖，然後一個禮拜內再次回到比較專注、直接的藍圖。間接的身體治療方式也許會花比較久的時間，但會改善你的結果，並且帶來更持久的改變。

給頸部、肩膀及手肘的藍圖 (約25分鐘)

　　如果你的上半身有受傷、開過刀，或是有持續的疼痛，這個藍圖能直接處理上半身三個主要「團塊」以及回復肩帶穩定度。

　　休息檢測

　　運動表現訓練法的手部治療

　　上半身穩定度的連續動作

　　肋骨長度檢測（檢測肋骨的動作）

　　上背滑動及剪切施壓

肩胛骨內側滑動及剪切施壓

手臂滑動及剪切施壓

側躺手臂開展

側躺手後擺

肋骨長度檢測（檢測肋骨的動作）

頸部釋放的連續動作

顱底剪切施壓

頸部減壓

休息重新檢測

給下背、髖關節及薦髂關節的藍圖
（約25分鐘）

如果你的下背或髖關節有受過傷、開過刀，或是有持續性的疼痛，這個藍圖能直接處理骨盆穩定度及修復「神經核心」控制力。

休息檢測

運動表現訓練法的足部治療

改良版骨盆收縮和傾斜的挑戰動作

薦髂關節剪切施壓

屈膝施壓

骨盆收縮和傾斜的挑戰動作

核心挑戰

下背減壓

迷你橋式

側抬腿

休息重新檢測

給膝蓋、腳踝及足部疼痛的藍圖
(約25分鐘)

如果你下半身有受過傷、開過刀，或是有脛前疼痛或者下半身持續疼痛、抽筋、或腫脹，這個藍圖能直接處理時序還有控制力，以及修復你髖部、膝蓋和踝關節的穩定度。

休息檢測

運動表現訓練法的足部治療

坐姿施壓的連續動作

蚌式

內側大腿抬腿

薦髂關節剪切施壓

屈膝施壓

四字腳

髖部到腳跟的施壓

休息重新檢測

生活版藍圖計畫

不管你是一整天幾乎都坐著、站著，或是你的工作需要搬重物，這些MELT藍圖都會幫你保持你的身體穩定且具有活動度，並且讓你的關節遠離疼痛。

久坐辦公族 (約20分鐘)

如果你一天坐超過兩個小時，這個MELT藍圖會幫助你減少久坐造成的問題。老實說，久坐正讓我們自己走向不幸。坐姿會減少筋膜的支撐性和血流，還有增加血壓以及得到心臟及糖尿病的機率。除了做這個藍圖之外，試著至少每四十五分鐘從椅子上起身，即使只有一分鐘也好，並且把雙手舉到頭上，深呼吸，然後在吐氣的時候把雙手放下；做四～五次。這可能會讓你在公司看起來有一點好笑，但你的背會感謝你。

如果要恢復脊椎穩定度以及髖部活動度，這兩個連續動作順序可以調換，或是只做其中一個。記得一開始一定要做「休息檢測」，並在結束時做最後的「休息重新檢測」。

自選項目：在其中一個連續動作加入「迷你版運動表現訓練法的手部治療」，或是在上班時，任選時間單獨做「迷你版運動表現訓練法的手部治療」。

▶ 下半身連續動作

休息檢測

尾骨及薦髂關節滑動

薦髂關節剪切施壓

屈膝施壓

四字腳

迷你橋式

骨盆收縮和傾斜的挑戰動作

核心挑戰

下背減壓

休息重新檢測

▶ 上半身連續動作

肋骨長度檢測（檢測肋骨的動作）

上背滑動及剪切施壓

上背刷掃

側躺手後擺

肋骨長度檢測（檢測肋骨的動作）

顱底剪切施壓

頸部減壓

休息重新檢測

勞力工作者 （約20分鐘）

如果你的工作屬於勞力的類型──例如營造業、水電工、在工廠工作或是務農──或是你是軍人、消防員或是緊急救護技術員，你的下背和頸部會因為沉重裝備及每天做的重複性動作而付出代價。我在設計這個MELT藍圖時顧念著這些人。我想幫助你維持良好的肩膀及髖部力量，同時也要幫你的頸部及下背減壓。要得到最好的成果的話，你可以來回做這些連續動作，或是每隔一天做一組。

自選項目：視你有多少時間做自我照護練習而定，把「運動表現訓練法的手部（或足部）治療」加到其中一組或是這兩組連續動作中。

▶ 上半身連續動作

休息檢測

上背滑動及剪切施壓

肩胛骨內側滑動及剪切施壓

手臂滑動及剪切施壓

上背刷掃

側躺手臂開展

顱底剪切施壓

頸部減壓

休息重新檢測

▶ 下半身連續動作

薦髂關節剪切施壓

骨盆收縮和傾斜的挑戰動作

核心挑戰

屈膝施壓

四字腳

迷你橋式

內側大腿抬腿

休息重新檢測

服務業工作者 (約20分鐘)

不論你是一整天站著不動，還是需要一直在走動，這個 MELT 藍圖都是必備的！餐廳員工、零售業者、表演場所經理以及銷售人員一整天都站著，這對他們的下背會帶來不必要的壓力。會使他們雙腳疼痛、髖部持續僵硬，以及下背喪失柔軟度。你可以來回做這兩組連續動作，或是每隔一天做一組。

▶ 下半身連續動作

休息檢測

運動表現訓練法的足部治療

深層髖部滑動及剪切施壓

蚌式

薦髂關節剪切施壓

屈膝施壓

迷你橋式

髖部到腳跟的施壓

休息重新檢測

▶ **上半身連續動作**

肋骨長度檢測

運動表現訓練法的手部治療

上背滑動及剪切施壓

上背刷掃

肋骨長度重新檢測

休息重新檢測

名詞解釋

MELT 運動表現訓練法及 MELT 療法的術語

MELT：一種簡單的自我治療方式，可以幫助預防疼痛，讓受傷痊癒，以及消除老化及運動生活的負面症狀。MELT 療法藉由在手掌跟腳掌使用小球，以及在身體使用軟質滾筒，直接提升身體知覺、對結締組織做再水合，以及讓神經系統平靜下來。

MELT 運動表現訓練法：這個自我照護系統利用 MELT 療法的 4R 以及「神經力量」的 2R，專注於使用自我執行的技術改善筋膜的品質，以及維持感覺運動控制力。

神經力量：這是掌管人類感覺與運動力的整合、可塑性及發展性的定律。運動是由「感覺回饋」及「感覺預期」來引導的，而我們的感覺由我們移動的方式來決定。「神經力量」能利用及提升自律神經的感覺運動控制力，但這個控制力常常會被日常生活及老化過程破壞。

一般名詞

自動導航器：在我們沒有自主控制或是不具意識性知覺的狀況下，它能保護、支持及穩定我們的身體部位。

身體意識：內建的「內在意識測量儀」，讓「自動導航器」可以感知身體的位置，不需使用常見的感覺系統。它就像是身體內建的「全球衛星定位系統」，而且跟「自動導航器」很像，它是非自主的，而且隨時都在運作。這是本體感覺及內感覺的簡化名詞。

活著的身體模型：動態的功能性模型，由五個關鍵元素組成，專注於健康生活的自律系統面向，讓你能夠以適用於人體而非僅適用於解剖模型的方式來檢測並且照顧你自己。一言以敝之，「活著的身體模型」傳達出神經筋膜功能的非自主面向。

團塊及空隙：結構的評估工具，它簡化了複雜的解剖學名詞。「團塊」及「空隙」在所有的 MELT 動作中，被用來當成是參考點，讓你辨認正確的身體姿勢及位置。例如，你不用想著股骨或是腿後肌群，只需要知道頭部是一個「團塊」，頸部是一個「空隙」即可。MELT 的規則之一是，我們只會用滾筒對「團塊」施壓，絕不會對「空隙」施壓。

神經核心：賦予我們內在穩定度而無須我

們以意志去控制的機制及反射系統。它是由廣大的反射及神經機制組成，讓我們可以把負荷從脊椎傳遞到雙腳，而且以直立的姿勢移動。「反射核心」會穩定脊椎以及保護器官，而「根基核心」會讓身體保持穩固，且在力學方面幫助主要團塊（頭部、肋骨及骨盆）保持在雙腳上方。

淤滯壓力：指脫水的結締組織或是筋膜失去彈性。淤滯壓力會因為我們日常生活中做出的常見重複動作而累積。

張力能量：存在於結締組織基質中的靜水位能（hydrostatic potential），它製造出從頭到腳的張力能量，以及幫助保持身體的「團塊」可以在很小的支撐基座（腳掌）上方保持平衡。「張力能量」經由 MELT 的「再水合」技術中的「刷掃」及「延展」來產生，這些技術會把全身的局部的液體經由筋膜移到「前淋巴通道」中。這個模型簡化了一些科學名詞，例如間隙組織流動（interstitial fluid flow）、力學訊息傳遞（mechanotransduction）、壓電效應以及張力完整性。

MELT動作的名詞

施壓：一種可以忍受、用來刺激細胞之間，或是刺激細胞外基質中液體交換的溫和壓力。

減壓：在關節或是頸部、下背這些主要的

「空隙」，藉著製造出液體交換，把這些液體釋放到關節空隙，來重新獲得它們的完整性及穩定度。

分離：單獨移動身體其中一個「團塊」，同時保持旁邊的「團塊」穩定不動。這跟專注在移動的部位然後做孤立運動不同；「分離」是用來形容在移動單一「團塊」時，把注意力放在保持不動的部位，以便重新獲得正確的運動控制力。

延展性：為了減少肌肉以及結締組織撕裂機率，組織只能延展到一個受限的門檻的能力。適應空間長度（spatial length）的能力。

專注呼吸：專注於把氣吸往你正在施壓的身體部位，或是有意識地吸氣。這會刺激組織中的受器，以及幫助血液和體液在整個身體中流動。

4R：這些是 MELT 直接性與間接性的技術：「重新連結」、「重新平衡」、「再水合」以及「釋放」。4R 是消除淤滯壓力的「配方」，是 MELT 的自我照護流程。在這四大類技術中之中，會各自用不同的技術來達到想要的目標。

摩擦：是一種力道很輕的隨意性動作，會刺激表層結締組織，以及促進結締組織及淋巴和微血管系統中的液體流動。你只會在雙手還有雙腳執行「摩擦」。

滑動：一種雙向的動作，它使用一致的力

道在身體的一小塊表面區域下方移動球或是滾筒，讓組織可以為接下來的「剪切施壓」做好準備，以及尋找疼痛或是脫水的地方。

藍圖：MELT藍圖結合了一系列的連續動作，創造出一個完整的自我照護流程，其中包括了 MELT 的 4R 以及神經力量的 2R。藍圖會混合基礎、中級以及進階的連續動作，有時會使用「神經力量」的動作，有時會使用「再水合」來做修復以及預防的工作。

動作：MELT 最基本的元素。「動作」會把 4R 的其中 1R 應用在身體的某個區域。

多工作業：當你習得一個運動模式且建立了穩定度，你會需要專心處理動作設定，還有在你移動時把注意力放在保持不動的部位。你必須同時做許多事，並且花很多時間專注還有思考很多事情，才能做到「重新整合」。「多工作業」會讓你分心，這是創出新的神經路徑、改善神經動作控制力，以及提升感覺知覺力的其中一部分。

定位點施壓：活動雙手跟雙腳的許多關節，讓關鍵的體液為它們注入活力。它會增加雙手與雙腳活動的輕鬆程度，還有改善四肢以及身體所有其他系統間的神經連結。

重新平衡：這是提升「反射核心」及「根基核心」（統稱「神經核心」）控制力及時序的技術，用來改善平衡以及穩定度。「重新平衡」的技術也會重新校準（或是重新平衡）壓力以及修復的神經調節器。

重新連結：這個技術是在執行任何MELT連續動作或是 MELT 藍圖之前用來評估身體狀態，以及在執行完畢後重新檢測以及評估「自我照護」可以創造出哪些改變。「重新連結」的動作也會幫助自動導航器重新取得與身體重心的連結，這會提升神經系統中自律調節器的穩定度和效率。

再水合：一種恢復結締組織系統液體狀態及支撐性、舒緩淤滯壓力，以及改善張力能量的技術。這些技術會改善所有關節、肌肉、器官以及骨骼所處的環境；也會減少關節發炎以及改善體內每個細胞的液體及營養吸收狀態。「施壓」以及「延展」技術則是用來恢復筋膜系統的彈性。

釋放：在頸部和下背，以及脊椎、雙手和雙腳關節減壓，為身體消去不必要的張力及壓力的技術。「釋放」的技術會幫助修復「團塊」及「空隙」之間的平衡，還有改善頸部及下背「空隙」的活動度。

刷掃：一種緩慢、單方向的動作，全面性地促進結締組織系統的液體流動（力學訊息傳遞）。就像是在浴缸裡面移動水一樣，「刷掃」會在身體中的液體中製造出旋渦。

連續動作：從4R的兩個或兩個以上的動作進階成結構性的MELT動作，為身體帶來特定的效果。「連續動作」讓你可以強化MELT獨有的「先間接再直接」做法，間接治療疼痛區域，而非直接迎擊。

剪切施壓：用球或是滾筒，以一個較小且特定的動作刺激結締組織中的液體交換。「剪切施壓」需要使用身體組織不同層之間的摩擦力，去改善筋膜層介面的滑行及滑動。

雙向延展：使用肌肉溫和地把結締組織同時朝兩個不同方向拉開，讓關節增加空隙，以及讓周圍的組織增加水分。

科學名詞

沾黏：在體內兩個介面之間形成、疤痕般的帶狀物。

傳入神經：從感覺器官（例如：眼睛，皮膚）接收資訊，然後把這個外界輸入的訊息傳遞到中樞神經系統。傳入神經也被稱為感覺神經。

生物張力完整性：這是一個生物模型，用來定義骨骼如何在不碰到彼此的狀態下漂浮在筋膜中，以及筋膜產生的預先施力的張力是如何讓我們的身體可以在整個身體中面對張力及壓力。

細胞訊息傳遞：細胞接收以及回應外來化學或是物理訊息（例如賀爾蒙）的過程會因此刺激特定的細胞反應。

身體重心：分析動作時，會想成身體或是整個系統的重量以某個點在移動。在物理學中，這是在一團物質中一個假想的點，你可以把身體的所有重量想像成集中在那裡。當重力作用在移動中的人體，這個概念在預測人體的行為時有時會很有用。在討論MELT時，你的身體重心在你的骨盆中央。

膠原蛋白：一種數量很多的蛋白質，有十四型，它們形成筋膜的主要部分，賦予筋膜力量以及柔軟度。

傳出神經：從中樞神經系統傳遞訊息到四肢以及器官的神經元。

細胞外基質：組織裡面、由細胞製造然後排到細胞外空間的所有物質。以基質以及纖維的形式存在，主要由纖維、參與細胞黏著的蛋白質，以及醣胺聚醣還有其他分子組成。它的作用像是鷹架一樣，把組織固定在一起，它的外型以及組成會決定組織的特性。

筋膜：結締組織系統中，軟組織的部分。它們會彼此相互交織且圍繞著肌肉、骨骼、器官、神經、血管、及身體其他結構。筋膜是貫穿全身的立體連續網路。它負責維持結構的完整性，還有支撐以及保護身體，作用像是吸震器一樣。「筋膜」指的可以是筋膜鞘、關節囊、

器官囊、中隔、韌帶、支持帶、肌腱、肌筋膜、神經筋膜以及其他纖維膠原蛋白組織。

恆定：細胞、組織和器官中，維持以及調節穩定度及一致性的能力，讓身體得以正常作用。

玻尿酸：一種醣胺聚醣，它是關節囊液、玻璃體、軟骨、血管、皮膚，還有臍帶的細胞外基質成分之一。玻尿酸會跟潤滑素（lubricin）一起維持細胞外基質的黏稠度，讓特定組織具有必要的潤滑度。

靜水壓：指的是在靜止時，液體以及液體施加壓力兩者之間的平衡。你施壓的力道會經由液體往所有方向均等地傳遞。

「過度可動性」或「鬆弛」：比正常範圍還要大的關節活動度，這個狀況也許是天生的，也可能是關節不穩定的徵兆。

發炎：身體會對有害刺激，例如病原體、受損的細胞或是刺激物，做出複雜的生物性反應，而發炎是這個反應的一部分，它是牽涉了免疫細胞、血管及分子介質的保護性反應。

組織間液：大部分的組織細胞所在的細胞外液體，但是這些液體不包含在血液或是淋巴液之中，也不是細胞穿透液（transcellular fluid）。它是經由微血管過濾還有淋巴排出而形成的。它是細胞外液體減去淋巴、血漿以及細胞穿透液之後的體積。

非自主動作／反應：在沒有具意識性的選擇或是決定之下發生。非自主動作是自主性動作的相反，後者是經由選擇而產生的。非自主動作出現時，例如心跳、呼吸、打嗝、消化、咳嗽以及打噴嚏，我們有可能察覺，也有可能不會察覺器官正在執行這些動作。

韌帶：連接骨骼或是支撐內臟（身體內部的器官）的帶狀筋膜。

淋巴系統：負責在整個身體之中製造、運輸及過濾淋巴液。它除了重要的循環功能以外，也有重要的免疫功能。淋巴的這種功能是組織間隙（interstitium）的一部分。淋巴會調節免疫力，還有把組織間液從筋膜趕到前淋巴管之中。

機械感受器：回應機械壓力或是變形的感覺受器。

運動神經：把指令資訊從中樞神經系統傳出，然後運往會執行這些指令的肌肉或是腺體（作用器）。

神經系統：把訊號傳到還有傳出各個身體部位的各種神經以及神經細胞（神經元）。自律神經系統在神經系統中負責控制不是由意識指揮的身體功能，例如呼吸、心跳及消化。內臟神經系統（enteric nervous system）是自律神

經系統的分支，它直接掌控腸道系統。內臟神經系統可以執行自律性的功能，例如協調身體的反射作用。據估計，腸道中有四到六億個神經元，獨立於大腦之外運作。這個系統製造了身體九成五的血清素以及五成的多巴胺。副交感神經系統有時被稱做休息與消化的系統，因為這個系統會節約能量，例如讓心跳變慢、提升腸道與腺體的活性，以及讓腸道的括約肌放鬆。交感神經系統亦是自律神經系統的分支，會依需求加快心跳、讓血管收縮，還有升高血壓。它主要負責刺激身體戰或逃的反應；然而，它持續處於基礎活化狀態，以便維持身體的恆定。

神經筋膜：指的是自律神經系統與筋膜系統的內在連結。

神經病變：周邊神經系統的功能障礙或是病理變化。

神經可塑性：歷經事件後，大腦產生改變的能力。

神經傳導物質：神經纖維末端釋放出的化學物質，讓神經脈衝可以傳到另外一條神經纖維、肌肉纖維或是其他體內結構。

傷害性感覺：感覺神經系統對於某些有害或是可能有害的刺激所做出的反應。傷害性感覺受器是一種在碰到有害或潛在有害的刺激時，會對脊髓還有大腦發出訊號的感覺神經細胞。

前淋巴通道：一種在淋巴系統之間的通道，由薄管路組成的網路，把液體與特定物質從組織間隙引流到淋巴系統中。可是，跟血管不同，淋巴不是循環系統的一部分。單向淋巴流動會把體液從筋膜回收，運回心血管系統裡面。

本體感覺：讓我們得以在空間中感覺到身體位置的感覺資訊。通常被稱做是第六種感覺。

本體感覺受器（機械感受器）：所有本體感覺的根源。它們會偵測出任何身體的移位情形（運動或是姿勢）以及體內任何張力或是力量的改變。它們存在於關節、肌肉以及肌腱的每個神經末梢。

肌腱：肌肉藉以連結到骨骼上的纖維性帶狀物。

張力完整性：具張力以及被壓縮的身體部位連結在一起，讓物質的質地變得強壯。張力的完整性，或稱為漂浮的壓力，是一種跟結構有關的原理，指的是個別的元素處於一個具連續性張力的網子內，被擠壓的內容物彼此並不會互相接觸，而且被預先施壓、具張力的這些元素，與系統的空間是分隔開的。

致謝

我很幸運，里昂·柴托能夠當我的老師、顧問及人生導師。他的指導遠遠超越了我在碩士班時學到的所有事物。他啟發我對疼痛到運動的所有事物採取更全面性的觀點，且引導我進入骨療法的世界。他的貢獻讓他成為傳奇，也成為偶像，包括他的著作以及做為《JBMT 期刊》(Journal of Bodywork and Movement Therapies) 的主編。在二〇一八年九月二十日，里昂在家人陪伴之下過世了。我對他的逝世感受深切。

里昂在《JBMT》中的角色，由潔內琳·康布隆 (Jerrilyn Cambron) 接手，她會與執行董事，里昂的女兒莎夏·柯亨 (Sasha Cohen)，一起維繫他對於《JBMT》的願景，使《JBMT》成為一個嚴謹的科學場域，讓執業人員及學生可以從事跨領域對話、畢生持續發展專業，以及提供教育支援。他留下的貢獻會繼續存在於他的許多著作及文章中、在他教過的學生中、在他治療過的病人中，以及在他奉獻自我且敬愛的家庭之中。榮耀他最好的方式就是繼續傳承下去。我希望每次我治療病人以及分享這本書中的技術時，能夠將這些傳承下去。我由衷地感謝他對我的鼓勵以及信任。

特別感謝艾瑞克·道爾頓在里昂過世後接下為這本書寫序的任務。艾瑞克除了以他富啟發性的教學來幫助我磨練我的徒手技巧以外，他也是個創新且絕佳的教育家，而且跟里昂很像，他擁有熱情、親切感與幽默感。

我想要對我過去三十年執業以及教學的客戶以及學生，表達最深切的感謝，尤其是最初在曼哈頓猶太社區中心 (Jewish Community Center) 創立的 MELT 聚落 (MELT Tribe)。這些年，我用我自己的雙眼見證每週努力練習所得到的轉變，對於發展出這個自我照護的方法學是相當關鍵的。

我的商業團隊規模不大，卻盡心盡力、孜孜不倦地傳遞 MELT 的信

念，我對你們的才華以及毅力感到萬分感謝。特別感謝凱倫·莫林（Karen Moline）及莎拉·貝賽爾（Sara Bethell）把這本書形塑成平易近人的稿件，讓所有人都能從這本書得到益處。莎拉，妳的編輯功力就跟絕地大師一樣厲害。特別感謝潔西·迪哥斯（Jaci Dygos）接了這麼多工作，並且跟著我堅持完成「這個計畫」。你與我們商業團隊的其他成員 —— 艾莉森（Allison）、蜜雪兒（Michelle）、莫妮克（Monique）、梅格斯（Magz）和蕾薇安（Lewann）—— 獻給延壽體適能（Longevity Fitness）絕佳的領導力與才華，我真摯地永遠感謝你們所有人以及你們對我的信心。

　　能成為成長中的筋膜研究領域一分子，我感到無比幸運。這個國際性的社群由想法相近的「身體太空人」（somanaut）組成（吉爾·赫德利這樣稱那些探索體內太空的人們），揭露了細胞世界的樣貌，以及筋膜對於神經功能及整體健康生活的重要性。特別感謝筋膜研究學會、筋膜研究研討會以及各位先驅，例如：湯瑪斯·芬德利（Thomas Findley, MD, PhD）、吉爾·赫德利（Gil Hedley, PhD）、里昂·柴托、艾瑞克·道爾頓、羅伯特·史萊普（Robert Schleip, PhD）、尚克勞德·甘貝爾特爾（Jean Claude Guimberteau, MD）、卡拉·史塔克（Carla Stecco, MD），以及為數眾多的神經科學家、筋膜研究者和治療師，他們把如此豐富的科學研究帶到這個社群的前線，且一直非常支持我去試著幫助他人過得更有活力、更快樂及更健康。如果把他們都列出來，會占滿好幾頁的空間。我很榮幸可以在這本以及我之前的書裡面分享這些見解，我對於這些年來的所有支持都心懷感激。我希望我可以成為真正的科學先驅以及一般大眾之間的「結締組織」。

　　特別感謝布萊恩·萊登（Brian Leighton）拍了（以及重拍）很多照片，幫助讀者能藉由視覺理解每個 MELT 動作的細節，當然，還有特別感謝你多年以來的友誼以及愛護。感謝菲爾·維德蘭斯基（Phil Widlanskie）給了我工作室，讓我創作還有練習，以及相信我，讓我成為你的家人。

　　謝謝上百名的 MELT 講師分享了 MELT 要傳遞的訊息，還有改變了

很多人的生命，包括我的生命。你們的好奇心跟努力是如此堅定。我從你們每個人身上學到了好多，而且你們把這個自我照護的方法教得這麼好，教給這麼多我無法親自教導的人，使我感到非常驕傲。

感謝 HarperOne 的編輯吉迪恩・威爾（Gideon Weil），他給了我寫第二本書的機會，並且看見 MELT 運動表現訓練法的潛力。他對我還有我的願景抱持著非凡的信念。感謝麗莎・祖尼加（Lisa Zuniga）以及 HarperOne 團隊，你們辛勤的工作幫助我實現 MELT 運動表現訓練法的潛能。我對你們的支持以及鼓勵感到萬分感謝。

感謝所有成為 MELT 聚落一分子的你們。

推薦讀物

研究文獻與摘要

Alessandra C, Gonzalez A, Driscoll M, Schleip R, Wearing S, Jacobson E, Findley T, Klingler W. Frontiers in fascia research. *J Bodyw Mov Ther.* 2018; 22(4): 873-80.

Bordoni B, Zanier E. Skin, fascias, and scars: symptoms and systemic connections. *J Multidiscip Healthc.* 2014; 7: 11-24.

Cancelliero-Gaiad KM, Ike D, Pantoni CBF, Borghi-Silva A, Costa D. Respiratory pattern of diaphragmatic breathing and Pilates breathing in COPD subjects. *Braz J Phys Ther.* 2014; 18(4): 291-99. doi: 10.1590/ bjpt-rbf.2014.0042.

Centers for Disease Control and Prevention. Nonfatal sports- and recreation-related injuries treated in emergency departments, United States, July 2000–June 2001. *MMWR Morb Mortal Wkly Rep.* 2002; 51: 736-40.

Chaudhry H, Schleip R, Ji Z, Bukiet B, Maney M, Findley T. Three-dimensional mathematical model for deformation of human fasciae in manual therapy. *J Am Osteopath Assoc.* 2008; 108(8):379-90.

Cowman MK, Schmidt TA, Raghavan P, Stecco A. Viscoelastic properties of hyaluronan in physiological conditions. *F1000Res.* 2015 Aug 25; 4: 622.

Critchley HD, Harrison NA. Visceral influences on brain and behavior. *Neuron.* 2013; 77(4): 624-38.

Fede C, Stecco C, Angelini A, Fan C, Belluzzi E, Pozzuoli A, Ruggieri P, De Caro R. Variations in contents of hyaluronan in the peritumoral micro-environment of human chondrosarcoma. *J Orthop Res.* 2019.

Findley TW, Shalwala M. Fascia Research Congress: evidence from the 100 year perspective of Andrew Taylor Still. *J Bodyw Mov Ther.* 2013; 17(3): 356-64.

Friedl, P, Mayor R, Tuning Collective Cell Migration by Cell-Cell Junction Regulation, Cold Spring Harb Perspect Biol. 2017 Apr 3; 9(4). pii: a029199. doi: 10.1101/ cshperspect.a029199. Review.

Gellhorn E. *Principles of Autonomic–Somatic Integration: Physiological Basis and Psychological and Clinical Implications.* Minneapolis: University of Minnesota Press, 1967.

Gordon CM, Andrasik F, Schleip R, Birbaumer N, Rea M. Myofascial triggerpoint release (MTR) for treating chronic shoulder pain: a new approach. *J Bodyw Mov Ther.* 2016; 00: 1-9.

Gordon CM, Birbaumer N, Andrasik F. Interdisciplinary fascia therapy (IFT method) reduces chronic low back pain: a pilot study for a new myofascial approach. Paper presented at the Ninth Interdisciplinary World Congress on Low Back and Pelvic Girdle Pain, Singapore, October 31- November 3, 2016.

Gordon CM, Graf C, Schweisthal M, Lindner SM, Birbaumer N, Montoya P, Andrasik F. Effects of self-help myofascial release tools: shearing versus rolling. CONNECT Congress: Connective Tissues in Sports Medicine, Congress Book 2017.

Gordon CM, Lindner SM, Birbaumer N, Montoya P, Andrasik F. Interdisciplinary fascia therapy (IFT) in chronic low back pain: an effectivity-outcome study with outpatients. Paper presented at Fascia Research IV, Washington, DC, November 2015, 253, and Ninth Interdisciplinary World Congress on Low Back and Pelvic Girdle Pain, Singapore, October 31–November 3, 2016.

Grimm D. Cell biology meets Rolfing. *Science.* 2007; 318: 1234-35. doi: 10.1126/science .318.5854.1234.

Grinnell F. Fibroblast mechanics in three-dimensional collagen matrices. *J Bodyw Mov Ther.* 2008; 12(3): 191–93. doi: 10.1016 /j.jbmt.2008.03.005.

Haskell WL. Physical activity, sport, and health: toward the next century. *Res Q Exerc Sport* 1996; 67(suppl): 37–47.

Henley CE, Ivins D, Mills M, Wen FK, Benjamin BA. Osteopathic manipulative treatment and its relationship to autonomic nervous system activity as demonstrated by heart rate variability: a repeated measures study. *Osteopath Med Prim Care.* 2008; 2: 7. doi: 10.1186/1750-4732-2-7.

Ingber D. Tensegrity and mechanotransduction. First International Fascia Research Con-gress, Boston, 2007. DVD recording avail-able from http://fasciacongress.org/2007/.

Ingber DE. From cellular mechanotransduction to biologically inspired engineering: 2009 Pritzker Award Lecture, BMES Annual Meeting October 10, 2009. *Ann Biomed Eng.* 2010; 38(3): 1148-61. doi: 10.1007 / s10439-010-9946-0.

Johansson H, Sjölander P, Sojka P. Receptors in the knee joint ligaments and their role in the biomechanics of the joint. *Crit Rev Biomed Eng.* 1991; 18(5): 341-68.

Kruger L. Cutaneous sensory system. In: Adelman G. (ed.). *Encyclopedia of Neuro-science*, Vol. 1, 293-295. Boston: Birkhauser.

Langevin HM. Fibroblast cytoskeletal remodeling contributes to viscoelastic response of areolar connective tissue under uniaxial tension. Second International Fascia Research Congress, 2009. DVD recording available from: http://fascia congress.org/2009/.

Lee DG. Treatment of pelvic instability. In: Vleeming A, Mooney V, Dorman T, Snijders C, Stoeckart R (eds.). *Movement, Stability and Low Back Pain*, 593-615. Edinburgh: Churchill Livingstone.

Lee DG, Vleeming A. Impaired load transfer through the pelvic girdle: a new model of altered neutral zone function. In: Proceedings from the Third Interdisciplinary World Congress on Low Back and Pelvic Pain, Vienna, Austria, 1998, 76-82.

Legrain V, Guérit JM, Bruyer R, Plaghki L. Attentional modulation of the nociceptive processing into the human brain: selective spatial attention, probability of stimulus occurrence, and target detection effects on laser evoked potentials. *Pain.* 2002; 99: 21-39.

Legrain V, Iannetti GD, Plaghki L, Mouraux A. The pain matrix reloaded: a salience detection system for the body. *Prog Neurobiol.* 2011; 93(1): 111-24.

Lewis JS, Kersten P, McCabe CS, McPherson KM, Blake DR. Body perception dis-turbance: a contribution to pain in complex regional pain syndrome (CRPS). *Pain.* 2007; 133: 111-19.

Marshall SW, Guskiewicz KM. Sports and recreational injury: the hidden cost of a healthy lifestyle. *Inj Prev.* 2003; 9: 100-102.

Melzack R. Pain and the neuromatrix in the brain. *J Dent Educ.* 2001; 65: 1378-82.

Moseley GL. Why do people with complex regional pain syndrome take longer to recognize their affected hand? *Neurology.* 2004; 62: 2182–86.

Moseley GL, Hodges PW. Loss of normal variability in postural adjustments is associated with non-resolution of postural control after experimental back pain. *Clin J Pain.* 2004; 21:323–329.

Reed RK, Liden A, Rubin K. Edema and fluid dynamics in connective tissue remodeling. *J Mol Cell Cardiol.* 2010; 48(3): 518–23. doi: 10.1016/j.yjmcc.2009.06.023.

Rutkowski JM, Swartz MA. A driving force for change: interstitial flow as a morpho-regulator. *Trends Cell Biol.* 2007; 17(1): 44–50. doi: 10.1016/j.tcb.2006.11.007.

Sanjana F, Chaudhry H, Findley T. Effect of MELT method on thoracolumbar connective tissue: the full study. *J Bodyw Move Ther.* 2016; 21(1): 179–85. http://dx.doi.org/10 .1016/j.jbmt.2016.05.010.

Schleip R. Fascial plasticity: a new neurobio-logical explanation, part 1 and 2. *J Bodyw Move Ther.* 2003; 7(1): 11–19.

Seminowiz DA, Mikulis DJ, Davis KD. Cognitive modulation of pain-related brain responses depends on behavioral strategy. *Pain.* 2004; 112: 48–58.

Snijders CJ, Vleeming A, Stoeckart R. Transfer of lumbosacral load to iliac bones and legs: Part 1: Biomechanics of self-bracing of the sacroiliac joints and its significance for treatment and exercise. *Clin Biomech.* 1993; 8(6): 285–94.

Stecco A, Gesi M, Stecco C, Stern R. Fascial components of the myofascial pain syndrome. *Curr Pain Headache Rep.* 2013 Aug; 17(8): 352.

Stecco A, Stern R, Fantoni I, De Caro R, Stecco C. Fascial disorders: Implications for treatment. *PM R.* 2016 Feb; 8(2): 161–68. doi: 10.1016/j.pmrj.2015.06.006.

Stecco C, Fede C, Macchi V, Porzionato A, Petrelli L, Biz C, Stern R, De Caro R. The fasciacytes: A new cell devoted to fascial gliding regulation. *Clin Anat.* 2018 Jul; 31(5): 667–76.

Theise N, et al. Structure and distribution of an unrecognized interstitium in human tissues, *Sci Rep.* 2018; 8(1): 4947. doi: 10.1038/ s41598-018-23062-6.

US Department of Health and Human Services. *Physical Activity and Health:*

A Report of the Surgeon General. Atlanta: US Department of Health and Human Services, Centers for Disease Control and Prevention, National Center for Chronic Disease Prevention and Health Promotion, 1996, 3–8, 142–44.

Vagedes J, Gordon CM, Mueller V, Andrasik F, Gevirtz R, Schleip R, Birbaumer N. Anxiety correlates with the reactive but not with the sensory dimension of the brief pain inventory within patients with chronic lower back pain: a prospective cross-sectional study. Paper presented at the Ninth Inter-disciplinary World Congress on Low Back and Pelvic Girdle Pain, Singapore, October 31–November 3, 2016.

Vagedes J, Gordon CM, Mueller V, Andrasik F, Gevirtz R, Schleip R, Birbaumer N. Com-parison of myofascial-trigger-point-release and core stabilization exercises on range of motion within patients with chronic low back pain: a randomized, controlled trial. Paper presented at the Ninth Interdisciplinary World Congress on Low Back and Pelvic Girdle Pain, Singapore, October 31– November 3, 2016.

Vagedes J, Gordon CM, Müller V, Beutinger D, Radtke M, Andrasik F, Gevirtz R, Schleip R, Hautzinger M, Birbaumer N (eds.). Myo-fascial-trigger-point-release and paced breathing training for chronic low back pain: a randomized controlled trial. In: *Fascia Research II: Basic Science and Implications for Conventional and Complementary Health Care.* Munich: Elsevier, 2009, 249.

Van der Wal J. The architecture of the connective tissue in the musculoskeletal system: an often overlooked functional parameter as to proprioception in the locomotor apparatus. *Int J Ther Massage Bodywork.* 2009; 2(4): 9–23.

Vetrugno R, Liguori R, Cortelli P, Montagna P. Sympathetic skin response: basic mechanisms and clinical applications. *Clin Auton Res.* 2003; 13(4): 256–70.

Vleeming A, Pool-Goudzwaard AL, Hammudoghlu D, Stoeckart R, Snijders CJ, Mens JM. The function of the long dorsal sacroiliac ligament: its implication for understanding low back pain. *Spine.* 1996; 21(5): 556–62.

Vleeming A, Pool-Goudzwaard AL, Stoeckart R, van Wingerden JP, Snijders CJ. The posterior layer of the thoracolumbar fascia: its function in load transfer from spine to legs. *Spine*. 1995; 20: 753-58.

Vleeming A, Volkers ACW, Snijders CJ, Stoeckart R. Relation between form and function in the sacroiliac joint. 2: Bio-mechanical aspects. *Spine*. 1990; 15(2): 133-36.

Ward RC. Integrated neuromusculoskeletal release and myofascial release. In: Ward RC (ed.). *Foundations for Osteopathic Medicine*, 2nd ed., 931-65. Philadelphia: Lippincott Williams & Wilkins, 2002.

Watkins LR, Maier SF, Goehler LE. Immune activation: the role of pro-inflammatory cytokines in inflammation, illness responses and pathological pain states. *Pain*. 1995; 63: 289-302.

Yahia L, Rhalmi S, Newman N, Isler M. Sensory innervation of human thoracolumbar fascia: an immunohistochemical study. *Acta Orthop Scand*. 1992; 63(2): 195-97.

Zullow M, Reisman S. Measurement of autonomic function during craniosacral manipulation using heart rate variability. In: Proceedings of the 1997 IEEE 23rd Northeast Bioengineering Conference, Durham, NH, May 21-22, 1997. New York: IEEE, 1997, 83-84.

書籍與文章

Avison, J. Yoga: *Fascia, Anatomy and Movement*. Edinburgh, UK: Handspring Publishing, 2015.

Butler, David, and Moseley, Lorimer. *Explain Pain*. 2nd ed. Adelaide, Australia: Noigroup, 2013.

Chaitow, L. *Soft Tissue Manipulation: A Practitioner's Guide to the Diagnosis and Treatment of Soft Tissue Dysfunction and Reflex Activity*. Rochester, VT: Healing Arts Press, 1988.

Cottingham, J. T. *Healing Through Touch: A History and a Review of the Physiological Evidence*. Boulder, CO: Rolf Institute Publications, 1985.

Dalton, E. *Advanced Myoskeletal Alignment Techniques for Shoulder, Arm, and Hand Pain*, Vol. 3. Tulsa, OK: Freedom from Pain Institute, 2006.

——— . *Myoskeletal Al ignment for Hip, Low Back, and Leg Pain*. Tulsa, OK: Freedom from Pain Institute, 2006.

Franklin, Eric N. *Dynamic Alignment Through Imagery*. 2nd ed. Champaign, IL: Human Kinetics, 2012.

Frederick, A. and C. Frederick. *Fascial Stretch Therapy.* Edinburgh, UK: Handspring Publishing, 2014.

Greenman, Philip E. *Principles of Manual Medicine.* 2nd ed. Baltimore: Lippincott Williams & Wilkins, 1996.

Guimberteau, Jean-Claude, and C. Armstrong. *Architecture of Human Living Fascia: Cells and Extracellular Matrix as Revealed by Endoscopy.* Pencaitland, Scotland: Handspring, 2015.

Hedley, Gil. "Reconsidering the Fuzz: Notes on Distinguishing Normal and Abnormal Fascial Adhesions." In: Dalton, Erik, and Judith Aston (eds.). *Dynamic Body: Exploring Form, Expanding Function,* 62–73. Free from Pain Institute, 2011.

Hitzmann, Sue. *The MELT Method: A Breakthrough Self-Treatment System to Eliminate Chronic Pain, Erase the Signs of Aging, and Feel Fantastic in Just 10 Minutes a Day!* New York: HarperOne, 2013.

Kapandji, I. A. *Physiology of the Joints.* New York: Churchill Livingstone, 1971.

Kendall, Florence Peterson, Elizabeth Kendall McCreary, Patricia Gelse Provance, Mary McIntyre Rodgers, and William Anthony Romani. *Muscles: Testing and Function with Posture and Pain.* 5th ed. Baltimore: Lippincott Williams & Wilkins, 2005.

Koch, Liz. *Core Awareness: Enhancing Yoga, Pilates, Exercise and Dance.* Berkeley, CA: North Atlantic Books, 2012.

———. *The Psoas Book.* 30th anniversary rev. ed. Felton, CA: Guinea Pig Publications, 2012.

———. *Stalking Wild Psoas: Embodying Your Core Intelligence.* Berkeley, CA: North Atlantic Books, 2019.

Larkam, Elizabeth. *Fascia In Motion: Fascia Focused Movement for Pilates.* Edinburgh, UK: Handspring Publishing, 2017.

Miller, Jill. *The Roll Model.* Las Vegas, Nevada: Victory Belt Press, 2014.

Myers, Thomas W. *Anatomy Trains: Myofascial Meridians for Manual and Movement Therapists.* 3rd ed. New York: Churchill Livingstone, 2014.

Netter, F. H. *The Nervous System.* New York: Ciba Pharmaceuticals, 1953.

Pollack, Gerald H. *The Fourth Phase of Water: Beyond Solid, Liquid, and Vapor.* Seattle: Ebner and Sons, 2013.

————. *Muscles and Molecules: Uncovering the Principles of Biological Motion.* Seattle: Ebner and Sons, 1990.

Stecco, Carla. *Functional Atlas of the Human Fascial System.* London: Elsevier, 2015.

網站

Dalton, Erik. "Core Myoskeletal Alignment Techniques for Head-to-Toe Treatment,"
   https://erikdalton.com

Hedley, Gil. Integral Anatomy,
   https://www.gilhedley.com

Hitzmann, Sue. MELT Method,
   https://www.meltmethod.com

Journal of Bodywork and Manual Therapy,
   https://www.bodyworkmovement therapies.com

Lee, Diane.
   https://www.DianeLee.ca

Myers, Thomas. Anatomy Trains,
   https://www.anatomytrains.com

National Institutes of Health,
   https://www.nih.gov

PubMed,
   https://www.ncbi.nlm.nih.gov/pubmed

Research Gate,
   https://www.researchgate.net

Schierling, Russell.
   http://www.doctorschierling.com

Schleip, Robert.
   https://www.fasciaresearch.com

生活風格 FJ1069

修復筋膜、強化穩定度 MELT 神經力量訓練全書：

6 個步驟╳每天 15 分鐘，美國筋膜專家教你正確啟動神經路徑，讓肌肉協調運作，主動恢復長期疼痛傷害，提升運動表現

MELT Performance: A Step-by-Step Program to Accelerate Your Fitness Goals, Improve Balance and Control, and Prevent Chronic Pain and Injuries for Life

原著作者	蘇·希茲曼 (Sue Hitzmann)
譯　　者	Mona Chen
副總編輯	謝至平
責任編輯	鄭家暐
行銷企畫	陳彩玉、楊凱雯
排版設計	UN-TONED Media

出　　版	臉譜出版
發 行 人	涂玉雲
總 經 理	陳逸瑛
編輯總監	劉麗真

城邦文化事業股份有限公司
台北市中山區民生東路二段141號5樓
電話：886-2-25007696　傳真：886-2-25001952

發　　行	英屬蓋曼群島商家庭傳媒股份有限公司城邦分公司
	台北市中山區民生東路二段141號11樓
	客服專線：02-25007718；25007719
	24小時傳真專線：02-25001990；25001991
	服務時間：週一至週五上午09:30-12:00；下午13:30-17:00
	劃撥帳號：19863813　戶名：書虫股份有限公司
	讀者服務信箱：service@readingclub.com.tw
	城邦網址：http://www.cite.com.tw
香港發行所	城邦(香港)出版集團有限公司
	香港灣仔駱克道193號東超商業中心1樓
	電話：852-25086231
	傳真：852-25789337
馬新發行所	城邦(馬新)出版集團
	Cite (M) Sdn Bhd.
	41-3, Jalan Radin Anum, Bandar Baru Sri Petaling,
	57000 Kuala Lumpur, Malaysia.
	電話：+6 (03) 90563833
	傳真：+6 (03) 90576622
讀者服務信箱	services@cite.my
一版一刷	2020年12月
一版四刷	2024年4月
I S B N	978-986-235-877-1

版權所有‧翻印必究 (Printed in Taiwan)
定價：450元 (本書如有缺頁、破損、倒裝，請寄回更換)

國家圖書館出版品預行編目資料

修復筋膜、強化穩定度 MELT 神經力量訓練全書：6 個步驟╳每天 15 分鐘，美國筋膜專家教你正確啟動神經路徑，讓肌肉協調運作，主動恢復長期疼痛傷害，提升運動表現／蘇‧希茲曼 (Sue Hitzmann)著；Mona Chen譯一一版. 一臺北市：臉譜出版：家庭傳媒城邦分公司發行，2020.12
面；　公分. 一(生活風格；FJ1069)
譯自：MELT Performance: A Step-by-Step Program to Accelerate Your Fitness Goals, Improve Balance and Control, and Prevent Chronic Pain and Injuries for Life
ISBN 978-986-235-877-1 (平裝)

1.疼痛醫學
415.942　　　　　　　109014855